機能解剖
高次脳機能障害

丸石正治

医療法人健応会理事長　広島大学客員教授

はじめに

本書は，リハビリテーションをはじめとする臨床家が，高次脳機能に関する機能解剖について勉強するためにまとめました．多くの臨床家は卓越した観察力を有していますが，ＣＴ／ＭＲＩなどの読影が苦手な人も多くいます．そのような臨床家が，その観察眼と脳機能解剖を結びつけることにより，診断と治療に役立ててほしいという願いで執筆しました．

　現代では脳損傷による高次脳機能障害を考える際に，ほとんどの場合，CT／MRIなどの画像診断を参考にすることが出来ます．脳血管障害などで高次脳機能障害が疑われたとき，ウェクスラー成人知能検査（Wechsler Adult Intelligence Scale；WAIS）などの神経心理学的バッテリーの得点低下から障害の有無を確認するわけですが，例えば高齢者の場合に，それが病前から存在する得点低下か，あるいは脳血管障害によるものか否かを判断するには，CT／MRIから脳の損傷部位を同定し，その部位の本来の機能から欠落症状を推察することが重要になります．

　本書では，初学者でも読み進めるにつれて徐々に理解が進むように，解説の順序を工夫しました．脳内で情報処理が行われるときには，刺激情報が一次野に入った後により高次な領域へ伝達されていきますので，その伝達の順序に出来るだけ沿えるよう解説しました．したがって，本書は後頭葉，頭頂葉，側頭葉，島皮質，視床，大脳基底核，辺縁系，前頭葉の順に各章が構成されています．

　さらに，各章内では以下の３つの単元に分けて記述しています．
1. 解剖の解説
2. 各章の理解に必要な（脳内ネットワークに関する）基礎知識の解説
3. 局所の機能と障害の解説

　患者のCT／MRI画像からその損傷部位を同定し，その局在部位の脳機能と障害症状を理解できるようになることが本書の目的です．但し，脳の局所部位は単独でその機能を維持しているわけではなく，ネットワークとしてつながっているのですから，大まかな脳内ネットワークの仕組みを理解しておくことは重要となります．

　特に系統的理解が必要な項目に関しては，各章の脳内局所の機能を解説する直前の項に，その部位が関与する脳内ネットワークを説明する項を設けています．具体的には，
- 後頭葉の章では，視覚情報処理：背側経路と腹側経路について．
- 頭頂葉の章では，注意の神経機構，デフォルト・ブレイン・ネットワークについて．
- 側頭葉の章では，聴覚路について．
- 島皮質の章では，痛覚マトリックスについて．

- 視床の章では，遠隔効果について．
- 大脳基底核の章では，神経伝達物質，ループ形成について．
- 辺縁系の章では，情動，愛情，記憶について
- 前頭葉前野の局所機能説明の前に，ミラーニューロン，ワーキングメモリ，情動コントロール，心の理論，意思決定について

説明しています．

　初学者がいきなり最終章の前頭葉を読むとやや難解な個所があると思いますが，第1章から読み進めることによって知識が蓄積され，理解が深まるように記述しているつもりです．本書が熱心な臨床家の皆様のお役にたてれば幸いです．

2016年　9月
著者

目次

第1章　概論

 1. 大脳の肉眼的解剖-- 1

 2. 大脳の MRI：MRI における断面と座標の表現-------------------------- 4

 3. 大脳領域の表記方法

  （1） 細胞構築学的地図------------------------------------- 6

  （2） 機能的地図--- 7

 4. 高次脳機能の全体像：情報伝達の原則

  （1） 低次から高次へ-- 8

  （2） 並列処理と逐次処理-------------------------------------- 8

  （3） 左右差--- 9

      Cf．男女差----------------------------------- 11

 5. MRI アトラス

  （1） 水平面--- 12

  （2） 冠状面--- 21

  （3） 矢状面--- 33

第2章　後頭葉

 1. 後頭葉の解剖--- 40

 2. 後頭葉の理解に必要な基礎知識

  視覚情報処理：腹側路と背側路------------------------------------ 42

 3. 後頭葉各領野の機能とその障害

  （1） 一次視覚野--- 45

  （2） 視覚連合野

   ① MT 野（Ｖ５野）--------------------------------- 46

   ② 線状外身体領域 ----------------------------------- 46

   ③ 顔認知領域--- 47

   ④ 場所領域-- 50

第3章　頭頂葉

 1. 頭頂葉の解剖--- 54

 2. 頭頂葉の理解に必要な基礎知識

（1）　注意の神経機構-- 55

（2）　デフォルト・ブレイン・ネットワーク---------------------- 58

　　　　　Cf．時間的注意-- 59

3．　前部頭頂葉の機能とその障害

（1）　一次体性感覚野-- 60

（2）　二次体性感覚野

　　　①　頭頂弁蓋-- 61

　　　②　二次体性感覚野（S-Ⅱ）-------------------------------- 63

4．　後部頭頂葉連合野の機能とその障害

（1）　上頭頂小葉-- 64

（2）　頭頂間溝-- 66

　　　　　視覚性運動失調-- 63

（3）　下頭頂小葉-- 63

　　　　　Cf．アインシュタインの頭頂葉---------------------- 69

　　　　　バリント症候群-- 69

　　　　　ゲルストマン症候群-------------------------------------- 69

　　　　　無視症候群-- 70

　　　　　失行-- 72

（4）　楔前部-- 73

第4章　　側頭葉

1．　側頭葉の解剖-- 83

2．　側頭葉の理解に必要な基礎知識

　　　聴覚経路-- 84

　　　　　　Cf．音源定位-- 85

3．　側頭葉の機能とその障害

（1）　ヘシュル回と側頭平面-- 85

（2）　上側頭回と上側頭溝-- 87

　　　　　聴覚失認-- 89

　　　　　失語症-- 89

　　　　　吃音-- 91

　　　　　失読症-- 91

（3）　側頭極-- 92

（4）　側頭頭頂接合部--- 93

　　　　　　重複記憶錯誤--- 95

第5章　島皮質

1. 島皮質の解剖-- 103

2. 島皮質の理解に必要な基礎知識

　　痛覚マトリックス-- 103

3. 島皮質の機能とその障害

（1）　島皮質前部--- 105

（2）　島皮質後部--- 108

第6章　視床

1. 視床の解剖--- 114

2. 視床の理解に必要な基礎知識

　　遠隔効果-- 116

3. 視床の機能とその障害

（1）　調節機能関連核--- 117

（2）　感覚入力関連核--- 118

（3）　運動出力関連核--- 120

（4）　髄板内核--- 121

（5）　連合機能関連核--- 122

（6）　辺縁系関連核--- 122

4. 視床の血管支配と閉塞症状

（1）　視床灰白隆起動脈--- 123

（2）　傍正中動脈-- 123

（3）　下外側動脈-- 125

（4）　後脈絡叢動脈-- 125

第7章　大脳基底核

1. 大脳基底核の解剖--- 129

2. 大脳基底核の理解に必要な基礎知識

（1）　神経伝達物質-- 130

（2）　ループ形成-- 131

3. 大脳基底核の機能とその障害

（1）　背側部

① 背側線条体-- 133

② 背側淡蒼球-- 133

③ 視床下核-- 134

④ 黒質-- 134

（２） 腹側部

① 腹側線条体-- 134

② 腹側淡蒼球-- 134

③ 腹側被蓋野-- 135

第8章　辺縁系

1. 辺縁系の解剖-- 138

2. 辺縁系の理解に必要な基礎知識

（１） 情動-- 139

Cf. 感情-- 140

（２） 愛情-- 140

（３） 記憶-- 143

3. 辺縁系の機能とその障害

（１） 海馬体と関連構造物---------------------------------- 145

Cf. プライミング------------------------------------ 147

（２） 扁桃体-- 148

クリューバー・ビューシー症候群------------------- 151

ストレス-- 151

側頭葉てんかん------------------------------------- 151

（３） 中隔核と側坐核

① 中隔核-- 152

② 側坐核-- 153

（４） 帯状回-- 154

① 前帯状回-- 155

② 中帯状回-- 156

③ 後帯状回-- 158

④ 脳梁膨大後部皮質------------------------------------- 159

Cf. 脳梁-- 160

第9章　　前頭葉

1.　前頭葉の解剖-- 172
　　　　　　Cf. 中心溝の同定------------------------------ 173
2.　前頭葉の理解に必要な基礎知識
　（1）　ミラーニューロン------------------------------ 175
　（2）　ワーキングメモリ------------------------------ 177
　（3）　情動コントロール------------------------------ 180
　（4）　心の理論------------------------------------ 180
　　　　　　Cf. 社会脳-------------------------------- 181
　（5）　意思決定------------------------------------ 182
3.　運動野の機能とその障害
　（1）　一次運動野---------------------------------- 184
　（2）　前運動野------------------------------------ 185
　　　①　背側前運動野------------------------------ 186
　　　②　腹側前運動野------------------------------ 186
　　　　　　Cf. アフォーダンス------------------------ 186
　（3）　補足運動野---------------------------------- 187
　（4）　前頭眼野------------------------------------ 188
　（5）　ブローカ野---------------------------------- 190
4.　前頭前野の機能とその障害------------------------------ 191
　　　　　　Cf. ウィスコンシン・カード分類検査-------------- 192
　（1）　外側前頭前野
　　　①　背外側前頭前野---------------------------- 193
　　　②　腹外側前頭前野---------------------------- 194
　（2）　内側前頭前野-------------------------------- 195
　　　①　背内側前頭前野---------------------------- 196
　　　②　腹内側前頭前野---------------------------- 197
　　　　　　Cf. 共感-------------------------------- 198
　（3）　眼窩前頭皮質-------------------------------- 198
　　　　　　Cf. モラルジレンマ------------------------ 201
　（4）　前頭極------------------------------------ 201

第1章　概論

1　大脳の肉眼的解剖

大脳を左右に分ける溝を**大脳縦列(longitudinal fissure)** という．左右の大脳半球は，**前頭葉(frontal lobe)・側頭葉(temporal lobe)・頭頂葉(parietal lobe)・後頭葉(occipital lobe)** の4つの脳葉(lobe)に区分され，さらに内側面に**辺縁葉(limbic lobe)** が存在する．これらの脳葉を同定するための目印となるのが，**脳溝(sulcus)** である．脳葉はさらに脳溝によって細かく区分され，脳溝と脳溝の間に存在する脳表の隆起部分が**脳回(gyrus)** である．大脳の全ての脳溝と脳回には名称がつけられており，この名称が臨床医学で一般に用いられる．脳溝は大脳の区分を理解するうえで重要なメルクマールとなり，MRIを読影する代々の手掛かりにもなるので，基本的な名称とその走行は記憶しておく必要がある（図1-1）．

前頭葉と頭頂葉は**中心溝(central sulcus)** で分けられ，側頭葉は前頭葉・頭頂葉と**外側溝(lateral fissure)**（別名シルビウス裂，Sylvian fissure）で分けられる．**頭頂後頭溝(parieto-occipital sulcus)** は内側面で頭頂葉と後頭葉を分け，外表に回り込んで**後頭前切痕(preoccipital notch)** を形成する．**帯状溝(cingulate sulcus)** より下部は辺縁系の一部である**帯状回(cingulate gyrus)** を形成する．

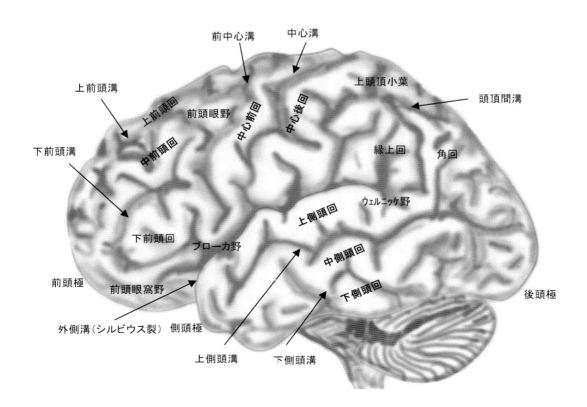

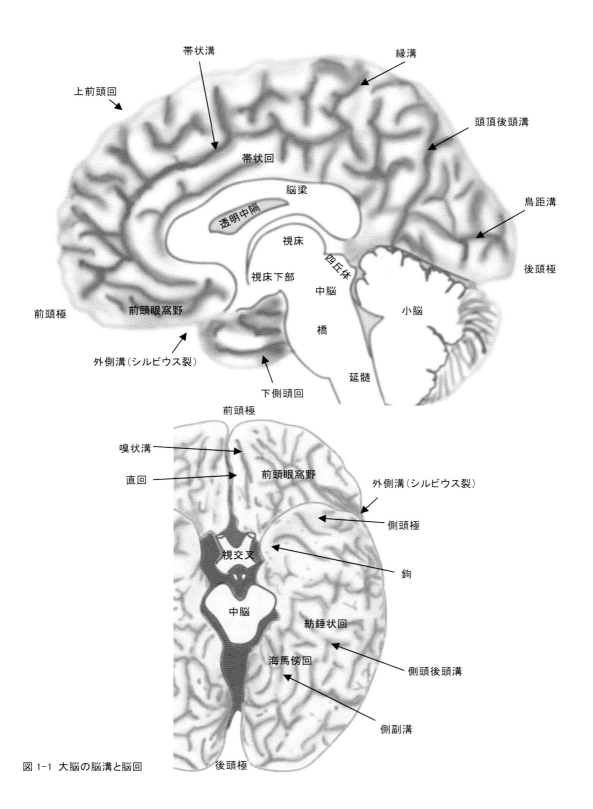

図 1-1 大脳の脳溝と脳回

前頭葉のうち，中心溝の前方には**前中心溝**(precentral sulcus)が存在し，両者によって中心前回が区画される．さらに前方では，前頭葉外側は**上前頭溝**(superior frontal sulcus)・**下前頭溝**(inferior frontal sulcus)により，**上前頭回**(superior frontal gyrus)・**中前頭回**(middle frontal gyrus)・**下前頭回**(inferior frontal gyrus)に分けられる．大脳は胎児から徐々に成長するにつれて外側溝が深くなっていく（図 1-2）．このため，外側溝の深部に存在する島皮質が外側溝に埋没し，大脳表面からは隠れて見えない．また，島皮質の上に覆い被さる外側溝の折り重なった部分を**弁蓋**(operculum)と呼び，眼窩部・三角部・弁蓋部に分けられる．

　側頭葉外側は**上側頭溝**(superior temporal sulcus)・**下側頭溝**(inferior temporal sulcus)により，**上側頭回**(superior temporal gyrus)・**中側頭回**(middle temporal gyrus)・**下側頭回**(inferior temporal gyrus)に分けられる．

　頭頂葉で中心溝の後方が**中心後回**(postcentral gyrus)である．頭頂葉外側には横に走る深い脳溝が存在し，**頭頂間溝**(interparietal sulcus)と呼ばれる．頭頂間溝より上部が**上頭頂小葉**(superior parietal lobule)，下部が**下頭頂小葉**(inferior parietal lobule)であり下頭頂小葉に有名な**縁上回**(marginal gyrus)と**角回**(angular gyrus)が存在する．

　初学者が迷う点として，脳の方向表示がある．図 1-3 で示すように，4 本足の動物が通常の姿勢をとるとき，鼻の方向（吻側）が前方，尾側が後方となる．同様に背側が上方，腹側が下方となる．ヒトなどの霊長類では脳幹で軸が約 110 度前方へ屈曲するため，表現が複雑になり，前頭葉前端部が吻側（前方）となり脊髄方向が尾側という法則を保ちながら，大脳では背側を上方，腹側を下方と呼び，脳幹や脊髄では腹側を前方，背側を後方と呼ぶ．

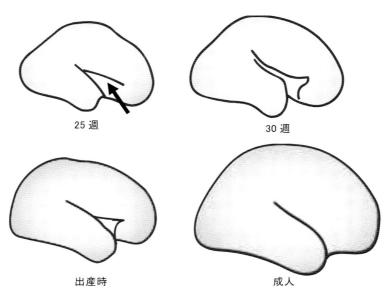

図 1-2　胎生期から成人にかけての大脳資質の成長．島皮質（矢印）は胎生期では外表から見えるが，次第に円蓋部に覆われて脳深部に隠れる．

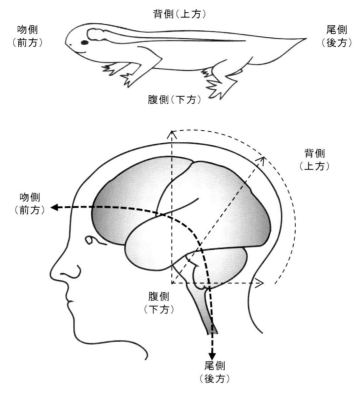

図1-3 解剖学的方向におけるトカゲのヒトの違い．ヒトでは脳幹で軸が約110度前方へ屈曲するため，表現が複雑になり，前頭葉前端部が吻側（前方）となり脊髄方向が尾側という法則を保ちながら，大脳では背側を上方，腹側を下方と呼び，脳幹や脊髄では腹側を前方，背側を後方と呼ぶことも多い．

2　大脳のMRI

MRIにおける断面と座標の表現

図1-4A Bに示すように脳の左右をX，前後をY，上下をZの3次元でとらえ，XY平面に平行な面を**水平面(axial or horizontal plane)**，同様にXZ平面を**冠状面(coronal plane)**，YZ平面を**矢状面(sagittal plane)**と表現する．この際，注意しなくてはならないことは，CT撮影では頭の外見からしか基準点を決められないため，眼窩外側(orbit)と外耳孔(meatus)を結んだ線(**OM line**)が水平面の基準として撮像することがあるが，MRIでは予め予備撮影が可能なため，大脳正中線上構造物である**前交連(anterior commissure)**と**後交連(posterior commissure)**を結ぶ線(**AC-PC line**)を水平面の基準とすることが原則である（図1-4A）．したがって，CTとMRIの水平面画像はわずかに位置関係が変化することがあり，同様に，それに対して90度となる冠状面も多少異なった画像となることがある．

ヒトの脳は大きさや形が個々に異なるため,一般臨床ではこれ以上の規定は難しい.さらに高度な脳機能研究のためには,脳の形を統一しないと統計学的処理が出来ないという課題があった.最近では多人数の脳画像をコンピューター処理して標準的な脳の形を仮想的に作り,この標準脳(template)に個々の脳を変形させることにより,統計処理することが可能となった.多くの標準脳が存在するが,本書で取り上げる**モントリオール神経科学研究所(Montreal neurological institute, MNI)**の標準脳[3]が最も一般的で信頼度が高い.脳機能画像研究では,前交連の位置を座標原点(X=0, Y=0, Z=0)とし,脳の位置を表現する(図1-4A).例えば,左手を動かす際の脳局在(右1次運動野)はX=36mm, Y=-22mm, Z=61mm の位置に活動のピークがあることがわかる(図1-4B,C).当然のことであるが,このような表記は一般臨床では用いることはほとんどなく解剖学的用語で表現する(次項).

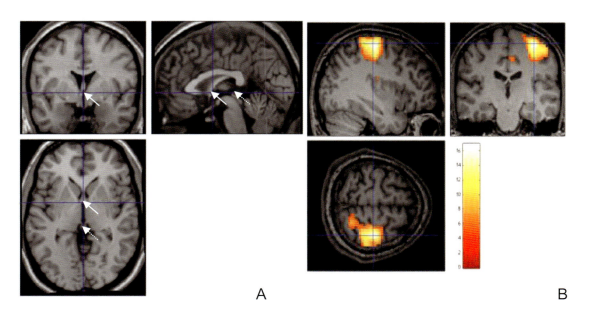

図1-4　A　モントリオール神経科学研究所(Montreal neurological institute, MNI)の標準脳.左上が冠状断面,右上が矢状断面,左下が水平断面.➘;前交連(AC)と➘;後交連(PC)を矢状断で結んだ線が,AC-PC line.B　fMRIで確認した左手を動かしたときに活動する脳部位をMNI標準脳にレンダリングした画像.C　左手を動かしたときに活動する脳部位の座標を計算したもの(x=36mm, y=-22mm, z=61mm)

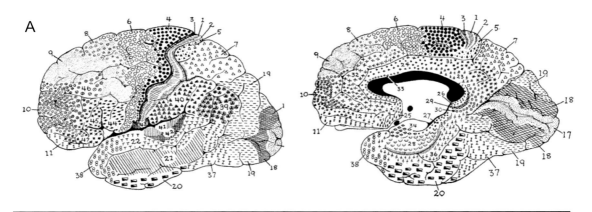

前頭葉	頭頂葉	側頭葉
BA 4　一次運動野	BA 3, 2, 1　一次体性感覚野	BA 41　一次聴覚野
BA 6(外側)　前運動野	BA 5, 7　上頭頂小葉	BA 42, 22　聴覚連合野
BA 6(内側)　補足運動野	BA 39, 40　下頭頂小葉	BA 20, 21, 37　視覚連合野
BA 44, 45　ブローカ野	BA 5, 7, 31(内側)　前楔小葉	BA 39　側頭極
BA 8, 9, 10, 46　背外側前頭前野	後頭葉	辺縁葉
BA 47　腹外側前頭前野	BA 17　一次視覚野	BA 11, 24, 25, 32, 33, 36, 37　嗅覚野
	BA 18, 19　二次視覚野	BA 23, 24, 26~28, 30, 31　海馬傍野

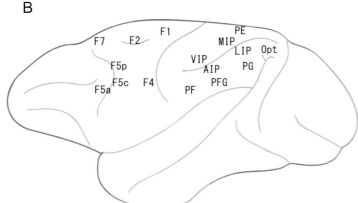

図 1-5　A　ブロードマンが作成した細胞構築学地図，下表に脳葉とブロードマン領域(BA)のおおまかな関係を示した．B　マカクザルの生理学的表記の例．

3 大脳領域の表記方法

(1) 細胞構築学地図

大脳新皮質(neocortex)は，発生の途中必ず一度6層全層が存在する時期があり，その後

運動野は4層（顆粒細胞層）が薄くなり5層の錐体細胞が発達，一次感覚野では4層が良く発達しこの層に感覚情報が入る．ブロードマン（Brodmann）は一人の人間の脳の細胞構築学的相違（皮質の6層の厚さによって分類）をもとに大脳皮質を52のareaに区分し，それぞれのareaに番号を付けた（図1-5A）．後にEconomo & Koskinas (1925)が優れたアトラスを出版したりしたが，最近では特に1980年代になって脳機能イメージング研究が台頭し，Talairach & Tournoux[4]やモントリオール神経科学研究所(Montreal neurological institute, MNI)[3]の定位空間にブロードマンの表記方法が取り入れられてから，脳局在地図の代表的位置づけとなった．しかしながら，特に連合野の形態は個人差が大きいため，標準化して議論する危険性も指摘されている[5, 6]．

（2）機能的地図

一次感覚野などでは細胞構築学的領域と機能が一致するが，情報がより高次中枢に伝達されると，微妙な機能の違いや多様性を細胞構築で説明しきることは困難となる．例えば，大脳皮質視覚野は，網膜に投影された空間情報を再現した地図（**網膜地図，retinotopy**）を形成している．低次の視覚皮質であれば網膜地図が正確に再現されるが，高次な情報処理になると細胞受容野が拡大し網膜地図の精度が低くなり，境界線が区別できない．視覚野はブロードマンによると17~21野の5つに区画されるが，驚くべきことに，現在では視覚野は機能的に35以上に分類されており，ブロードマン地図と生理学的機能は必ずしも全てが一致しない．

　以上のような理由から，高次中枢についてはマカクザルの研究をベースにした生理学的局在表記が併用されることも多い(図1-5B)．

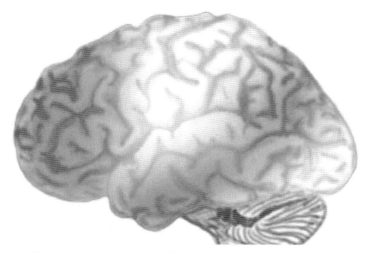

図1-6　大脳の情報伝達における一次野と連合野．色が濃くなるにつれて高次の情報を扱うように示してある．明色の部分が一次野（一次運動野，一次体性感覚野，一次聴覚野）．図では情報が統合されるにつれ濃い色で示しており，最も濃い色の部分が，頭頂連合野，側頭連合野，前頭連合野，辺縁連合野である．

4 高次脳機能の全体像：情報伝達の原則

（1） 低次から高次へ

感覚情報は1次野から連合野に伝達される．**一次感覚野(primary sensory area)**は，視覚・聴覚・体性感覚のシグナルが大脳皮質で最初に到達する部位で，①視床の感覚中継核から信号を受け取る，②感覚受容器の正確な機能局在地図を形成する，③1次感覚野の損傷で限定的かつ単純な感覚損失を引きおこす，④他の皮質野への接続は同じモダリティを処理する近接領野にほぼ限られる，といった特徴がある．**連合感覚野(association sensory area)**では，まず1種類の感覚が**単一感覚連合野(unimodal association area)**で処理されたのち，**多種感覚連合野(multimodal association area)**で複数種類の感覚が統合される（図1-6）．

最終的に脳内の認知情報は以下の4つの連合皮質に収束する．4つの連合皮質は相互に連絡している．

- **頭頂連合野(parietal association area)**：感覚情報による空間認知や運動時誘導の高次中枢．
- **側頭連合野(temporal association area)**：感覚刺激の認知や意味的記憶の高次中枢．
- **前頭連合野(frontal association area)**：実行機能やワーキングメモリーの高次中枢．
- **辺縁連合野(limbic association area)**：情動やエピソード記憶の高次中枢．

（2） 並列処理と逐次処理

原則的に感覚情報は脳内の**背側路(dorsal stream)**と**腹側路(ventral stream)**で並列処理される．例えば視覚では，背側路は空間に関する情報（位置・動き・速度）を処理し頭頂連合

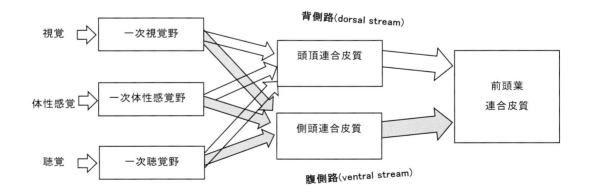

図1-7 背側路と腹側路．頭頂連合皮質は空間情報を主に前頭葉の背側部（運動実行機能を司る）に投射する．側頭連合野は形態の意味情報を前頭葉腹側部（情動反応を司る）に投射する．

皮質に投射し，腹側路は形態に関する情報（形・色・テクスチャー）を処理し側頭葉連合皮質に到達する．その後さらに背側路と腹側路の機能は前頭葉まで連動していく．この背側路と腹側路の関係は，視覚の他に体性感覚・聴覚など全ての感覚モダリティに存在することが知られている（図1-7）．

　感覚情報が前頭葉で顕在意識にのぼる（即ち前頭葉で情報処理される）際には，逐次直列的に処理されているが，その水面下の潜在意識で情報は同時並列的に処理されている．「クレオパトラの鼻がもう少し低かったら，大地の全表面は変わっていたであろう．」という言葉で有名な心理学者のパスカル（Blaise Pascal, 1623-1662）は，「われわれは理性によってのみではなく，心によって真実を知る．心情は理性の知らないところの，それ自身の道理を持っている．」と洞察している．

（3）　左右差

前頭葉のブロードマン言語中枢が優位半球（左半球）に限局するように，連合野における高次処理に左右差があるのは，頭頂葉や側頭葉でも同様である．おおまかに表現すると，右半球は全体的・空間的把握に優れ，左半球は細部的・論理的把握に優れているという特徴を有する．

　後部頭頂葉損傷では書画が障害されるが，損傷側の左右で特徴が違う．右頭頂葉損傷では，細部が書けるが全体像が掴みにくい．逆に，左頭頂葉損傷では対照的に全体像は掴めるが細部が書けない[7]（図1-8A）．

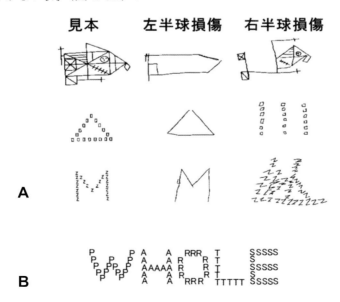

図1-8　A：左右半球障害による書画の違い．左頭頂葉損傷では全体像は掴めるが細部が書けず，右頭頂葉損傷では，細部が書けるが全体像が掴めない．B：グローバル優先の例．グローバル情報の処理がローカル情報の処理よりも時間的に速いことを示す．通常「WHOLE」と読み，「PARTS」と読むことはない．

図1-8Bを見ると，ほとんどの人は最初「WHOLE」と読み，「PARTS」と読む人はいない．このように，通常グローバル情報の処理がローカル情報の処理よりも時間的に速いという特徴があり，これを**グローバル優先(global precedence)**と言う[8]．「木を見て森を見ず」という細部にこだわることを揶揄した諺があるが，先ずは右脳が直感的に森を見るのが一般的な脳の反応である．

　下頭頂小葉にはかなりの個体差ならびに左右差（非対称性）があり，その原因はこの部位が最後に成熟する領域のため，最終形態が個人経験に影響されるためと考えられている[6]（図1-9A）．外側溝の左右差には言語発達が影響する（図1-9B）．男性では下頭頂小葉が全体的に女性より大きく，特に左下頭頂小葉が大きい（i.e. **leftward asymmetry 左方向非対称**）．逆に女性では，右下頭頂小葉のほうが左よりわずかに大きいことが知られている[9, 10]．性差の原因の大部分が，縁上回下面の **PFcm 領域**（図1-9C）と呼ばれる小区画の差に起因する[11]．下頭頂小葉も上頭頂小葉と同様に，短連合線維によって上頭頂小葉・楔前部・後頭葉・側頭葉に接続し，視床枕や外側視床核との相互連絡を有する．また，長連合線維によって前頭眼運動野などの前頭皮質と接続している．

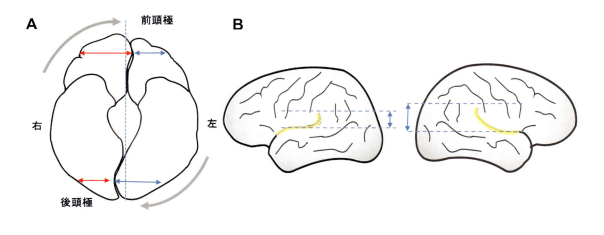

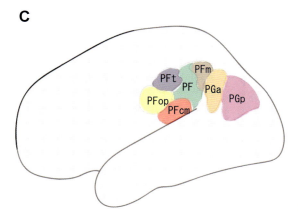

図1-9　A：脳容積の左右差（非対称性）．一般に脳の前方は右の方が大きく，後方は左の方が大きい．　B：外側溝の左右差[1]　C：下頭頂小葉の細胞構築学的な7つの小領域(PFt, PFop, PF, PFm, PFcm, PGa, PGp) [2]

Cf. 男女差

前頭眼窩野，前中心回，上前頭回，舌状回，脳梁膨大などは女性の方が有意に大きく，前内側皮質，扁桃体，角回の体積は男性の方が大きい[12]．Kimura ら[13]によると，男性が女性より得意な認知テストは，空間認知課題・数学的推理課題・標的を狙う課題で，逆に女性は知覚速度課題・言葉の流暢性・言語記憶・細かい手作業などで得意であった．性ホルモンの認知機能への影響は成人でも認められ，空間認知課題成績はテストステロンによって異なっていた[14]．

5 MRI アトラス

健常人ボランティア（50 歳代男性）の MRI アトラスを次項より提示する．脳構造物は実線の矢印で，脳溝は破線の矢印で示した．

(1) 水平面

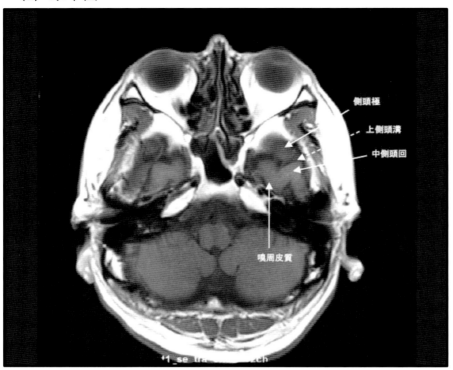

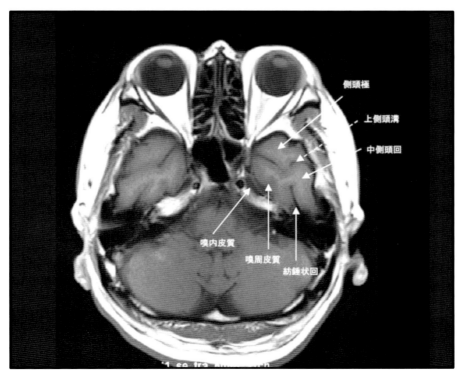

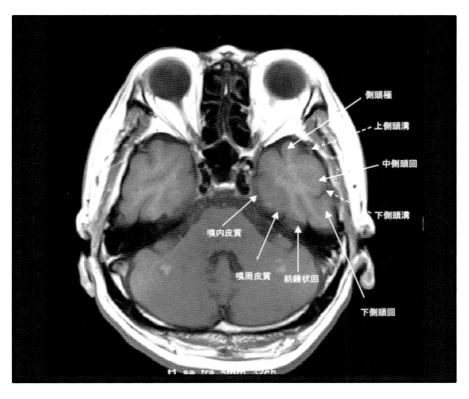

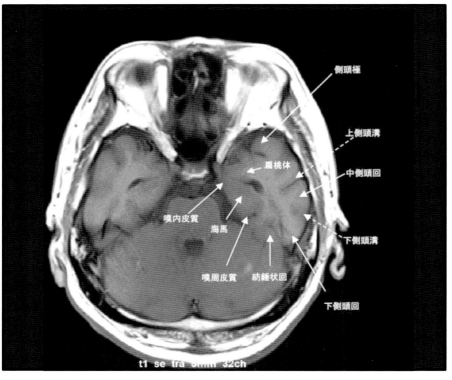

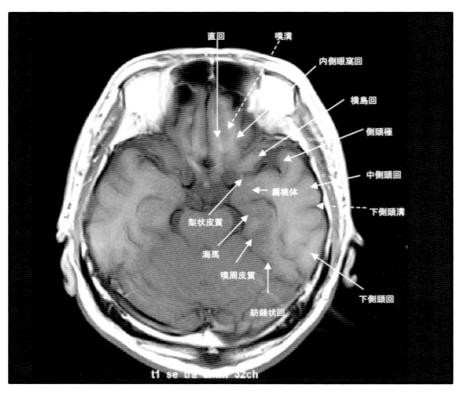

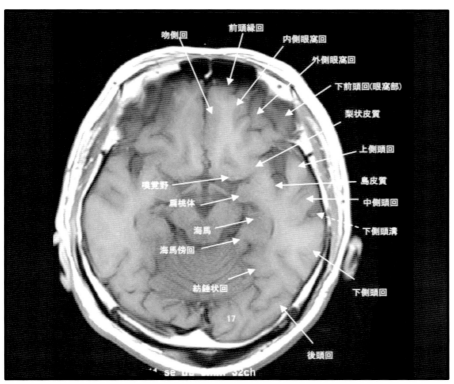

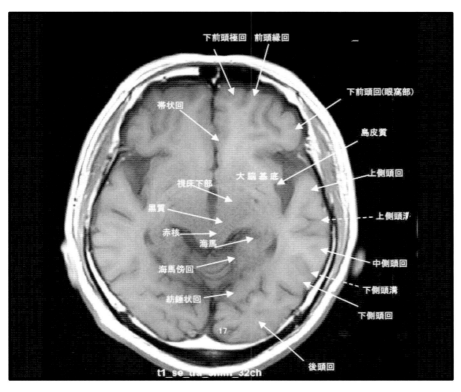
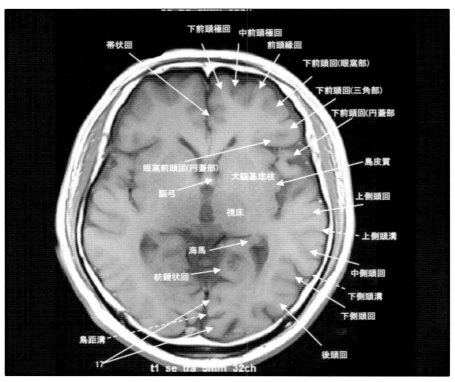

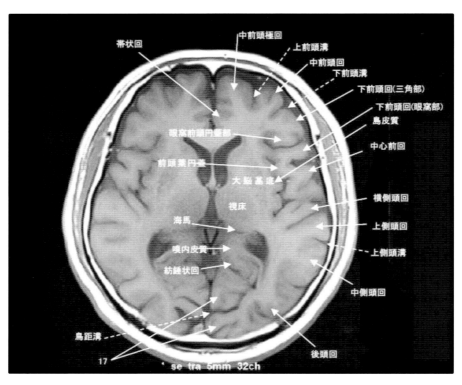

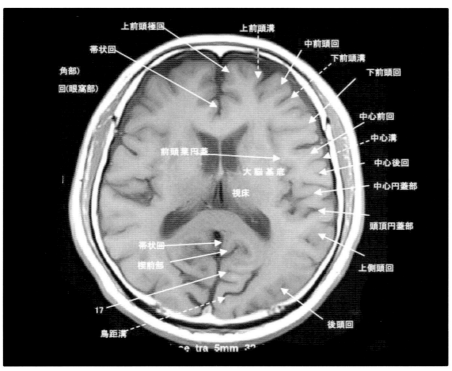

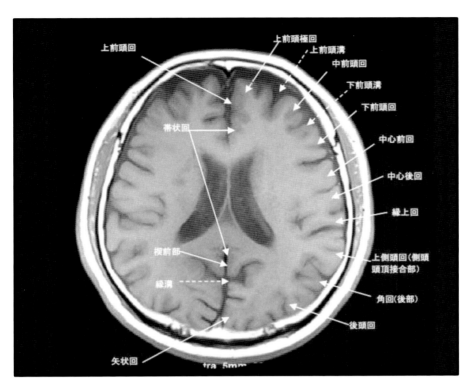

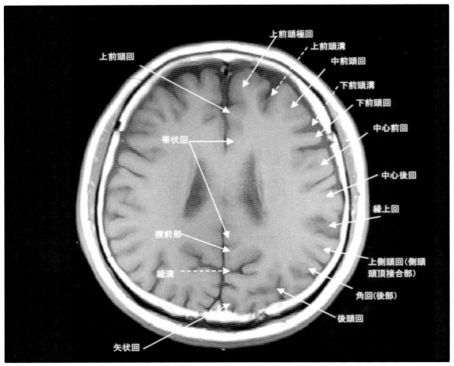

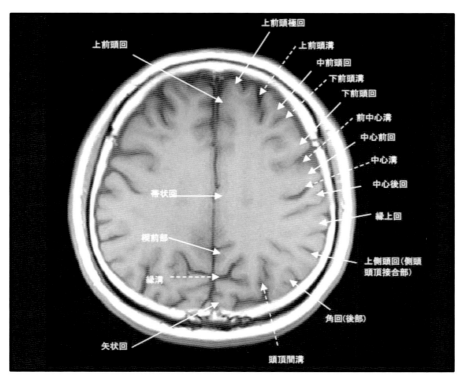

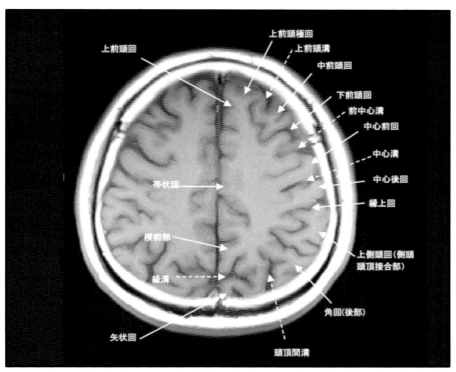

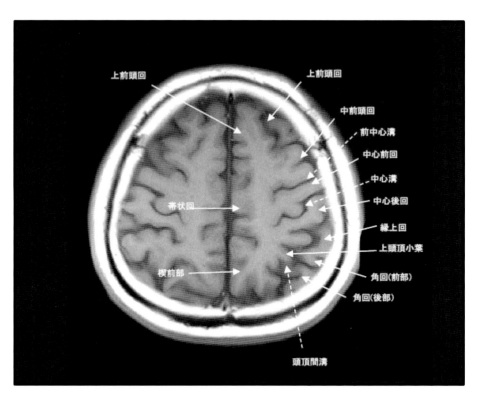
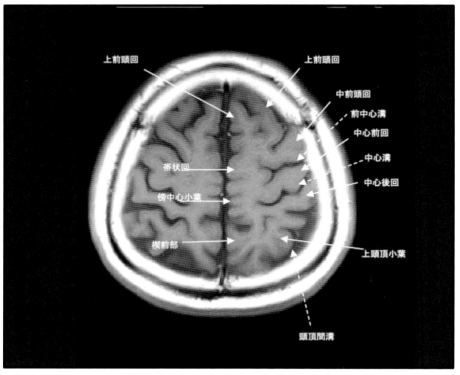

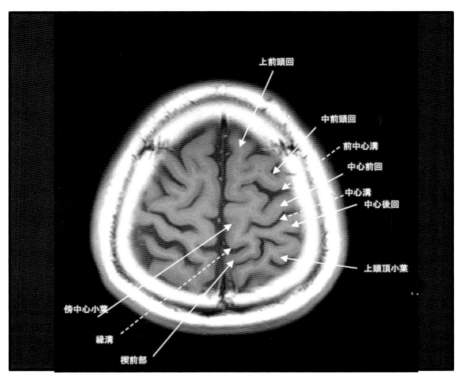
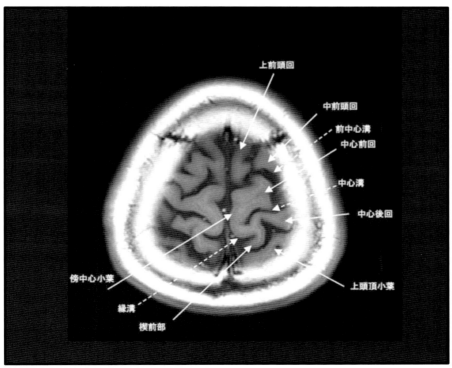

（1）冠状面

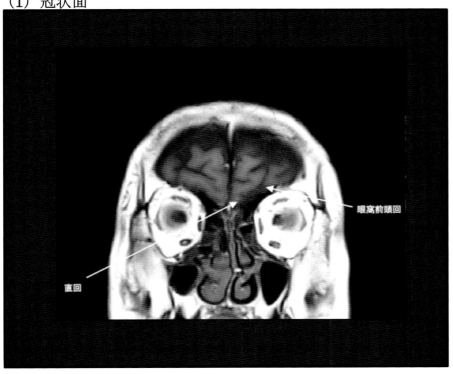

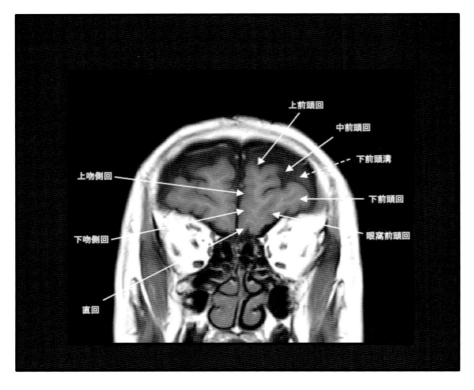

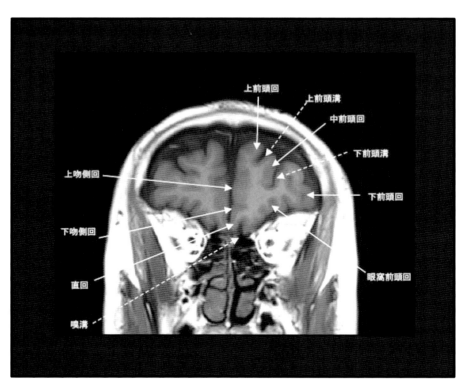

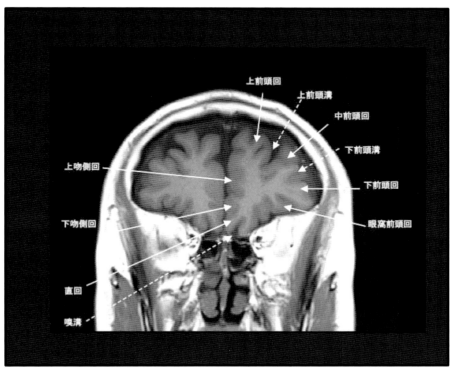

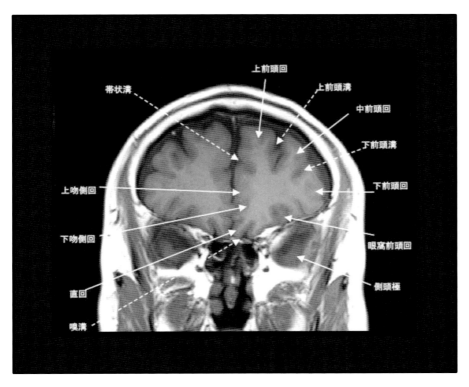

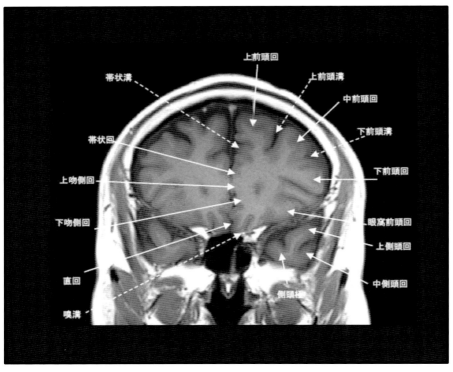

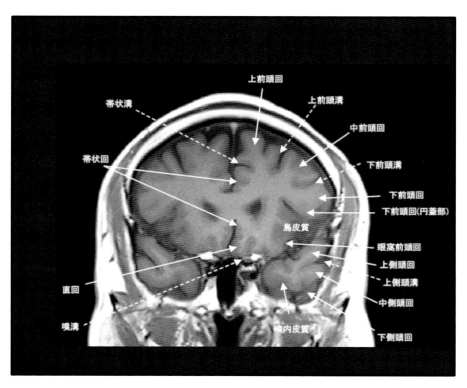

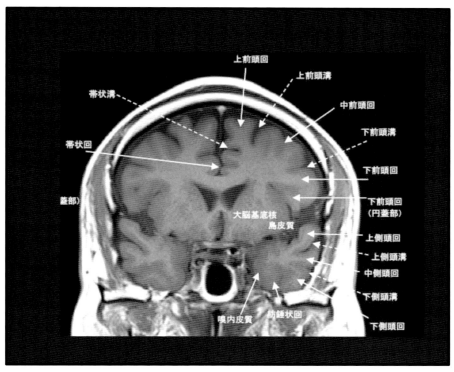

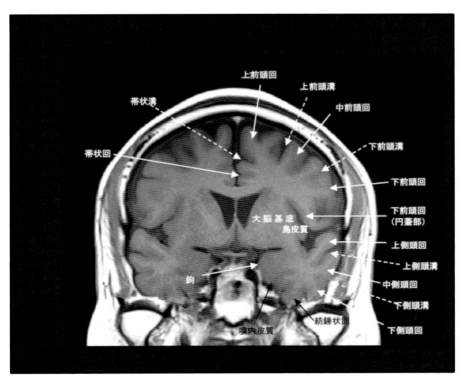

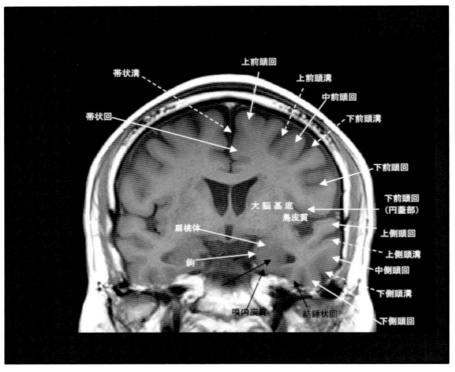

— 25 —

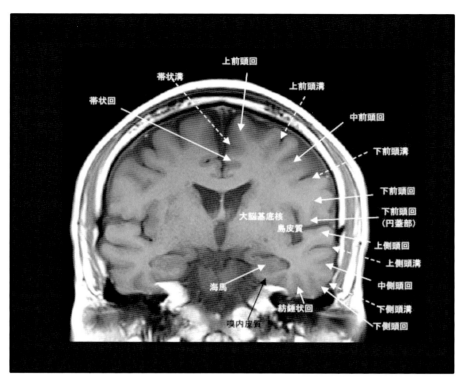

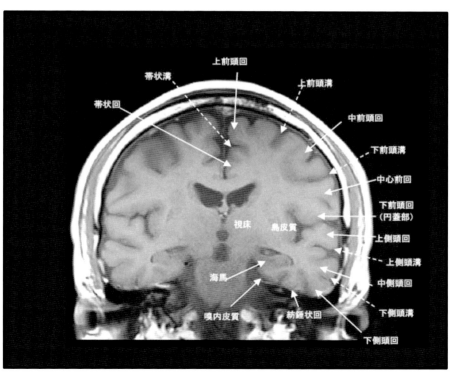

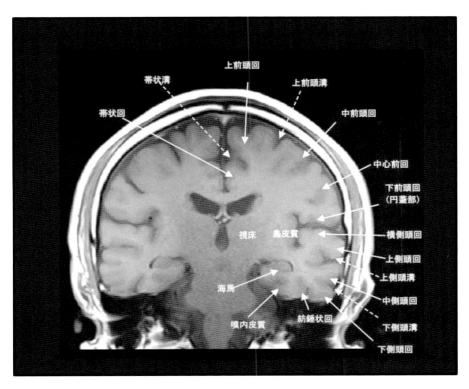
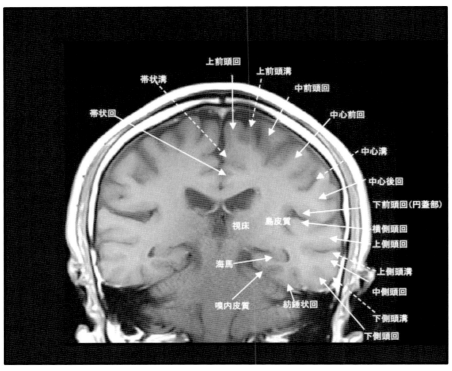

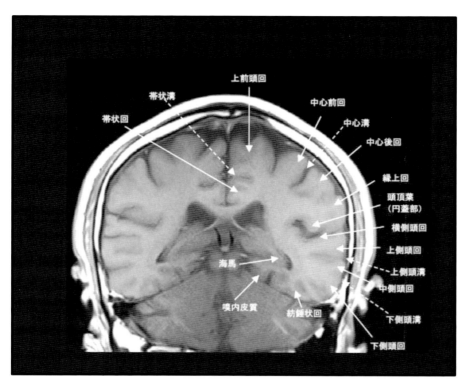

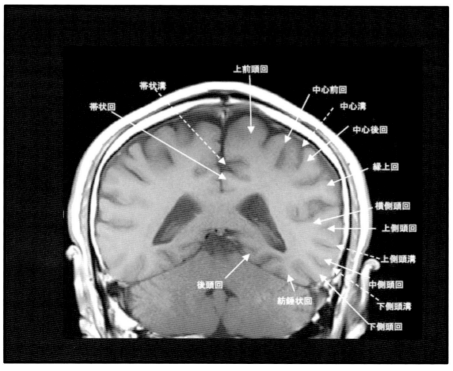

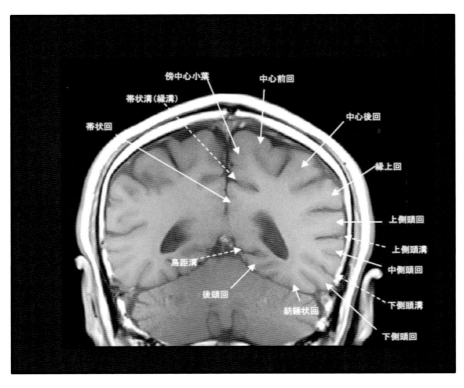

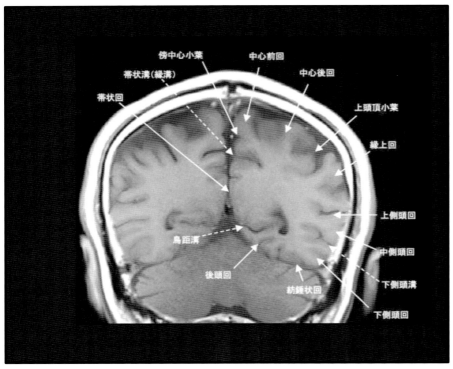

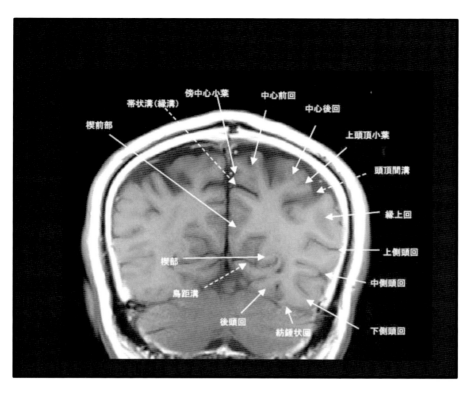
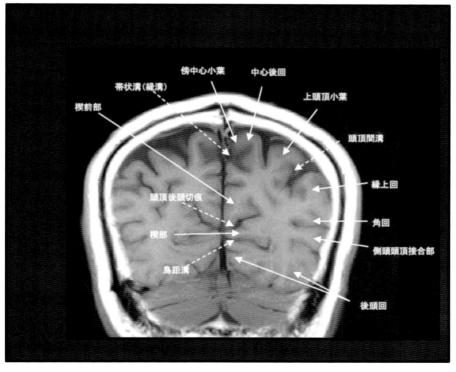

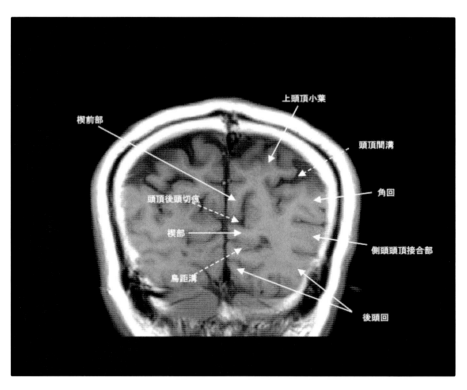

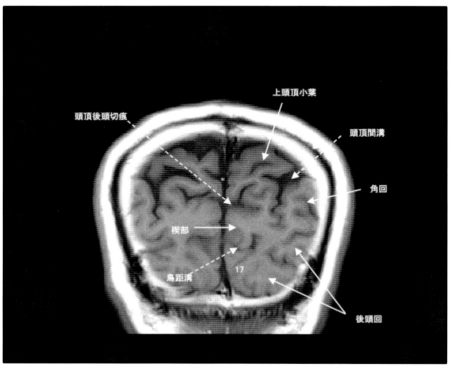

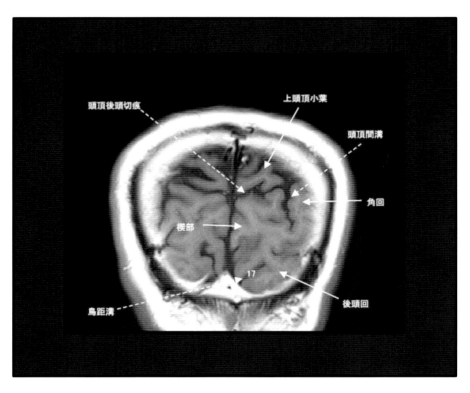
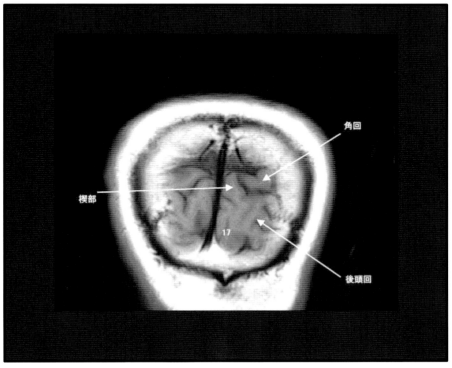

(1) 矢状面

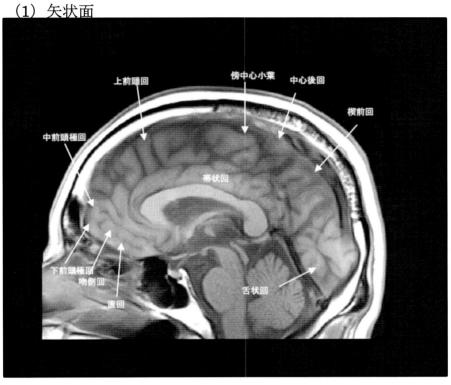

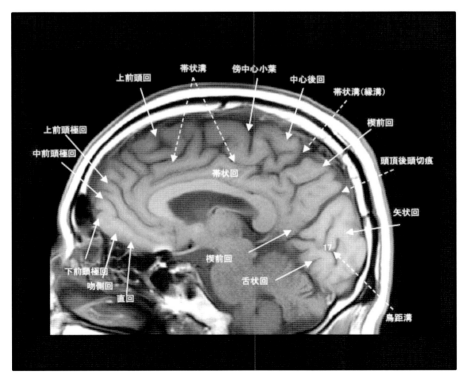

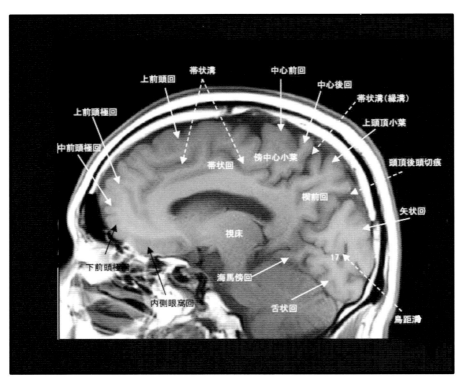

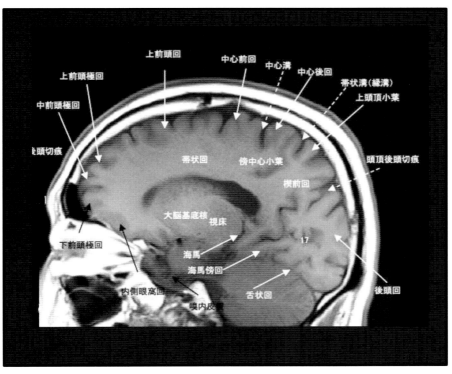

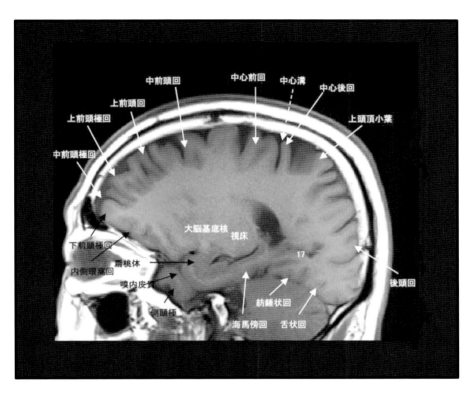
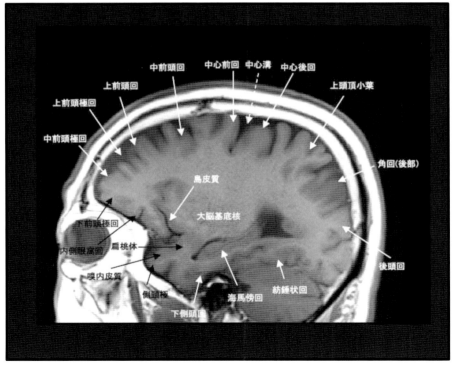

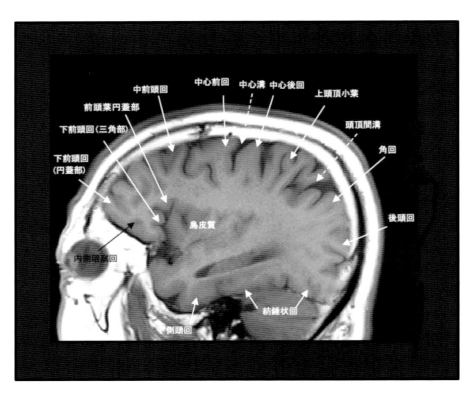
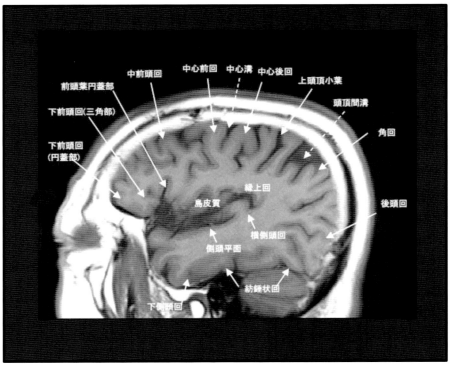

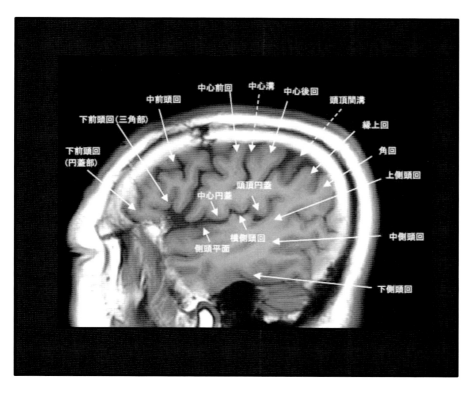

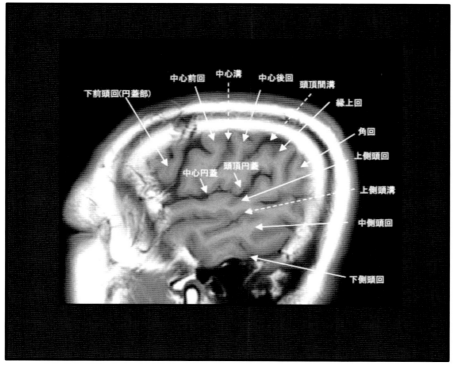

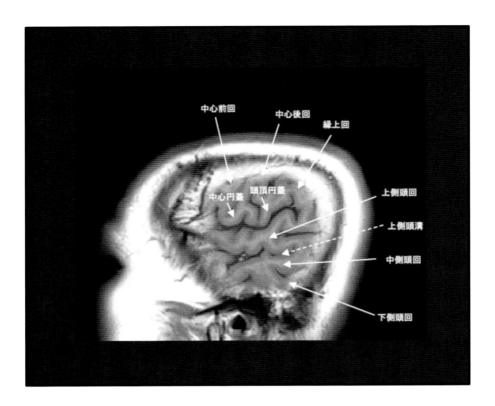

参考文献

1. LeMay, M., *Morphological cerebral asymmetries of modern man, fossil man, and nonhuman primate.* Ann N Y Acad Sci, 1976. **280**: p. 349-66.
2. Corbetta, M. and G.L. Shulman, *Control of goal-directed and stimulus-driven attention in the brain.* Nat Rev Neurosci, 2002. **3**(3): p. 201-15.
3. Collins, D.L., et al., *Automatic 3D intersubject registration of MR volumetric data in standardized Talairach space.* J Comput Assist Tomogr, 1994. **18**(2): p. 192-205.
4. Talairach, J. and P. Tournoux, *Co-planar stereotaxic atlas of the human brain : 3-dimensional proportional system : an approach to cerebral imaging.* 1988, Stuttgart ; New York: Georg Thieme. 122 p.
5. Amunts, K., et al., *Broca's region revisited: cytoarchitecture and intersubject variability.* J Comp Neurol, 1999. **412**(2): p. 319-41.

6. Caspers, S., et al., *The human inferior parietal cortex: cytoarchitectonic parcellation and interindividual variability.* Neuroimage, 2006. **33**(2): p. 430-48.

7. Behrmann, M. and R. Kimchi, *What does visual agnosia tell us about perceptual organization and its relationship to object perception?* J Exp Psychol Hum Percept Perform, 2003. **29**(1): p. 19-42.

8. Navon, D., *How many trees does it take to make a forest?* Perception, 1983. **12**(3): p. 239-54.

9. Frederikse, M.E., et al., *Sex differences in the inferior parietal lobule.* Cereb Cortex, 1999. **9**(8): p. 896-901.

10. Chen, X., et al., *Sex differences in regional gray matter in healthy individuals aged 44-48 years: a voxel-based morphometric study.* Neuroimage, 2007. **36**(3): p. 691-9.

11. Caspers, S., et al., *The human inferior parietal lobule in stereotaxic space.* Brain Struct Funct, 2008. **212**(6): p. 481-95.

12. Cahill, L., *Why sex matters for neuroscience.* Nat Rev Neurosci, 2006. **7**(6): p. 477-84.

13. Kimura, D., *Sex, sexual orientation and sex hormones influence human cognitive function.* Curr Opin Neurobiol, 1996. **6**(2): p. 259-63.

14. Liederman, J., *The dynamics of interhemispheric collaboration and hemispheric control.* Brain Cogn, 1998. **36**(2): p. 193-208.

第2章　後頭葉

1　後頭葉の解剖

後頭葉の境界は，内側面のみが，**頭頂後頭溝**(parietooccipital sulcus)と**鳥距溝**(calcaline sulcus)によって頭頂葉・帯状回から区別される．後頭葉外側面の境界は不明瞭で(図2-1)，そのため頭頂後頭溝と前後頭葉切痕を結んだ仮想の線を，頭頂葉・側頭葉との境界としている．頭頂葉と側頭葉の境界は，外側溝後端からこの仮想の線に直角に交わる線（やはり仮想）である．

　後頭葉腹側面にも脳溝が存在せず，側頭葉との肉眼的境界は存在しない．**舌状回**（lingual gyrus, 別名**内側後頭側頭回**; medial occipitotemporal gyrus）と**紡錘状回**（fusiform gyrus, 別名**外側後頭側頭回**; lateral occipitotemporal gyrus）の後部を後頭葉とする分類と，これら脳回全てを側頭葉とする分類がある．

　本書では基本的に後者の立場をとるが，説明の便宜上，視覚情報の伝達に関しては後頭葉の項でも一部解説した．

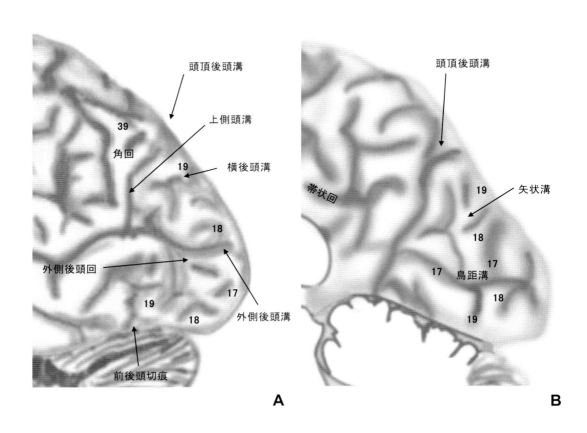

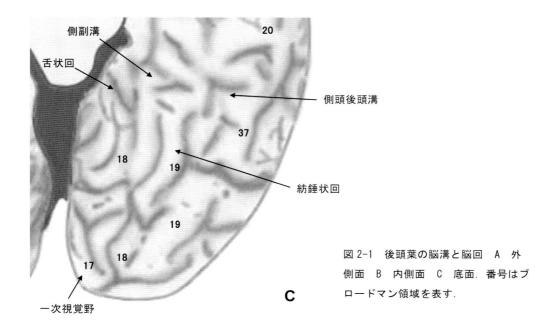

図2-1 後頭葉の脳溝と脳回 A 外側面 B 内側面 C 底面．番号はブロードマン領域を表す．

　後頭葉皮質はブロードマン野（BA）17，18，19から構成され，すべて視覚に特化されている．**一次視覚野（primary visual cortex, V1）**はBA17に相当し，一次視覚皮質の多くは，深さ約2.5cmの鳥距溝の中に存在するが，一部分は後方で湾曲して後頭葉後外側面に露出しており，**後頭極(occipital pole)**と呼ばれる．

　二次視覚野(secondary visual cortex, V2)はBA18に相当する．しかしBA19は多くの異なる機能領域を含み，ブロードマン地図と生理学的機能は一致しなくなる．そのため，高次の視覚中枢についてはマカクザルの研究をベースにした生理的区画により確認され命名されている（前述）．

　最近の機能的MRI研究により，ヒトの高次視覚野でマカクザルと同様の機能領域が徐々に同定されてきた[2]．また，一般に一次感覚野は刺激の位置に機能地図を有しており，視覚でも網膜に映った映像に応じた分布が一次視覚野に反映される（これを**網膜地図；retinotopy**と呼ぶ）が，より高次の中枢に情報伝達されるにつれて，刺激の特徴のひとつに鋭敏な反応を示すようになる．

　このように低次中枢では刺激を忠実に再現するが，高次中枢になるにつれてその機能は弱まり，その刺激の意味や重要度との結びつきが強くなる現象を，**カテゴリー化**と呼ぶ．

　したがって，一次視覚野が損傷すると単なる視野障害を引き起こすのに比べ，BA19以降が損傷すると，図2-2で示したような部位別の症状，カテゴリー化された視覚情報の障害が生じ，色彩失認，相貌失認，地誌的失認などの症状が出現する．

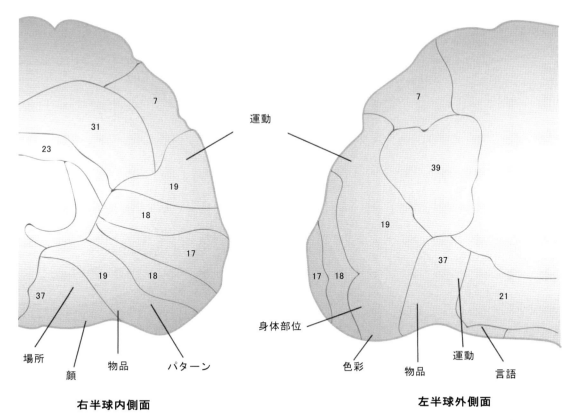

図 2-2　fMRI で示されたヒトの視覚関連領域[2]．黒の数字と境界線はブロードマン領域を示す．ブロードマン 19 野以降では視覚情報がカテゴリー化され，色彩・物品・場所・身体部位・顔などの意味を持った視覚情報の部位が人でも同定されている．

2　後頭葉の理解に必要な基礎知識

視覚情報処理:腹側路と背側路

視覚情報処理経路には，2 つの並列処理回路があることが明らかになっている．ひとつは視覚を運動に連結するための経路（**背側視覚経路**; **dorsal visual stream**，別名 **where system**）であり，身体運動のために視覚情報を利用することに働く．もう一つは視覚自体を認識するためだけに伝達する経路（**腹側視覚経路**; **ventral visual stream**，別名 **what system**）であり物体認識に関係する．具体的には，背側視覚路は後頭葉一次視覚野に始まり，側頭葉内側と頭頂葉の境界を通り，頭頂葉の頭頂間溝に到る．一方，腹側視覚路は途中から側頭後頭領域を通って下側頭葉に伝達される．この二つの経路は相互接続しており情報を共有している．例えば，頭頂葉で処理されている物体の運動情報は，手掛かりとして物体認識に寄与しうる．

背側視覚路は，さらに**背背側視覚経路(dorso-dorlsal visual stream)**と**腹背側視覚経路(ventro-dorsal visual stream)**に分けられ，一般に前者を how system，後者を where system と呼ぶ[5]．背背側視覚経路は，頭頂葉後部の連合野を通り，対象物に手を伸ばしたりする運動のための情報を伝達する．この経路が損傷されると，**視覚失調(optic ataxia)**が出現する．腹背側視覚路は，対象物の空間関係を把握するための情報を伝達し，この経路が損傷されると，**空間無視(spacial neglect)**が出現する．

　頭頂葉は前頭前野と相互連絡による並列処理を行う．近年の研究では，頭頂葉が内包する空間表象（**表象；representation** とは，情報を神経系の活動パターンとして表現したものを意味する）は単一ではないと考えられている．把握運動や到達運動など，身体部分別・機能別に頭頂葉と前頭前野の連結が確認されている（アフォーダンスの項参照）．

　空間表象は，自分との距離を基準にすると，**遠方空間(far space)**，**近空間(near space)**，**身体周囲空間(personal space**；手が届く範囲）に分けられる．身体周囲空間を表象する初期段階として腹側頭頂間(ventral interparietal, VIP)領域が活動し，さらに，身体周囲空間にある物体への到達運動には上頭頂領域が，把握運動には下頭頂溝皮質が関与する（頭頂葉の章参照）．

　腹側経路は，網膜中心窩に映った物体の輪郭を，一次視覚野からより高次の視覚野に

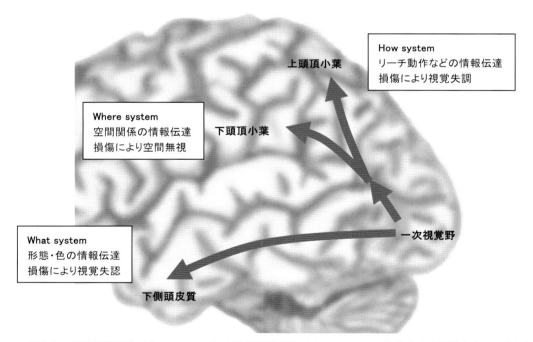

図 2-3　背側視覚経路（where system）と腹側視覚経路（what system）を構成する視覚連合野．背側視覚経路は，さらに背背側視覚経路(how system)と腹背側視覚経路(where system)に分けられる．背背側視覚経路は，頭頂葉後部の連合野を通り，対象物に手を伸ばしたりする運動のための情報を伝達する．この経路が損傷されると，視覚失調が出現する．腹背側視覚経路は，対象物の空間関係を把握するための情報を伝達し，この経路が損傷されると，空間無視が出現する．腹側視覚経路は下側頭葉に伝達され，この経路が損傷されると視覚失認が出現する．

伝達して下側頭皮質に伝達する．下側頭皮質は大きな領域であり，側頭葉先端部に進むにつれ網膜地図が曖昧となり機能的単位として再編成され，具体的情報からより抽象的概念にカテゴリー化されるようになる．下側頭皮質の損傷で**視覚失認(visual agnosia)** が生じるが，下側頭葉後半部の損傷では**統覚型視覚失認(apperceptive visual agnosia)** となり，前半部の損傷で**連合型視覚失認(associative visual agnosia)** となる．さらにカテゴリー化された領域では機能分化が進むため，対象物に特化した特殊な視覚失認が認められる（後述）．

　下側頭葉に集積された視覚情報はさらに，前頭前野に伝達しワーキングメモリに，上側頭葉に伝達され感覚統合に，辺縁系に伝達され感情や記憶に利用される．逆に，後頭葉が特異的視覚刺激を知覚するように，前頭前野皮質や扁桃体などからトップダウン制御する機能もある[6]（注意の項参照）．

　脳梁は左右視覚野を連結するが，各半球の一次視覚野が再現している視野は半側視野より若干広く，正中線上で重複している．これにより左右半球の情報が統合され，整合性のとれた視覚認知が可能になる．頭頂葉損傷患者が腹側視覚経路のみを使用する視覚課題を実施しても通常はすべて上手にできないことから，背側視覚経路と腹側視覚経路は独立して存在しているわけではないと考えられる．

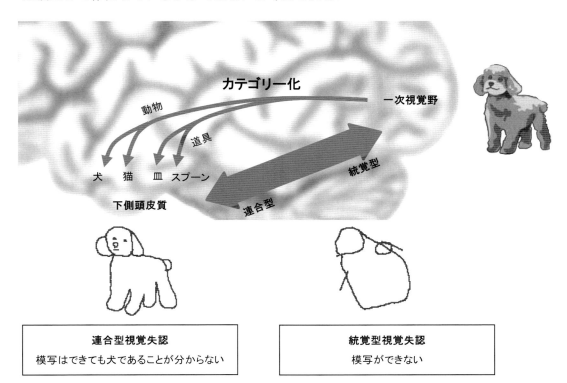

図2-4　腹側視覚経路の下側頭皮質における視覚情報のカテゴリー化．側頭葉先端部に近づくにつれて視覚情報は意味的カテゴリーに収束されてくる．このため下側頭葉前部の損傷では連合型視覚失認を呈し，模写はできてもその意味や言語による物体の同定が困難となる．

3 後頭葉各領野の機能とその障害

前述したように，視空間障害，視覚失調，視覚失認が主な症状であるが，これはそれぞれ頭頂葉や側頭葉に連続した経路での障害である．本章では後頭葉に限局した機能と障害のみを取り上げる．

（1）一次視覚野

<u>皮質盲</u>

通常，両側 BA17 障害で患者は盲目（**皮質盲；cortical blindness**）になり，多くは幻視を伴う．皮質盲（あるいは皮質聾）において，症状を自覚せず見えているかのように振舞う状態を**アントン症候群(Anton syndrome)**と呼ぶ．メカニズムとしてフィードバック機構の障害と考えられるが明らかでない．また，疾病による失明後に，視覚関連皮質の活性化により生じる幻視徴候を，**幻視症候群(hallucination syndrome，別名シャルル-ボネ症候群;Charles Bonnet syndrome)**と呼ぶ．幻視症候は情緒的に苦しい事象でないことが多い[7]．Ffytche ら[8]は，幻視が 2 次視覚皮質の感覚亢進と関連し，その内容が脳の担当部位と関連することを報告した．

皮質盲の一部で視力が残存する患者が存在し，そのような状況での視力のことを**盲視(blindsight)**と呼ぶ[9]．網膜から一次視覚野を経由せずに視覚情報を伝えるルートが 2 つあると考えられている[10]．ひとつは「外側膝状体説」で，これは網膜→外側膝状体→視覚連合野へ行くルートである．もう一つは「上丘説」で，網膜→上丘→視床枕→外線条皮質のルートである（図 2-5）．いずれも，下側頭皮質を通らないため，残存視覚は通常 where 経路の方が what 経路よりも優位となる．

盲視における網膜→上丘→視床枕のルートでは，視床枕から扁桃体へ強い線維連絡を有する（図 2-5,2-6）[11]．この経路を使って表情認知が可能である皮質盲患者を**情動的盲視(affective blindsight)**と呼ぶ[12]．逆に，この経路の選択的障害によって親しい人の顔を見ても親近感が沸かないため，家族のことを「精巧なアンドロイド」などと言ったりする．これを，**カプグラ症候群(Capgras syndrome)**と呼ぶ[13]．

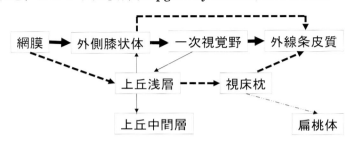

図 2-5 盲視に関わる神経ネットワーク．通常の視覚路（太実線）が障害されると，破線で示した経路が働いて盲視が可能となる例がある．視床枕は扁桃体に連絡し盲視の情動に関する情報を伝達する．

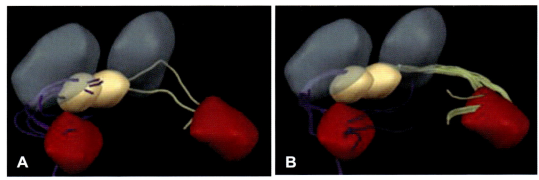

図 2-6 拡散テンソル画像で確認された外側膝状体→視床枕→扁桃体への線維投射を緑色で示す．健常者（A）に比べて盲視患者（B）では扁桃体にいたる線維連絡が密に変化している．黄色：外側膝状体，青：視床枕，赤：扁桃体．(Tamietto et al,2012[3]より許可を得て転載) Copyright (2012), with permission from Elsevier.

　盲視の発現にはリハビリテーションが重要であり，その成績は数カ月をかけて向上したという報告もある[14, 15]．拡散テンソル画像で盲視に関連する神経線維の発達を画像化する研究成果が発表されている．それによると，盲視患者で外側膝状体や視床枕を経由するルートが健常人に比べて発達していることが確認されている（図 2-6）[3, 16]．

（2）視覚連合野

背側視覚経路は **MT 野(V5 野)** と呼ばれる視覚連合野を中継地点として頭頂葉に情報を伝達している．MT 野は，部位的に後頭葉に近い中側頭回に存在するが，本書では便宜上後頭葉の章で説明する．

　また，腹側視覚経路の視覚連合野は中・下側頭回後半部から側頭葉先端部に伸び，視覚情報がここでカテゴリー化され，貯蔵された構造概念と照合されて物体認知する（例えば，物体，顔，街並み）．したがって，この部が損傷することにより，様々な概念の視覚失認が報告させている．腹側視覚路についても，本書では視覚連合野として後頭葉の章で解説することとした．

① MT 野(V5 野)

MT 野は背側視覚経路の初期の過程において，対象物の運動を知覚して眼球運動を制御するに重要な領域で，ヒトにおいても fMRI で後頭葉に近い中側頭回(上側頭溝内)にその存在が確認されている[17]．両側の MT 野が損傷されると，動いている対象物が知覚できなくなる．これを**視覚性運動盲(akinetopsia)**と呼び，ヒトにおける症例 L.M.として詳細な心理実験を添えて報告されている[18]．

② 有線領外身体領域

有線領外身体領域(extrastriate body area, EBA)は後頭葉に近い中側頭回に存在し，(顔

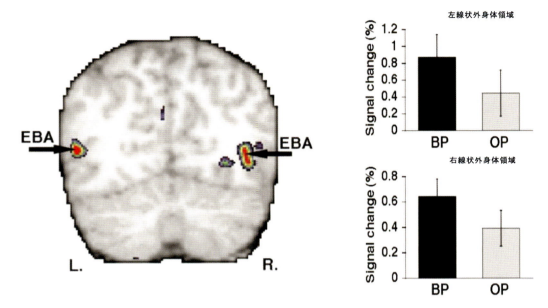

図 2-8 fMRI にて賦活された有線領外身体領域を矢印で示す．（顔を除く）身体領域(BP)の動きを観察したときの方が，非身体目標物(OP)を観察した時よりも賦活が強い．EBA: 有線領外身体領域．(Astafiev et al．[1]より，許可を得て転載)

面を除いた）身体の体幹・四肢に感受性を持ち，右側優位である（図 2-8[1]）．最近の報告では，MT 野とある程度オーバーラップしてその吻側部分に存在するとされる[19]．歩行運動などの運動パターンを見ると線条外身体領域が賦活されるが，歩行運動の一部分だけで見せられたときには賦活されない[20]．同部は，さらに他人の行為の推量[21, 22]，自身と他者の行為の区別[1, 23]，身体運動の目的[24]を評価する．この部の障害で身体部位や身体運動の失認が生じる[25]．

③ 顔認知領域

Haxby ら[4]による顔の認知神経学的モデル(図 2-9)によると，顔認知には知覚領域（コアシステム）として，下後頭回，紡錘状回，上側頭溝の 3 つが存在する．

　下後頭回に存在する**後頭顔領域(occipital face area)**は顔認知の最初のスクリーニング領域であり，顔全体よりも目・鼻・口などの顔のパーツに反応する[26]．fMRI 研究では顔のパーツを個別に見たとき後頭顔領域の違う部位が賦活された[27]．

　紡錘状回には**紡錘状回顔領域(fusiform face area)**が存在し顔の区別に関与する．紡錘状回顔領域は顔全体に対して強く反応し，各パーツへの反応は弱い．電気刺激で紡錘状回顔領域の機能を停止させると，顔が金属に変化して見えたという報告がある[28]．紡錘状回顔領域は生後 2 カ月でも賦活され[29, 30]，表情が明確でも曖昧でも活動する[31]，右側は感情的な表情や左視野の表情で賦活されやすい[32]などの特徴が報告されている．サルではここに特定の顔にのみ反応する**顔ニューロン(face neuron)**が発見されている．

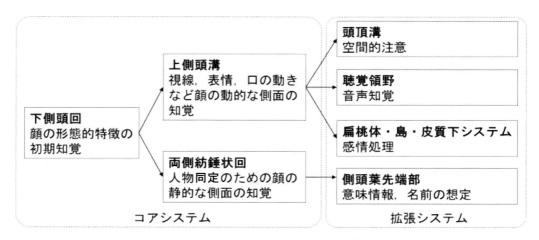

図 2-9　顔認知神経科学的モデル(Haxby, 2000)[4]

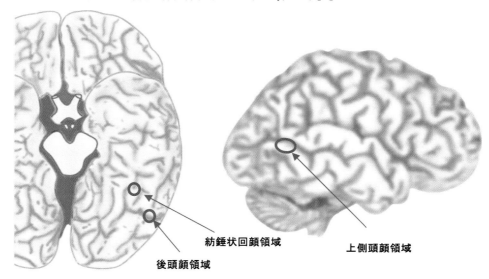

図 2-10　Haxbyの顔認知神経科学的モデルにおけるコアシステムの位置

　紡錘状顔面領域から側頭葉先端部（側頭極）に送られて記憶情報(人物の意味や名前)と照合される．ただし，他者の顔でなく自己の顔を認識するのは，右前頭葉吻側（前頭極，BA10）である（前頭葉の章参照）．紡錘状顔面領域から扁桃体に情報が伝わり感情が評価される．扁桃体はトップダウン様式で紡錘状回や後頭葉への反応を強めるようフィードバック信号を送る[33]．
　上側頭溝(superior temporal sulcus) は視線や表情筋の動きを検出する(側頭葉の章参照)．サルの上側頭溝を切除すると，視線解析が出来なくなった．[34]
　顔の認識能力が特異的に障害される症状を**相貌失認(face blindness, prosopagnosia)** と言う．通常，両側後頭側頭領域，特に紡錘状回顔領域の損傷により生じ[25]，稀に右

紡錘状回顔領域損傷単独で起こりうる[35]．相貌失認では身体認識も障害されており，顔・身体を認識する初期プロセスに関する経路の不完全性の存在が推測されている[36]．

大部分は中途損傷によるが先天性（**発達性相貌失認; developmental face blindness**）も存在し，先天性では家族の相貌も認識できない．自閉症における顔認識課題で，紡錘状顔領域の活動低下と後頭顔領域などの低次視覚野の活動増加が認められた[37]．このことから，自閉症患者では顔情報処理を低次処理領域に依存しているため，顔の認識の細部にこだわってしまい，顔情報を全体的に統合できないと推測される[38]．

表情認知に関する報告を集計したメタ解析[39]では，表情認知には，Haxbyのコアシステムに加えて，さらに内側前頭前野・前頭眼窩皮質・扁桃体・海馬傍回・後帯状回・島皮質・被殻・小脳が，共通して賦活されていた．表情別に解析すると，喜び表情と恐怖表情で両側海馬が，悲しみ表情で右扁桃体が，怒り表情と嫌悪表情で島皮質が賦活された[39]．O'Dohertyら[39, 40]は，魅力的な顔で内側眼窩前頭皮質と前帯状回（BA32）が賦活されると報告した．

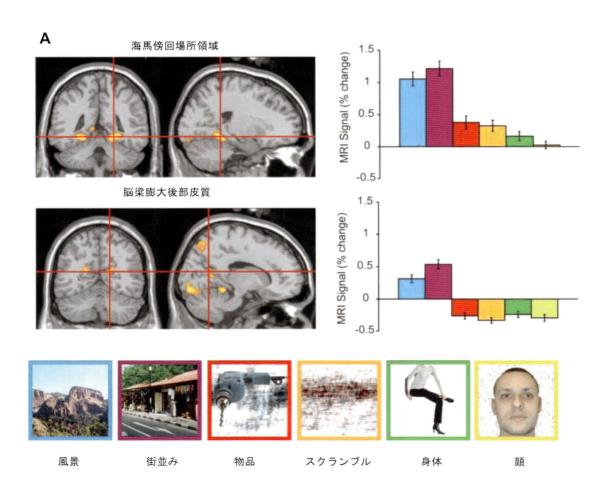

B

場所課題「36番街の西か東か？」

方向課題「向いている方角は西か東か？」

海馬傍回場所領域

脳梁膨大後部皮質

精通課題「ペンシルバニア大学か否か？」

物品課題「自動車か否か？」

ペンシルバニア大学　他大学　自動車　ザリガニ

場所
方向
精通 { 精通（ペンシルバニア大学）
　　　疎遠（他大学）
物品

図2-11A：海馬傍回場所領域（上段）と脳梁膨大後部皮質（下段）の場所と反応．海馬傍回場所領域は風景，街並みの順に有意な活動を示したが，その他の視覚刺激（物品・スクランブル・身体・顔）にはわずかな反応しか示さなかった．脳梁膨大後部皮質は街並み，風景の順に反応し，他の視覚刺激には活動低下した．B：ペンシルバニア大学の学生に，場所課題・方向課題・精通課題・物品課題を実施した際の脳活動．精通課題において，学生は自分のキャンパスのみ有意な脳梁膨大部後部皮質の活動を認めた．脳梁膨大部後部皮質は長期的な空間的知識（場所・方角）の想起に関与すると考えられる．（Epstein et al, 2008より許可を得て転載）　Copyright (2008), with permission from Elsevier

④　場所領域

両側（あるいは右側単独）海馬傍回後端＆紡錘状回内側部（**海馬傍回場所領域，parahippocampal place area**）の損傷により，風景に関する視覚的認知障害が生じる．これを**街並失認(landmark agnosia)**と呼び，患者は旧知・新規の風景が分からなくなる状態となる．一方，風景認知はできるがどちらに行けばよいかわからない状態を**道順障害(rout finding defect)**と呼び，街並み失認とは区別されている。脳梁膨大後部皮質の損傷で生じる．街並み失認と道順障害をあわせて**地誌的失見当識(topographical disorientation)**と呼ぶ成書も多い．脳機能画像研究では，海馬傍回場所領域が街並みの神経表象に関与するのに対して，脳梁膨大後部皮質はその街並みが置かれている方角・距離・環境などに対して強く賦活することが証明されている[41]．

参考文献

1. Astafiev, S.V., et al., *Extrastriate body area in human occipital cortex responds to the performance of motor actions.* Nat Neurosci, 2004. **7**(5): p. 542-8.

2. Catani, M. and M. Thiebaut de Schotten, *Atlas of human brain connections.* 2012, Oxford ; New York: Oxford University Press. xii, 519 p.

3. Tamietto, M., et al., *Subcortical connections to human amygdala and changes following destruction of the visual cortex.* Curr Biol, 2012. **22**(15): p. 1449-55.

4. Hoffman, E.A. and J.V. Haxby, *Distinct representations of eye gaze and identity in the distributed human neural system for face perception.* Nat Neurosci, 2000. **3**(1): p. 80-4.

5. Binkofski, F. and G. Fink, *[Apraxias].* Nervenarzt, 2005. **76**(4): p. 493-509; quiz 510-1.

6. Pourtois, G., et al., *Electrophysiological correlates of rapid spatial orienting towards fearful faces.* Cereb Cortex, 2004. **14**(6): p. 619-33.

7. Wilkinson, F., *Auras and other hallucinations: windows on the visual brain.* Prog Brain Res, 2004. **144**: p. 305-20.

8. Ffytche, D.H., et al., *The anatomy of conscious vision: an fMRI study of visual hallucinations.* Nat Neurosci, 1998. **1**(8): p. 738-42.

9. Rees, G., *The anatomy of blindsight.* Brain, 2008. **131**(Pt 6): p. 1414-5.

10. Yoshida, M., *[Neural mechanism of blindsight].* Brain Nerve, 2013. **65**(6): p. 671-7.

11. Williams, L.M., et al., *Mode of functional connectivity in amygdala pathways dissociates level of awareness for signals of fear.* J Neurosci, 2006. **26**(36): p. 9264-71.

12. Tamietto, M. and B. de Gelder, *Affective blindsight in the intact brain: neural interhemispheric summation for unseen fearful expressions.* Neuropsychologia, 2008. **46**(3): p. 820-8.

13. Devinsky, O., *Behavioral neurology. The neurology of Capgras syndrome.* Rev Neurol Dis, 2008. **5**(2): p. 97-100.

14. Sahraie, A., et al., *Increased sensitivity after repeated stimulation of residual spatial channels in blindsight.* Proc Natl Acad Sci U S A, 2006. **103**(40): p. 14971-6.

15. Huxlin, K.R., et al., *Perceptual relearning of complex visual motion after V1 damage in humans.* J Neurosci, 2009. **29**(13): p. 3981-91.

16. Bridge, H., et al., *Changes in connectivity after visual cortical brain damage*

underlie altered visual function. Brain, 2008. **131**(Pt 6): p. 1433-44.

17. Smith, A.T., et al., *The processing of first- and second-order motion in human visual cortex assessed by functional magnetic resonance imaging (fMRI).* J Neurosci, 1998. **18**(10): p. 3816-30.

18. Zihl, J. and C.A. Heywood, *The contribution of LM to the neuroscience of movement vision.* Front Integr Neurosci, 2015. **9**: p. 6.

19. Ferri, S., et al., *The overlap of the EBA and the MT/V5 cluster.* Neuroimage, 2013. **66**: p. 412-25.

20. Thompson, J.C., et al., *Configural processing of biological motion in human superior temporal sulcus.* J Neurosci, 2005. **25**(39): p. 9059-66.

21. Saxe, R., *Uniquely human social cognition.* Curr Opin Neurobiol, 2006. **16**(2): p. 235-9.

22. Saxe, R., N. Jamal, and L. Powell, *My body or yours? The effect of visual perspective on cortical body representations.* Cereb Cortex, 2006. **16**(2): p. 178-82.

23. David, N., et al., *The extrastriate cortex distinguishes between the consequences of one's own and others' behavior.* Neuroimage, 2007. **36**(3): p. 1004-14.

24. Pelphrey, K.A., R.J. Viola, and G. McCarthy, *When strangers pass: processing of mutual and averted social gaze in the superior temporal sulcus.* Psychol Sci, 2004. **15**(9): p. 598-603.

25. Moro, V., et al., *The neural basis of body form and body action agnosia.* Neuron, 2008. **60**(2): p. 235-46.

26. Pitcher, D., V. Walsh, and B. Duchaine, *The role of the occipital face area in the cortical face perception network.* Exp Brain Res, 2011. **209**(4): p. 481-93.

27. Arcurio, L.R., J.M. Gold, and T.W. James, *The response of face-selective cortex with single face parts and part combinations.* Neuropsychologia, 2012. **50**(10): p. 2454-9.

28. Parvizi, J., et al., *Electrical stimulation of human fusiform face-selective regions distorts face perception.* J Neurosci, 2012. **32**(43): p. 14915-20.

29. Tzourio-Mazoyer, N., et al., *Neural correlates of woman face processing by 2-month-old infants.* Neuroimage, 2002. **15**(2): p. 454-61.

30. Gathers, A.D., et al., *Developmental shifts in cortical loci for face and object recognition.* Neuroreport, 2004. **15**(10): p. 1549-53.

31. Cox, D., E. Meyers, and P. Sinha, *Contextually evoked object-specific responses in human visual cortex.* Science, 2004. **304**(5667): p. 115-7.

32. Vuilleumier, P., et al., *Effects of attention and emotion on face processing in the human brain: an event-related fMRI study.* Neuron, 2001. **30**(3): p.

829-41.

33. Tabert, M.H., et al., *Differential amygdala activation during emotional decision and recognition memory tasks using unpleasant words: an fMRI study.* Neuropsychologia, 2001. **39**(6): p. 556-73.

34. Campbell, R., et al., *Sensitivity to eye gaze in prosopagnosic patients and monkeys with superior temporal sulcus ablation.* Neuropsychologia, 1990. **28**(11): p. 1123-42.

35. Yovel, G., A. Tambini, and T. Brandman, *The asymmetry of the fusiform face area is a stable individual characteristic that underlies the left-visual-field superiority for faces.* Neuropsychologia, 2008. **46**(13): p. 3061-8.

36. Righart, R. and B. de Gelder, *Impaired face and body perception in developmental prosopagnosia.* Proc Natl Acad Sci U S A, 2007. **104**(43): p. 17234-8.

37. Critchley, H.D., et al., *The functional neuroanatomy of social behaviour: changes in cerebral blood flow when people with autistic disorder process facial expressions.* Brain, 2000. **123 (Pt 11)**: p. 2203-12.

38. Belmonte, M.K., et al., *Autism as a disorder of neural information processing: directions for research and targets for therapy.* Mol Psychiatry, 2004. **9**(7): p. 646-63.

39. Fusar-Poli, P., et al., *Functional atlas of emotional faces processing: a voxel-based meta-analysis of 105 functional magnetic resonance imaging studies.* J Psychiatry Neurosci, 2009. **34**(6): p. 418-32.

40. Kawabata, H. and S. Zeki, *Neural correlates of beauty.* J Neurophysiol, 2004. **91**(4): p. 1699-705.

41. Epstein, R.A., *Parahippocampal and retrosplenial contributions to human spatial navigation.* Trends Cogn Sci, 2008. **12**(10): p. 388-96.

第3章　頭頂葉

1　頭頂葉の解剖

頭頂葉は新皮質全体の約5分の1を占め，前半部は，触覚，痛覚，温覚，位置覚といった体性感覚を司る．後半部は空間表象を形成し，感覚と運動の統合を行う．

内側面の境界は明瞭で，下方は帯状回，前方は中心溝，後方は頭頂後頭裂溝により肉眼的に確認できる．

外側面では，前縁は中心溝で明確に前頭葉と区別される．頭頂葉後縁の後頭葉・側頭葉との境界は不明瞭で，頭頂後頭溝と前後頭葉切痕を結んだ仮想の線を，頭頂葉と側頭葉との境界とし，さらに外側溝後端からこの仮想の線に直角に交わる線（やはり仮想）を頭頂葉と側頭葉の境界としている．この境界部周辺は機能的に非常に重要な連合野であることから，**側頭頭頂接合部(temporo-parietal junction, TPJ)** として扱われることが多い．

中心溝後方の中心後回が**一次体性感覚野(primary somatosensory area**, BA1, BA2, BA3a & 3b)である．その後方に後頭頂皮質が存在し，中心後回とは中心後溝によって境界されている．後頭頂皮質はさらに，**頭頂間溝(interparietal fissure, IP)** によって上下に隔てられ，上側が**上頭頂小葉(superior parietal lobule, SPL**; BA5,BA7)，下側が**下頭頂小葉 (inferior parietal lobule, IPL**; BA39,BA40)である（図3-1）

上頭頂小葉の内側面で，縁溝(marginal sulcus)と頭頂後頭溝と下頭頂溝(suboccipital sulcus)とで囲まれた領域を**楔前部(precuneus)** と呼び，BA 7に相当する．

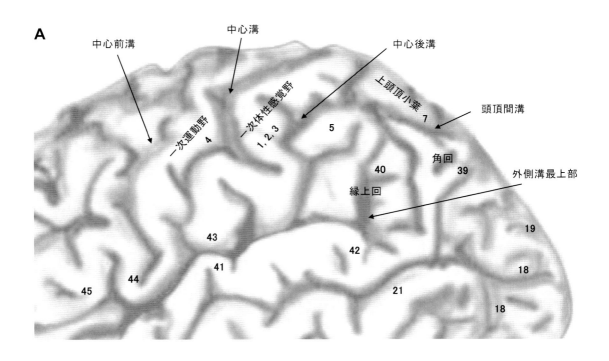

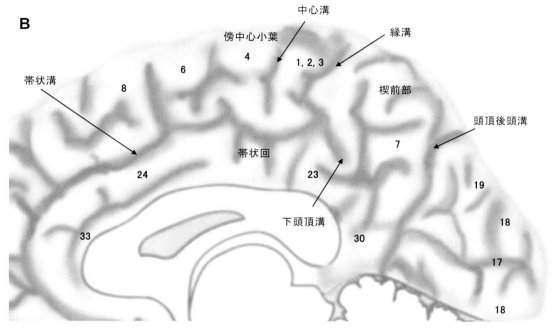

図3-1 頭頂葉の肉眼的解剖　A 外側面　B 内側面

2　頭頂葉の理解に必要な基礎知識

（1）注意の神経機構

例えば，人混みで黒いスーツのサラリーマンの中に赤いコートの女性がいればすぐに目に留まるが，これは頭頂葉が最も顕著な感覚信号にほぼ自動的に反応しているからで，このような情報処理形式を**ボトムアップ・プロセス(bottom-up process)** と呼ぶ．感覚信号に反応することから，ボトムアップ・プロセスに関わる脳部位は主に感覚系連合野に関連する（図3-2）．これに対して，人混みで知り合いの社員を探し出すような処理形式を**トップダウン・プロセス(top-down process)** と呼び，これには前頭葉が知り合いの社員の特徴と照らし合わせるというような処理を必要とする[1, 2]．したがって，トップダウン処理は前頭葉の中央実行系を中心とする．

Knunden[6]は，注意に関する概念を図3-3のようにまとめた．外界刺激をセイリアンス（鮮明化）フィルターでろ過する機構がボトムアップ制御で，トップダウン制御は感度の調節として機能する制御方法と説明している[13]．

機能画像では、注意には2つの神経基盤，すなわち，**背側前頭頭頂システム(dorsal frontoparietal sytem)** と，**腹側前頭頭頂システム(ventral frontoparietal system)** が存在することが確認されている（図3-4）．この背側ならびに腹側前頭頭頂システムは，視空間以外の感覚モダリティーにも同様に存在する．

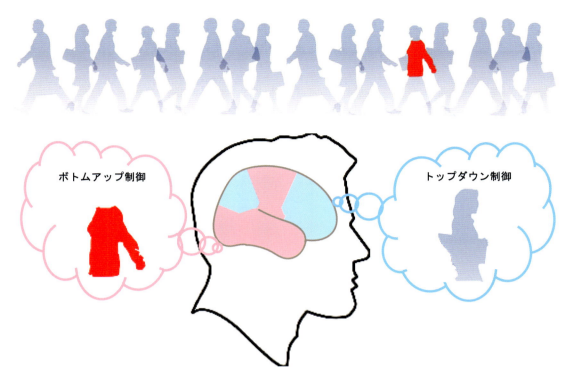

図 3-2 ボトムアップ制御関与する部位（ピンク）とトップダウン制御に関与する部位（ブルー）．人混みで黒いスーツのサラリーマンの中に赤いコートの女性がいればすぐに目に留まるような情報処理形式をボトムアップ制御と呼び，感覚信号にほぼ自動的に反応することから，主に感覚系連合野に関連する．人混みで知り合いの社員を探し出すような処理形式をトップダウン制御と呼び，これには前頭葉が知り合いの社員の特徴と照らし合わせるというような中央実行系を中心とする．

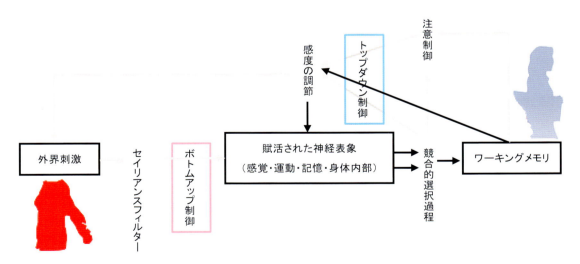

図 3-3 注意に関する概念図．黒線が随意過程，灰色線は不随意過程（Knunden, et al, 2007[6]を一部改編）

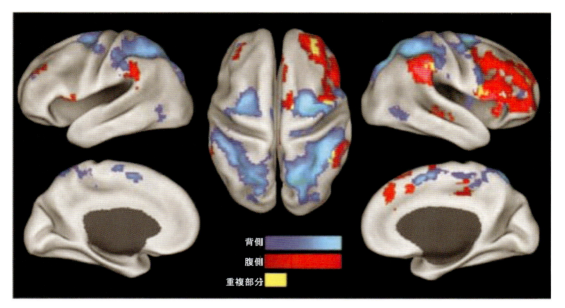

図 3-4 背側前頭頭頂システム（頭頂間溝と前頭眼野の機能的結合）と腹側前頭頭頂システム（側頭頭頂接合部と腹側前頭皮質の機能的結合）を示す (Fox et al. 2006 より許可を得て転載[7])．Copyright (2006) National Academy of Sciences, U.S.A.

　Foxら[7]の機能画像研究により，背側前頭頭頂システムが両側性であるのに対し，腹側前頭頭頂システムは右半球優位であることが確認された（図 3-4）．背側注意ネットワークは主にトップダウン処理に働くが，それ以外にもボトムアップ処理でも賦活され[17, 18]，両側の下頭頂小葉と前頭眼野（frontal eye field）で構成される．

　腹側注意ネットワークは右側頭頭頂接合部と右前頭皮質から構成されている．腹側注意ネットワークは注意をシフトするための信号を出すと考えられており，これにより新しい考え（トイレの電気を消したかしら？）や，新しい外部刺激（誰か来たかしら？）に注意を切り替えられる．腹側注意ネットワークは，進行中の作業がないときは外部からの感覚情報に注意をシフトさせるが，大部分の状況では背側システムで選択された新規刺激に反応して注意をシフトさせている[19]．

　ボトムアップ制御では，感覚情報として入力された対象物を，頭頂葉内の空間地図に位置づける．空間地図を形成する座標のことを**参照軸**(reference frame)と呼ぶ．参照軸の違いにより空間地図は2種類に大別される（図 3-5）．

　一つは自分にとっての位置関係を参照軸とした**自己中心性地図**(egocentric reference frame)であり，自動車のGPS表示で現在位置と周囲の風景を把握するのと同じ様式である．自己中心性地図の中枢は頭頂部連合野（右半球優位）で，周囲からの感覚情報を統合して方向や位置関係を把握する．

　もう一つは，外部の参照軸を使用した**他人中心性地図**(allocentric reference frame)で，これは道路地図の東西南北で位置を同定するのと同じ様式である．実際の生活では両方の

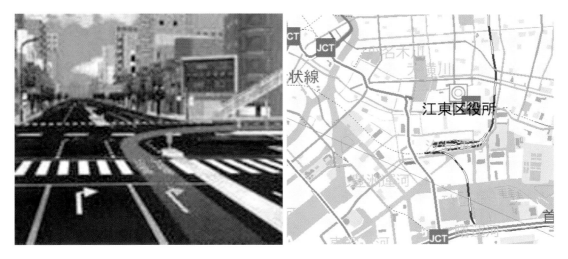

図 3-5　参照軸の概念．自己中心性地図（左）は自分にとっての位置関係を参照軸としており，自動車の GPS 表示で現在位置と周囲の風景を把握するのと同じ様式である．他人中心性地図（右）は，外部の参照軸を使用し，道路地図の東西南北で位置を同定するのと同じ様式である．

参照軸を併用して位置関係を把握する[20]．他人中心性地図の中枢は海馬と考えられていて，例えば，「何が，何処で，起こったか？」といったエピソードと一緒に，他人中心性地図が記憶されていく（側頭葉の章参照）．

（2）　デフォルト・ブレイン・ネットワーク

これまで安静時の脳活動は少ないと考えられてきたが，最近の脳機能研究で，見かけ上安静の時でも内側頭頂葉を中心とした高い活性を示す脳内ネットワークがあることが明らかになった．これを，**デフォルト・ブレイン・ネットワーク(default brain network, DBN)** と呼ぶ（図 3-6）．

　デフォルト・ブレイン・ネットワークは安静状態で作用し，内的・浮遊的な心理状態の処理をしていると考えられている．前述の 2 つの注意ネットワーク（背側および腹側ネットワーク）のどちらかが作用しているときは，デフォルトネットワークは抑制されている．

　例えば，縁側でまどろんでいるとき，突然ハエが腕にとまったのでハエを追い払う状況を考えると，まどろんでいるときが内的精神作用であり，このときに活動しているのがデフォルト・ブレイン・ネットワークである．一方，ハエを追い払うときは外的精神作用で，いわゆる**実行機能(execution)**である．ハエを追い払っているときにデフォルト・ブレイン・ネットワークの活動が低下する理由として，その他への注意を減らす必要性からと推測されている[21]．

　デフォルト・ブレイン・ネットワークの重要な特徴は，一次感覚領域と運動領域を含まないことである．外見上ぼんやりして何も（知覚も運動も）していないように見えても，デフォルト・ブレイン・ネットワークでは，過去のエピソードを思い出していたり，将来

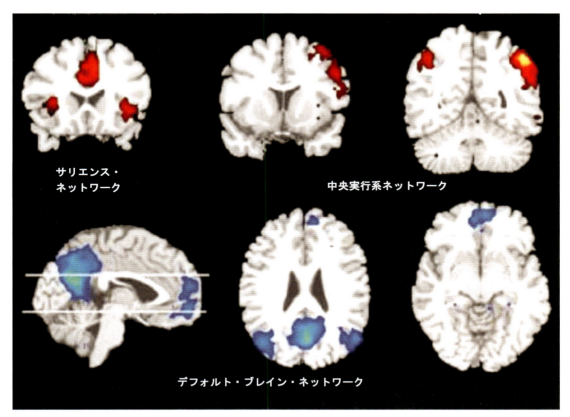

図 3-6 左上がサリエンス・ネットワーク，右上が中央実行系ネットワーク，下段がデフォルト・ブレイン・ネットワーク．上段 2 つが賦活されているときデフォルト・ブレイン・ネットワークが抑制されている．赤系が活動増加部位，青系が活動低下部位．デフォルト・ブレイン・ネットワークは主要部（楔前部・前部帯状回・内側前頭前皮質）と，二つのサブシステム（両側側頭頭頂接合部サブシステム，内側側頭葉サブシステム）から構成される．サリエンス・ネットワークは前部帯状回・前補足運動野・島前部を主要構成要素として，扁桃体・腹側線条体・黒質/腹側被蓋野が関与する（Sridharan et al, 2008 より許可を得て転載[10]）．Copyright (2008) National Academy of Sciences, U.S.A.

を想像していたり，他人のことに思いを巡らしていたりしており[22]，緊張的活動は維持している．したがって，常に周辺を監視し，いつでも新規目標物に注意を向けることができる．

このときデフォルト・ブレイン・ネットワークとの実行機能ネットワークを切り替えて全体を制御する機構も新たに検出されており，**サリエンス・ネットワーク(salience network)** と呼ばれる[10, 23-25]．アルツハイマー病，うつ病，自閉症，統合失調症でもデフォルト・ブレイン・ネットワークの異常が報告されている[26]．

Cf. 時間的注意

時間に関係する様々な脳機能研究結果をメタ解析した結果，左下頭頂小葉が特異的に活動

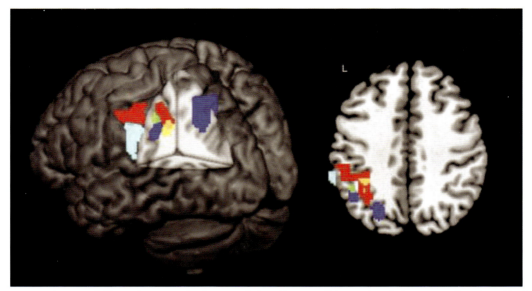

図 3-7 時間的注意課題における脳賦活部位メタ解析の結果. いずれの研究でも左下頭頂小葉の賦活が報告されている. Coull ら（シアン）[8], Cotti ら（青）[11], Davranche ら（黄）[12], Coull ら（赤）[14], Bolger ら（緑）[15]の研究結果を重複させて示す. (Coull, 2016[16]の許可を得て転載). Copyright (2015), with permission from Elsevier.

することが明らかにされた．Coull ら[27]は，空間的注意と時間的注意を対比させた課題を用いて PET 研究を行い，空間的注意では右下頭頂小葉が，時間的注意では左下頭頂小葉が賦活したと報告した．多くの時間的注意課題で同様の研究結果が確認されている[8, 11, 12, 14, 15]．

3 前部頭頂葉の機能とその障害

(1) 一次体性感覚野

他の一次感覚野と同様に，一次体性感覚野でも**体部位表象(somatotopic representation)**が行われる．体部位再現には，**皮質拡大(cortical magnification)**と呼ばれる特徴がある．これは，皮膚の面積に対して割り当てられる大脳皮質の大きさがその必要性に応じている現象で，ヒトでは手指の領域が広い（図 3-8）．Wilder Penfield[28]がマッピングしたヒトの身体地図は有名で，**ホムンクルス**（小人の意味，中世で錬金術師が作る人工生命体が原義）と呼ばれている．皮質拡大は他の動物でも認められており，ウサギやネズミなどでは顔面から口腔の領域が脳内で広範囲を占める．

　一次体性感覚野(S-I)は外側では中心後回，内側では中心傍小葉の上部に位置しており，細胞構築学的には吻側から順に BA3a, 3b, BA1, BA2 の 4 領域からなる（図 3-9）．3a は筋紡錘や深部覚，3b は触覚と痛覚，1 野 2 野は同じ身体領域の複数の受容器より複合的な情

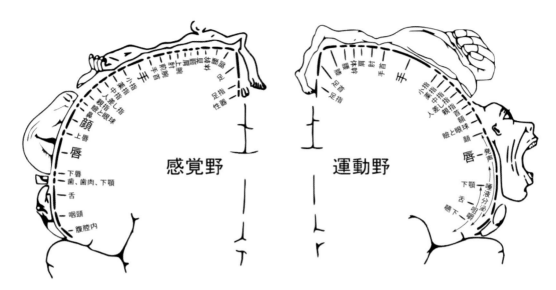

図 3-8 一次体性感覚野と一次運動野の体部位表象．必要に応じて脳内の担当皮質が拡大している．

報を受ける．3a,3b 野から 1,2 野へ信号が伝搬されるにつれて関与する皮質領域が拡大し，S-Ⅱや 5 野では両側性に伝達されるため，3b 野だけが損傷すると損傷領域の触覚障害を生じ，1 野を損傷すると物体の感触が分らなくなり，2 野を損傷すると物体の大きさや形の知覚が障害される．5 野は能動的な手の動き（アクティブ・タッチ）で賦活し，5 野を損傷すると上手に物を掴むための手の形が作れなくなる（図 3-10）．

体性感覚情報は感覚連合野（上・下頭頂小葉）で統合され脳内他構造物へ伝搬される．Rauch ら[29]は，単純恐怖体験における脳活動を刺激する方法として，触覚刺激が最も効果的であると報告した．

(2) 二次体性感覚野

胎児からの成長過程で前頭葉・頭頂葉・側頭葉の拡大とともに外側溝が形成され（図 1-2），深い外側溝に埋もれた皮質領域のうち，下面を形成する側頭葉部分を側頭弁蓋（横側頭回），上面を形成する頭頂葉部分を**頭頂弁蓋(parietal operculum)**という．頭頂弁蓋の OP1・OP3・OP4 とシルビウス裂上部（島皮質）の一部を二次体性感覚野（S-Ⅱ）と呼ぶ．

① 頭頂弁蓋

頭頂弁蓋領域は OP1～4 の 4 つに分類される[30]（図 3-11）．OP1 と OP2（後半部）は，BA40 下部に相当し，OP3 と OP4（前半部）は BA43 に相当する．OP1，OP3，OP4 領域は SⅡ の一部である．島のすぐ後方に位置する OP2 は，一次前庭神経野と確認された[31, 32]．

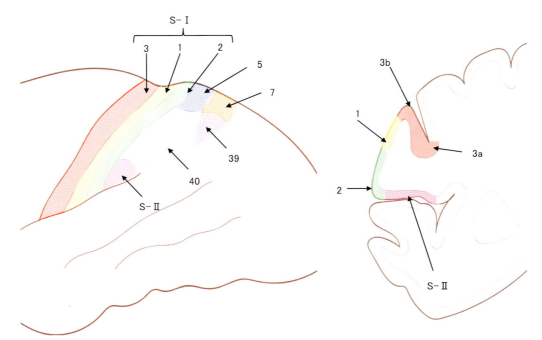

図3-9 体性感覚皮質の位置関係．体性感覚に関与する領域は主にS-Ⅰ，S-Ⅱで，さらに上頭頂小葉と下頭頂小葉の一部(BA 5, 7, 39, 40)が関与する．

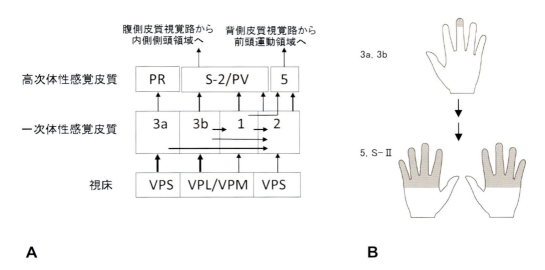

A   B

図3-10 A：触覚情報の求心性情報伝達のフロー図．主なルートを太い矢印で示す．視床からは主にBA3a, 3bに投射している．BA3a, 3bからBA1, 2へ横向きに投射しており，さらに高次中枢へ伝達される．PR：吻側腹側頭頂皮質，PV；腹側頭頂皮質，VPL 後外側腹側核，VPM；後内側腹側核，VPS；後腹側上部核．[5] B：S-Ⅰにおける感覚情報の伝搬を模式化した．第3指先端部を刺激すると，3a, 3b野では同程度の局在であるが，1野では2〜5指先端部に広がり，2野では2〜5指全体に広がる．さらに5野やS-Ⅱでは両側性に伝搬される．

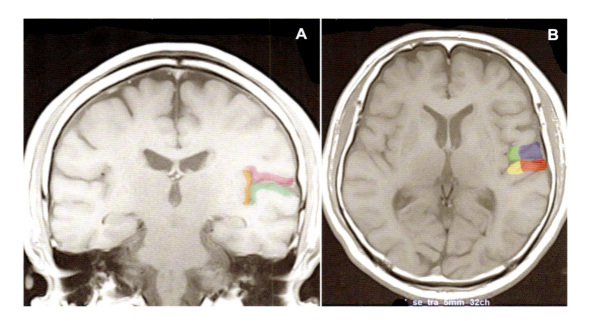

図3-11 側頭弁蓋（横側頭回）と頭頂弁蓋（OP1〜4）の位置関係．A 冠状断，茶：島皮質，紫：頭頂弁蓋，緑：側頭弁蓋（横側頭回）．B 水平断，赤：OP1，黄：OP2，緑：OP3，青：OP4．

頭頂弁蓋を含む頭頂葉の解剖には個人差がある．頭頂弁蓋の長径減少と受容性言語処理障害・**失読症(dyslexia)** とに関連性があることが示唆されている[33]．外側溝の形態異常（外側溝が後中心溝へ移行する）が，失読症ならびに上位非言語処理能力に関与すると報告された[34-36]．

② 二次体性感覚野(S-II)

頭頂弁蓋のOP1・OP3・OP4とシルビウス裂上部（島）の一部を**二次体性感覚野（secondary somatosenrory cortex, S-II）** と呼ぶ．S-IIにはS-Iならびに視床から両側性に線維入力されており，体性局在を組織するもののS-Iに比べて明瞭ではない[9]（図3-12）．

中央部分は主に3bと1野から入力を受け，手や顔の感覚情報の大部分を処理する．より吻側領域はアクティブ・タッチ（能動的なタッチ，運動ための感覚情報を必要とする）に関与する．物体の形や感触，振動頻度のような時間的特性を感知するにはS-IIが重要な役割を果たす．したがって，S-IIが損傷されると物体の形や感触が識別できなくなる．このような状態を**立体感覚失認(stereoagnosis)** と呼ぶ．

ヒトがくすぐったいと感じるのは，刺激のタイミングと感覚のズレが原因であるが，くすぐったいときには両側S-IIと前帯状回が賦活される[37]．

S-IIから島皮質を介して海馬など内側側頭葉に至る経路があり，S-IIニューロンは刺激終了後も発火を続けることから，刺激を記憶するネットワーク連結し刺激を記憶していると考えられる[38]．

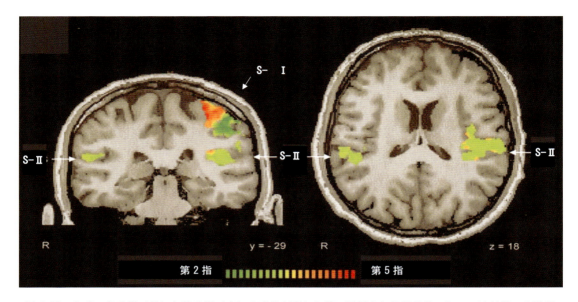

図3-12 右手の第2指（緑）と第5指（赤）を感覚刺激した際に賦活される脳部位．S-Iでは対側のみ賦活され明瞭な機能局在（第2指が内側で第5指が外側）を示すが，S-IIでは両側が賦活され機能局在はS-Iほど明瞭でない．(Ruben et al, 2001より許可を得て転載[9]). Copyright (2001) by permission of Oxford University Press.

5 後部頭頂葉連合野の機能とその障害

後部頭頂葉連合野(posterior parietal association area)は多種感覚モダリティーの情報処理に関係しており，外部空間，身体像，注意の知覚のために重要な領域である．

頭頂間溝(interparietal fissure; IP)によって，**上頭頂小葉**(superior parietal lobule; SPL, BA5, BA7)と**下頭頂小葉** (inferior parietal lobule; IPL，BA39,BA40)に分けられる（図3-1, 3-2）．マカクザルと比較して，ヒトでは下頭頂小葉の角回が大きい．そのため，頭頂間溝も内側へシフトして，上頭頂小葉が相対的に小さい[39]．

上頭頂小葉の内側面は細胞構築学的にはBA7であるが，**楔前部 (precuneus)**と呼ばれ，研究者によっては大脳辺縁系の一部とすることもある．

最近の文献では，ヒトにおけるこれらの運動の機能局在が整理されてきた．文献的にまとめたものを図3-13に示す[39]．

(1) 上頭頂小葉

外側面上のBA 5&7野は上頭頂小葉を構成する(図3-1, 3-2)．上頭頂小葉は，マルチモーダル感覚情報の統合領域である．体性感覚・視覚・聴覚・前庭覚を受け取り，視床・前帯状回とも相互接続している．逆に，脊髄・脳幹などの運動制御中枢へ投射している．

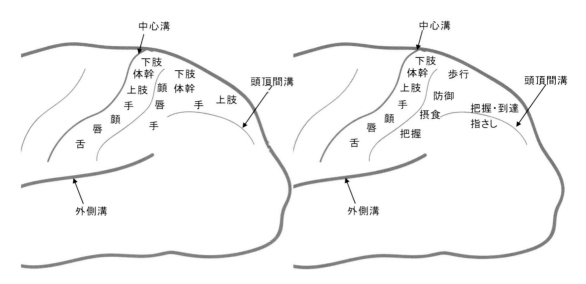

図3-13 ヒトの後部頭頂葉連合野の機能地図．左が従来の身体部位別マップで，右が動作別マップ．(Sereno and Huang, 2014[39]を改変)

　上頭頂小葉は，視覚情報伝達経路のなかで**背背側視覚経路（dorso-dorsal visual stream）**を構成しており，目標物の方向，速度などの位置に関する情報を把握する．さらに前頭前野と相互連絡して，**背側前頭頭頂システム(dorsal frontopaeietal sytem)**を構成し，注意の主にトップダウン制御に関与する（注意の項参照）．すなわち，前頭前野などの領域から特定の目標物にバイアスをかけるよう上頭頂小葉に信号が送られる[40][41]．この過程は両側性である[42]．

　上頭頂小葉の多くのニューロンは，複数の関節の複合的運動で活動し，個々の関節の位置や身体に対する四肢の位置に関する情報を統合した身体地図を表象している．上頭頂小葉としての報告は，重さや感触の認識（BA5），触覚に基づく形状認識(BA5・7前部)[43]，身体部位特定[44, 45]，視覚運動追跡[46]，手の回転運動イメージ[47]，到達運動，衝動性眼球運動（頭頂間溝の研究成果と一部亘なる）などが報告されている．

　上頭頂小葉の活動は計画段階から起こり，注意の転換，すなわち目標間で視覚的注意が切り替えられる時にも活性化される[48]．Stoeckelら[49]は，触覚に基づく形状認識を行う際に，右上頭頂小葉が物体の表象をおこない，左上頭頂小葉がワーキングメモリーを表象すると報告した．

　上頭頂小葉の損傷で，中心後回に接した病変は**触覚失認(tactile agnosia)**を生じ，患者は触覚のみで物体の名前を思い出すことができなくなる．また，患者の皮膚に書かれた数字や文字を触覚で認識できない**筆跡失認(agraphesthesia)**こともある．**立体感覚失認(stereoagnosia)**では，閉眼状態で対象物の重みや三次元的特徴によって判別できなくなる．

　左(優位)上頭頂小葉の病変は**言語障害(dysphasia)**を生じる．患者はゆっくり話し，多くの文法ミスを犯すため，混乱していると間違われやすい．

（2）　頭頂間溝

頭頂間溝（interparietal fissure, IPS）は大脳半球外側面で上頭頂小葉と下頭頂小葉を隔てる．頭頂間溝は中心後溝から後頭葉に伸びるのが一般的で，後頭葉に近づくにつれてより深部且つ広範囲に広がりバリエーションに富んでくる（図 3-1, 3-2）．溝の内外側壁を構成する皮質は，**頭頂間領域**(interparietal region)と呼ばれており、ヒトでは，
① 外側頭頂間(lateral interparietal, LIP)領域
② 内側頭頂間(medial interparietal, MIP)領域
③ 後側頭頂間(posterior interparietal, PIP)領域
④ 前側頭頂間(anterior interparietal, AIP)領域
⑤ 腹側頭頂間(ventral interparietal, VIP)領域

の５つの小領域に分類される．これらの領域には解剖学的境界はなく，研究者によっても多少位置が異なっているので注意が必要である[39]．おおまかには，視覚皮質に近い領域が空間知覚と空間認知に関与するのに対して，体性感覚皮質に近い領域が身体の運動制御に関与している．具体的には，外側頭頂間領域は眼球運動に，内側頭頂間領域は上肢運動に，後頭頂間領域は視覚情報処理に，前頭頂間領域は体性感覚処理に，関与する．

頭頂間溝領域は個々の機能に応じて前運動野に投射している[50]．前頭葉との連携により，頭頂間領域はいわゆる「見て掴む（see and seize）」動作に重要な役割を果たす．見

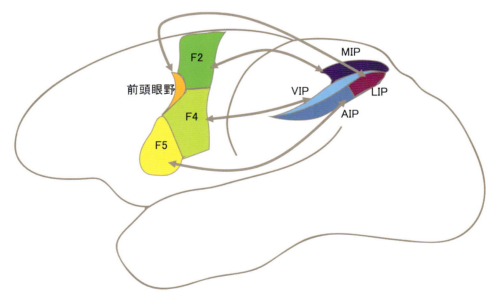

図 3-14　頭頂間溝領域の各部から前運動野への投射．
　　内側頭頂間溝領域（MIP）：腕の到達運動の標的を再現し背側運動前野（F2）に投射
　　外側頭頂間溝領域（LIP）：眼球運動の標的を再現し前頭眼野に投射
　　前頭頂間溝領域（AIP）：把握運動の標的を再現し腹側前頭前野（F5）に投射
　　腹側頭頂間領域（VIP）：顔を再現し腹側運動前野（F4）へ投射

て掴むためには，例えば以下のような順序になる．通行人が自分の財布を落として探しており，自分の財布の形だけを前頭葉ワーキングメモリーとして維持している．通行人は道路上のあらゆる品物の位置を背側経路で把握している．そして，腹側視覚経路からの品物情報がワーキングメモリーで保持していた財布の形と合致したら，腹側視覚経路が背側視覚経路に注意喚起し，頭頂間溝領域が運動プログラムを作成して，探していた財布を「見て掴む」のである．

　頭頂間溝は顕著な刺激（特に脅威的刺激）へ空間的注意を集中させるために機能する．Pourtois ら[51]は，頭頂間溝が恐怖表情刺激に注意を引き付けるようにバイアスをかけ，視覚野の顔関連信号入力が増加させると報告した．

　頭頂間溝の深さは年齢と IQ に相関している[52]．計算障害の小児では，左頭頂間溝の灰白質密度が減少していた[53]．

　外側頭頂間(lateral interparietal, LIP)領域は，後頭葉近くの頭頂間溝外側面を占めている．この領域は，反対側視野の顕著な視覚刺激に対して，**衝動性眼球運動(saccade)**を発動する[1, 54-56]．そのため，この領域のことを**頭頂衝動性眼球運動領域(parietal saccade region)**と呼ぶ．これは，人混みで黒いスーツのサラリーマンの中に赤いコートの女性がいればすぐに目に留まるといった現象であり，注意のボトムアップ制御である．

　内側頭頂間（medial interparietal, MIP）領域は，後頭葉近くの頭頂間溝内側面から外側上頭頂小葉表面に広がる領域である．この領域は目標物に手を伸ばすときに活動するため，**頭頂到達運動領域(parietal reach region)**と呼ばれる[57]．目標物が視野の中心（つまり網膜中心窩）にあれば到達運動は非常に簡単だが，目標物が周辺視野にある場合，例えば，新聞を読んでいる最中にコーヒーカップに手を伸ばすときは，さらに広範囲の頭頂後頭皮質が動員される．（周辺視野の目標物に手を伸ばすような動作を，調整が無意識になされていることから，"自動操縦（automatic pilot）"と呼ぶ[58]）．

　後側頭頂間（posterior interparietal, PIP）領域は，後頭葉に近い頭頂間溝外側後壁に存在する．背側・腹側視覚経路から情報が領域で統合され三次元解析を行う[59]．したがって，後部頭頂間領域は自己中心性地図に関与しており，この領域の損傷で**消去現象(extinction)**や**無視(neglect)**が生じることがある[60]．

　前側頭頂間（anterior interparietal, AIP）領域は，頭頂間溝前方外側壁を占めている[61]．前頭頂間溝領域は対象物を捕捉し手で操作するときに賦活されるため，**頭頂把握領域(parietal grasp region)**と呼ばれる[62]．また，手指・上肢運動に必要な信号を腹側運動前野に投射する．Pa&Hickok[63]は，ピアニストがピアノ演奏を聴くと前頭頂間領域が賦活されることから，本領域が聴覚－手指運動の統合にも関連があると報告した．

　腹側頭頂間（ventral interparietal, VIP）領域は，頭頂間溝深部に位置する．腹側頭頂間領域は身体周囲空間(personal space)のマップ構築の初期段階を行い，頭部が大部分を占める粗な体性感覚性の自己中心性地図を形成する．ほとんどのニューロンが，主に顔または頭の触覚刺激ならびに身体周囲空間の視覚刺激に反応しており，身体周囲空間のモニターと障害物回避のための空間ナビゲーションをすると考えられる[64, 65]．腹側運動前野(PMv)の尾部（F4）と強固に相互連絡することによって，身体周囲空間の地図はより完

全になる.

視覚性運動失調

上頭頂小葉損傷により，目標物への到達運動や把握運動が困難になる症状を，**視覚性運動失調(optic ataxia)**と呼ぶ．一般に上頭頂小葉にある背側視覚経路損傷で出現するが，内側下頭頂小葉やその近傍損傷でも認められる[66, 67]．視覚性運動失調は対象物が周辺視野にあるとき（背側視覚経路）重度であるが，中心窩にある場合（腹側視覚経路）は軽度であり，対象物を**固視(fixation)**するときには症状が出現しない．回復期において指差し障害が徐々に改善するのは，損傷された背側視覚経路と正常な腹側視覚経路の潜在的な相互作用によるものと考えられている[68].

（3） 下頭頂小葉

下頭頂小葉(inferior parietal lobule, IPL)は，縁上回（supramarginal gyrus, BA40）と角回（angular gyrus, BA39）に相当する(図 3-1, 2)．組織学的および MRI の特徴から，縁上回（BA40）はさらに 5 つ，角回（BA39）はさらに 2 つの領域に分けられる[69, 70].

下頭頂小葉はマルチモードな情報の最高位の中枢の一つで，すべての事実が格納される[71-73]．知識（意味記憶）やエピソード記憶の想起によって下頭頂小葉と頭頂間溝が賦活される[74]．（記憶想起では更に両側前紡錘状回も賦活し，対象物に関連した視覚情報が処理される）．また，優位半球（左）角回は書字に関する領域としても有名である[71, 72].

下頭頂小葉は触覚・固有覚・視覚情報を統合して目標物を同定し[75]，視覚的情報に適した連続運動を選択する（特に角回）[76]．被験者が捉えた身体運動が被験者の運動能力の範囲内(模倣の範囲)であるとき，左下頭頂小葉，有線領外身体領域，前運動野，補助運動野が賦活された[77]．下頭頂小葉は他者を眺めるときに重要な役割を果たし[78]，関心メカニズム(concern mechanism)の一部と考えられている[79].

縁上回は，技能の学習（右側）と道具使用（左側）よって特別に賦活される．経験に基づいた腕と手の位置情報が縁上回に格納されていて，それを想起することで新しい状況に適応させていると考えられる[80, 81]．左縁上回は左背外側前頭前野と協同してワーキングメモリーに関与する[82] [83].

劣位半球(右)下頭頂小葉損傷で**プロソディー障害（aprosodia）**が生じる可能性がある．患者は，声の抑揚や大きさ，言葉のタイミングなど，言葉のメッセージ的側面（i.e. 感情的抑揚）を理解することができない．

境界性人格障害患者において，右下頭頂小葉の神経発生学的障害との関連が示唆されている[84]．境界性人格障害患者では leftward asymmetry が弱く，その精神症状や統合失調症的人格特性と右下頭頂小葉の増大が相関していた．

社会的コミュニケーション障害やステレオタイプの行動をする自閉症スペクトラム児において，右縁上回の灰白質増加が認められた[85].

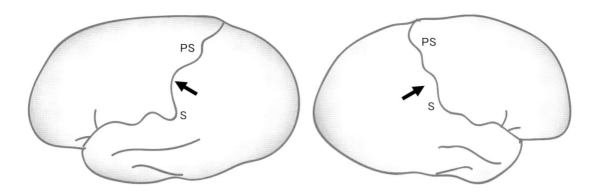

図 3-15 アインシュタインの剖検脳の状態．実線部分が外側溝の後上行枝(S)と後中心溝(PS)が連続した部分（矢印）で，下頭頂小葉領域が左右共に大きくなっている．

Cf. アインシュタインの頭頂葉
Albert Einstein(~1955)の脳は死後解剖されてその形態学的特徴が明らかになっている．Einsteinの脳は一般人と異なり，外側溝の後上行枝が後中心溝と連続しており，その結果，下頭頂小葉領域が左右共に大きく，且つ左右差も認めなかった（図 3-15）．これは Einstein の空間的・数学的能力を裏付ける．

バリント症候群
バリント症候群(Balint syndrome)では全体視野を同時に捉えることができず，一点を固視するようなトンネル状視野を呈する（同時失認）．
- 視覚失行－視覚目標物の固視傾向．しかし自発眼球運動は影響されない．
- 視覚失調－物体を掴むための視覚情報使用の障害．
- 同時失認－視覚対象物の一部だけを見て全体を見ることができない．

バリント症候群は，後部下頭頂小葉の両側性損傷により出現し，しばしば隣接後頭皮質損傷を合併する．本症候群の原因の多くは，楔前部などの深部へ到達する両側後頭頭頂損傷である[86]．

ゲルストマン症候群
優位半球下頭頂小葉の損傷により，パントマイムの認識（一般的な動作の認識）が障害される可能性がある．角回（BA39）を含む損傷では，ゲルストマン症候群(Gerstmann's syndrome)の一部またはすべてが出現する．
- 左右失認（right and left agnosia）：左右が分らない
- 手指失認（finger agnosia）：指の名前が言えない
- 失書（agraphia）：書字困難
- 失算（acalculia）：数に関する困難

失計算症では，数字の値が桁の位置に依存する 10 以上の数字の計算が特に苦手となる．

これは，複数桁の計算が抽象的な空間処理を必要とするためである．左角回の損傷で，**失読失書**(alexia with agraphia)を呈するが，これは読み書きが文字の並びを記憶し復元するという空間認知的能力を必要とするためである．

無視症候群

空間無視とは視覚的注意障害の一種で，患者は病変反対側の空間や身体を認識できなくなる現象で，古典的には側頭頭頂接合部にある右下頭頂小葉の損傷によると考えられてきた[87]．下頭頂小葉には身体・周囲空間の地図を有しており，左下頭頂小葉には対側の身体・空間の地図しかないのに比べ，右下頭頂小葉には両側の地図がある．したがって，左下頭頂小葉損傷では地図消失はほとんど影響しないのに対し，右下頭頂小葉損傷では左側地図の損失を引き起こす．右（劣位）半球の頭頂葉病変で反対側の物体を捉えることができない理由は，物体が捉えられず無視されるためである．以上が古典的な理論づけである．

　注意の神経基盤から考えると，空間無視で最も問題となるのは**選択的注意**(selective attention)である．空間無視は特に下頭頂小葉と側頭頭頂接合部の損傷で最も頻回に認められる[87]．右半球のこの部位には**腹側前頭頭頂システム**(ventral frontoparietal system)が存在するので，その損傷により対側への方向性注意が制限される[88]．側頭頭頂領域と前頭葉皮質の連絡線維の損傷，すなわち背側＆腹側注意ネットワーク間の連絡線維の損傷により，注意のシフトが障害される可能性がある[89]．

　実際には，空間無視は皮質下部位（尾状核，被殻，視床枕），前頭葉，上側頭回などの損傷でも起こりうる．個人的空間の無視は，縁上回，中心後回，一部の上側頭回後部の損傷で出現する[90]．身体半側への注意を欠くため自分の左手や左足の存在を認めないことがあり，これを**身体無視症候群**(personal neglect syndrome)と呼ぶ．さらに麻痺さえ否定するときには，**病態失認**(anosognosia)と呼ぶ．片麻痺に対する病態失認の原因は，運動計画能力の喪失であるとの説も提唱されている[60]．

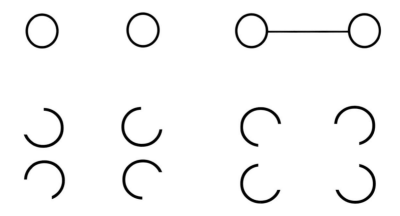

図 3-16　左側に比べて，右側のように線で結んだり輪郭を示すと，無視・消去が起こりにくい

線で結んだ図形や主観的輪郭(Kanizsa の錯覚)を認知する際には無視・消去が起こりにくい(図 3-16)[91, 92]．興味深いことに，前庭神経へのカロリック刺激が左片麻痺患者の病態失認を一時的に改善したとの報告がある[60, 93] [94]

単感覚に対する**消去現象(extinction)**は，各感覚の上行性投射路の損傷で起こりうるが，多感覚にまたがる消去現象は頭頂葉損傷によるものが多く，通常無視症候群に含まれる[95]．右半球の損傷では，患者は自己中心性地図に則って左側を消去する（図 3-17）．この際，刺激は潜在的に知覚されているが気づかれないだけである．Rees ら[96]は無視部分に顔と家の画像を見せる fMRI 実験で，患者は刺激が消去されて気付かなくても，紡錘状回の顔あるいは家に相当する部分が賦活したと報告した．

右頭頂葉損傷患者がミラノ大聖堂付近の地図を覚えているのにも関わらず，正面から見たときの風景を説明しようとしても左側の建物を想起できず，逆に大聖堂の裏側から見たときの風景を説明させると，先ほど説明できた側の建物を想起できなかった(図 3-18)．Bisiach ら[4]はこれを**表現無視(representational neglect)**と呼び，視野の左右の記憶は反対側半球を通じてアクセスしていると推測された．

Marshal と Halligan[97]は右頭頂葉損傷による左半側空間無視の患者に家の絵を見せた(図 3-19)．片方の家の左側には火事が描かれている．患者は二つの絵が同じと答えるが，どちらの家に住みたいかと尋ねると火事の無い家に住みたいと答える傾向がある．

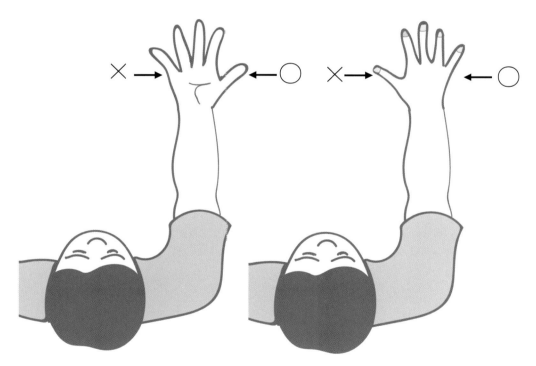

図 3-17 右半球損傷者の左側消去現象の様子．患者は手掌を上にしているときは小指側に触られていくことに気づかない（消去する）が，手背を上にしたときは母指側を消去する[3].

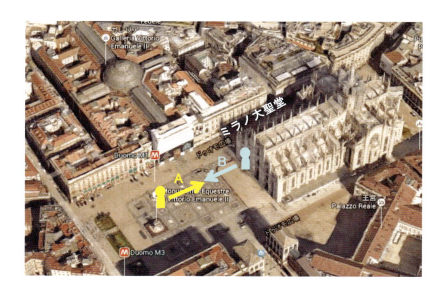

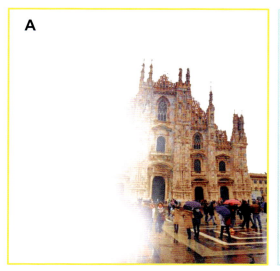
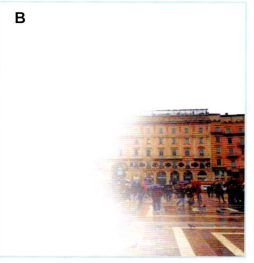

図 3-18　Bisiach ら[4]が示した表現無視症例．患者はミラノ大聖堂の正面（A）からみたときに建物の左側に何があるか想起できなかった．大聖堂側から見たとき（B）には建物の左側（正面から見たときの右側）を想起できなかった．

失行

　感覚，運動，理解力が残存しているにも関わらず，習熟した運動行為が実行できない状態のことを**失行(apraxia)**と呼び，左頭頂葉病変で認められる[98]．提唱されている失行モデルによれば，左下部頭頂葉が背側・腹側視覚経路からの情報をまとめる統合領域と考えられており，この領域が身体部分情報を処理して四肢の運動計画を作り出す[99]．

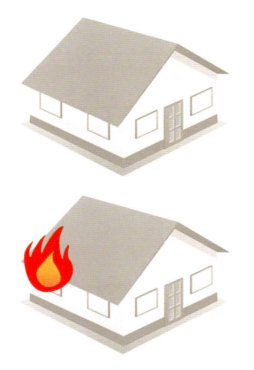

図 3-19 右頭頂葉損傷による左半側空間無視の患者に，二つの家の絵を見せると，患者は2つの絵が同じと答えるが上側の家（火事の無い家）に住みたいと答える傾向がある．

　観念運動失行(ideomotor apraxia)とは，感覚，運動，言語機能が残存しているにも関わらず，作業ができない状態を言う．患者は単肢の従命動作が行えない．行為の模倣障害も観念運動失行に含めることが多い．「手を振る」などの動作を命じられてもできないが，別れ際など，習慣的にその動作が誘発される状況では自発的に動作が可能となる．
　観念失行(ideational apraxia)は，多段階動作を適切な順序で実行する能力の障害であり，時間的空間的計画の障害である．純粋なかたちでは左頭頂葉損傷で生じるが，側頭葉と前頭葉の合併損傷で類似の状態に見えることがある．
　脳梁前部損傷や右側病変でも失行を呈しうる[100, 101]．多くの合目的運動では道具を使用するので，道具使用が失行のリハビリテーションに役立つ[102]．

(4) 楔前部

楔前部(precuneus)は上頭頂小葉の内側面で，縁溝と頭頂後頭溝と頭頂下溝とで囲まれた領域を指し，BA 7 に相当する(図 3-1, 2)．研究者によっては大脳辺縁系の一部とすることもある．

　楔前部は上・下頭頂小葉ならびに頭頂間溝領域から多くの感覚入力を受け，後部帯状回と脳梁後部皮質(BA30)を介して，前運動野・補足運動野・腹内側前頭前野を含む前頭葉と強い相互連絡を有する．脳梁後部皮質は，楔前部ならびに海馬を含む内側側頭葉と相互連絡を有する．さらに楔前部は，視床（背側核群・視床枕）・脳幹（眼球運動）と連絡を有

する[69, 103, 104].

　楔前部は，**デフォルト・ブレイン・ネットワーク(default brain network, DBN)**の中核的役割を担い，空間での身体運動やエピソード記憶の想起に関与するのみならず，覚醒(alertness)，自己表象(self-representation)，自己意識の内的精神過程(internal mentation of self-consciousness)に関与し[73]，社会的判断の精神過程に寄与する（デフォルト・ブレイン・ネットワーク参照）．

　楔前部は，自己中心性地図の一部である．障害物を避けて移動する際に，感覚運動関連領域（右外側頭頂皮質・左補足運動皮質）の他に，両側楔前部が活性化された[105, 106]．楔前部は，到達運動・衝動性眼球運動などの空間運動で活動するのみならず，運動イメージ[107]や，目標物に注意を向けて運動準備状態になるだけで賦活される[108, 109]．

　エピソード記憶を想起する際，自己と外界に関する過去の情報，特に空間作業に関する過去の情報が楔前部で統合され精密に再現される[110]．楔前部前半部が注意と能動的想起(視覚心像)と関係するのに対し，楔前部後半部の機能はより選択的であり，特定のエピソードの想起が成功した時に活動する[110]．

　自己認識(self-awareness)とは，"私が自身の行為の創始者である"といった，自己の所有を認識することである[111]．他の誰かも同様にその創始者であることが理解できるのも，自己認識のためである．自己認識は空間定位・エピソード記憶検索のような自己関連認知の延長線上ととらえることが可能で，自己認識課題で楔前部でも活動が観察される[112]．

　さらに延長線上になると，**心の理論(theory of mind)**と概念が重なり，楔前部は心の理論ネットワークの一部とされる．すなわち，意図の推測や処理感情移入を伴う社会的判断をするとき，楔前部と後部帯状回(BA31)が機能する[113, 114]（心の理論参照）．

　意図（intention）に関与するネットワークとして，Ciaramidaro ら[115]は以下の3段階に分けて活動部位を観察している．3段階とも楔前部と右下頭頂小葉が活動していることから，この二つは意図理解に不可欠と考えられる．

　① 個人的意図：楔前部（帯状回に接する部分）＋右下頭頂小葉
　② 社会的意図：楔前部（帯状回に接する部分）＋右下頭頂小葉＋内側前頭前野（前傍帯状回）＋左下頭頂小葉
　③ 将来に投影される意図：楔前部（帯状回に接する部分）＋右下頭頂小葉＋内側前頭前野（前傍帯状回）

右下頭頂小葉が活動する理由は，右下頭頂小葉が自己と他者の両方の動きをモニターしているためと考えられる[116]．他人の行為，感情や意図では左楔前部が優先的に賦活されることが，複数の研究で報告されている[117, 118]．

参考文献

1.　　Buschman, T.J. and E.K. Miller, *Top-down versus bottom-up control of attention in the prefrontal and posterior parietal cortices.* Science, 2007. **315**(5820): p. 1860-2.

2. Womelsdorf, T., et al., *Modulation of neuronal interactions through neuronal synchronization.* Science, 2007. **316**(5831): p. 1609-12.

3. Moscovitch, M. and M. Behrmann, *Coding of Spatial Information in the Somatosensory System: Evidence from Patients with Neglect following Parietal Lobe Damage.* J Cogn Neurosci, 1994. **6**(2): p. 151-5.

4. Bisiach, E. and C. Luzzatti, *Unilateral neglect of representational space.* Cortex, 1978. **14**(1): p. 129-33.

5. Felleman, D.J. and D.C. Van Essen, *Distributed hierarchical processing in the primate cerebral cortex.* Cereb Cortex, 1991. **1**(1): p. 1-47.

6. Knudsen, E.I., *Fundamental components of attention.* Annu Rev Neurosci, 2007. **30**: p. 57-78.

7. Fox, M.D., et al., *Spontaneous neuronal activity distinguishes human dorsal and ventral attention systems.* Proc Natl Acad Sci U S A, 2006. **103**(26): p. 10046-51.

8. Coull, J. and A. Nobre, *Dissociating explicit timing from temporal expectation with fMRI.* Curr Opin Neurobiol, 2008. **18**(2): p. 137-44.

9. Ruben, J., et al., *Somatotopic organization of human secondary somatosensory cortex.* Cereb Cortex, 2001. **11**(5): p. 463-73.

10. Sridharan, D., D.J. Levitin, and V. Menon, *A critical role for the right fronto-insular cortex in switching between central-executive and default-mode networks.* Proc Natl Acad Sci U S A, 2008. **105**(34): p. 12569-74.

11. Cotti, J., et al., *Functionally dissociating temporal and motor components of response preparation in left intraparietal sulcus.* Neuroimage, 2011. **54**(2): p. 1221-30.

12. Davranche, K., et al., *Orienting attention in time activates left intraparietal sulcus for both perceptual and motor task goals.* J Cogn Neurosci, 2011. **23**(11): p. 3318-30.

13. Gazzaley, A. and A.C. Nobre, *Top-down modulation: bridging selective attention and working memory.* Trends Cogn Sci, 2012. **16**(2): p. 129-35.

14. Coull, J.T., et al., *Functional anatomy of timing differs for production versus prediction of time intervals.* Neuropsychologia, 2013. **51**(2): p. 309-19.

15. Bolger, D., J.T. Coull, and D Schon, *Metrical rhythm implicitly orients attention in time as indexed by improved target detection and left inferior parietal activation.* J Cogn Neurosci, 2014. **26**(3): p. 593-605.

16. Toga, A.W., *Brain mapping : an encyclopedic reference.* 2015, Amsterdam: Elsevier/AP, Academic Press is an imprint of Elsevier. 3 volumes.

17. Corbetta, M. and G.L. Shulman, *Control of goal-directed and stimulus-driven attention in the brain.* Nat Rev Neurosci, 2002. **3**(3): p. 201-15.

18. Corbetta, M., et al., *Voluntary orienting is dissociated from target detection in human posterior parietal cortex.* Nat Neurosci, 2000. **3**(3): p. 292-7.

19. Corbetta, M., G. Patel, and G.L. Shulman, *The reorienting system of the human brain: from environment to theory of mind.* Neuron, 2008. **58**(3): p. 306-24.

20. Burgess, N., E.A. Maguire, and J. O'Keefe, *The human hippocampus and spatial and episodic memory.* Neuron, 2002. **35**(4): p. 625-41.

21. Gusnard, D.A., M.E. Raichle, and M.E. Raichle, *Searching for a baseline: functional imaging and the resting human brain.* Nat Rev Neurosci, 2001. **2**(10): p. 685-94.

22. Buckner, R.L. and D.C. Carroll, *Self-projection and the brain.* Trends Cogn Sci, 2007. **11**(2): p. 49-57.

23. Dosenbach, N.U., et al., *A core system for the implementation of task sets.* Neuron, 2006. **50**(5): p. 799-812.

24. Kerns, J.G., et al., *Anterior cingulate conflict monitoring and adjustments in control.* Science, 2004. **303**(5660): p. 1023-6.

25. Carter, C.S., et al., *Parsing executive processes: strategic vs. evaluative functions of the anterior cingulate cortex.* Proc Natl Acad Sci U S A, 2000. **97**(4): p. 1944-8.

26. Fair, D.A., et al., *The maturing architecture of the brain's default network.* Proc Natl Acad Sci U S A, 2008. **105**(10): p. 4028-32.

27. Coull, J.T. and A.C. Nobre, *Where and when to pay attention: the neural systems for directing attention to spatial locations and to time intervals as revealed by both PET and fMRI.* J Neurosci, 1998. **18**(18): p. 7426-35.

28. Penfield, W. and T. Rasmussen, *The cerebral cortex of man: a clinical study of localization of function.* 1950, New York,: Macmillan. xv, 248 p.

29. Rauch, S.L., et al., *A positron emission tomographic study of simple phobic symptom provocation.* Arch Gen Psychiatry, 1995. **52**(1): p. 20-8.

30. Young, J.P., et al., *Somatotopy and attentional modulation of the human parietal and opercular regions.* J Neurosci, 2004. **24**(23): p. 5391-9.

31. Eickhoff, S.B., et al., *Identifying human parieto-insular vestibular cortex using fMRI and cytoarchitectonic mapping.* Hum Brain Mapp, 2006. **27**(7): p. 611-21.

32. Eickhoff, S.B., et al., *The human parietal operculum. II. Stereotaxic maps and correlation with functional imaging results.* Cereb Cortex, 2006. **16**(2): p. 268-79.

33. Kibby, M.Y., et al., *The relationship between perisylvian morphology and*

verbal short-term memory functioning in children with neurodevelopmental disorders. Brain Lang, 2004. **89**(1): p. 122-35.

34. Steinmetz, H., et al., *Sulcus topography of the parietal opercular region: an anatomic and MR study.* Brain Lang, 1990. **38**(4): p. 515-33.

35. Chiarello, C., et al., *Neuroanatomical and behavioral asymmetry in an adult compensated dyslexic.* Brain Lang, 2006. **98**(2): p. 169-81.

36. Craggs, J.G., et al., *Brain morphology and neuropsychological profiles in a family displaying dyslexia and superior nonverbal intelligence.* Cortex, 2006. **42**(8): p. 1107-18.

37. Blakemore, S.J., D. Wolpert, and C. Frith, *Why can't you tickle yourself?* Neuroreport, 2000. **11**(11): p. R11-6.

38. Romo, R., et al., *Neuronal correlates of decision-making in secondary somatosensory cortex.* Nat Neurosci, 2002. **5**(11): p. 1217-25.

39. Sereno, M.I. and R.S. Huang, *Multisensory maps in parietal cortex.* Curr Opin Neurobiol, 2014. **24**(1): p. 39-46.

40. Bisley, J.W. and M.E. Goldberg, *Neuronal activity in the lateral intraparietal area and spatial attention.* Science, 2003. **299**(5603): p. 81-6.

41. Posner, M.I. and S. Dehaene, *Attentional networks.* Trends Neurosci, 1994. **17**(2): p. 75-9.

42. Behrmann, M., J.J. Geng, and S. Shomstein, *Parietal cortex and attention.* Curr Opin Neurobiol, 2004. **14**(2): p. 212-7.

43. Naito, E., et al., *Human superior parietal lobule is involved in somatic perception of bimanual interaction with an external object.* J Neurophysiol, 2008. **99**(2): p. 695-703.

44. Binkofski, F., et al., *A parieto-premotor network for object manipulation: evidence from neuroimaging.* Exp Brain Res, 1999. **128**(1-2): p. 210-3.

45. Felician, O., et al., *The role of human left superior parietal lobule in body part localization.* Ann Neurol, 2004. **55**(5): p. 749-51.

46. Grafton, S.T., et al., *Human functional anatomy of visually guided finger movements.* Brain, 1992. **115 (Pt 2)**: p. 565-87.

47. Wolbers, T., C. Weiller, and C. Buchel, *Contralateral coding of imagined body parts in the superior parietal lobe.* Cereb Cortex, 2003. **13**(4): p. 392-9.

48. Rees, G., *Neural correlates of the contents of visual awareness in humans.* Philos Trans R Soc Lond B Biol Sci, 2007. **362**(1481): p. 877-86.

49. Stoeckel, M.C., et al., *Left and right superior parietal lobule in tactile object discrimination.* Eur J Neurosci, 2004. **19**(4): p. 1067-72.

50. Rizzolatti, G., G. Luppino, and M. Matelli, *The organization of the cortical motor system: new concepts.* Electroencephalogr Clin Neurophysiol, 1998.

106(4): p. 283-96.

51. Pourtois, G. and P. Vuilleumier, *Dynamics of emotional effects on spatial attention in the human visual cortex.* Prog Brain Res, 2006. **156**: p. 67-91.

52. Nordahl, C.W., et al., *Cortical folding abnormalities in autism revealed by surface-based morphometry.* J Neurosci, 2007. **27**(43): p. 11725-35.

53. Isaacs, E.B., et al., *Calculation difficulties in children of very low birthweight: a neural correlate.* Brain, 2001. **124**(Pt 9): p. 1701-7.

54. Andersen, R.A., *Multimodal integration for the representation of space in the posterior parietal cortex.* Philos Trans R Soc Lond B Biol Sci, 1997. **352**(1360): p. 1421-8.

55. Andersen, R.A. and C.A. Buneo, *Sensorimotor integration in posterior parietal cortex.* Adv Neurol, 2003. **93**: p. 159-77.

56. Ipata, A.E., et al., *Activity in the lateral intraparietal area predicts the goal and latency of saccades in a free-viewing visual search task.* J Neurosci, 2006. **26**(14): p. 3656-61.

57. Connolly, J.D., R.A. Andersen, and M.A. Goodale, *FMRI evidence for a 'parietal reach region' in the human brain.* Exp Brain Res, 2003. **153**(2): p. 140-5.

58. Himmelbach, M., et al., *A general deficit of the 'automatic pilot' with posterior parietal cortex lesions?* Neuropsychologia, 2006. **44**(13): p. 2749-56.

59. Tsutsui, K., et al., *Neural correlates for perception of 3D surface orientation from texture gradient.* Science, 2002. **298**(5592): p. 409-12.

60. Vallar, G., G. Bottini, and R. Sterzi, *Anosognosia for left-sided motor and sensory deficits, motor neglect, and sensory hemiinattention: is there a relationship?* Prog Brain Res, 2003. **142**: p. 289-301.

61. Grol, M.J., et al., *Parieto-frontal connectivity during visually guided grasping.* J Neurosci, 2007. **27**(44): p. 11877-87.

62. Buxbaum, L.J., et al., *Cognitive representations of hand posture in ideomotor apraxia.* Neuropsychologia, 2003. **41**(8): p. 1091-113.

63. Pa, J. and G. Hickok, *A parietal-temporal sensory-motor integration area for the human vocal tract: evidence from an fMRI study of skilled musicians.* Neuropsychologia, 2008. **46**(1): p. 362-8.

64. Bremmer, F., *Navigation in space--the role of the macaque ventral intraparietal area.* J Physiol, 2005. **566**(Pt 1): p. 29-35.

65. Graziano, M.S. and D.F. Cooke, *Parieto-frontal interactions, personal space, and defensive behavior.* Neuropsychologia, 2006. **44**(6): p. 845-59.

66. Pisella, L., et al., *An 'automatic pilot' for the hand in human posterior parietal cortex: toward reinterpreting optic ataxia.* Nat Neurosci, 2000. **3**(7): p. 729-36.

67. Roy, A.C., et al., *Early movement impairments in a patient recovering from*

optic ataxia. Neuropsychologia, 2004. **42**(7): p. 847-54.

68. Hanna-Pladdy, B., K.M. Heilman, and A.L. Foundas, *Ecological implications of ideomotor apraxia: evidence from physical activities of daily living.* Neurology, 2003. **60**(3): p. 487-90.

69. Zilles, K., S. Eickhoff, and N. Palomero-Gallagher, *The human parietal cortex: a novel approach to its architectonic mapping.* Adv Neurol, 2003. **93**: p. 1-21.

70. Caspers, S., et al., *The human inferior parietal cortex: cytoarchitectonic parcellation and interindividual variability.* Neuroimage, 2006. **33**(2): p. 430-48.

71. Geschwind, N., *Disconnexion syndromes in animals and man. II.* Brain, 1965. **88**(3): p. 585-644.

72. Geschwind, N., *Disconnexion syndromes in animals and man. I.* Brain, 1965. **88**(2): p. 237-94.

73. Bear, D.M., *Hemispheric specialization and the neurology of emotion.* Arch Neurol, 1983. **40**(4): p. 195-202.

74. Wheeler, M.E. and R.L. Buckner, *Functional-anatomic correlates of remembering and knowing.* Neuroimage, 2004. **21**(4): p. 1337-49.

75. Aguirre, G.K. and M. D'Esposito, *Environmental knowledge is subserved by separable dorsal/ventral neural areas.* J Neurosci, 1997. **17**(7): p. 2512-8.

76. Ruby, P., A. Sirigu, and J. Decety, *Distinct areas in parietal cortex involved in long-term and short-term action planning: a PET investigation.* Cortex, 2002. **38**(3): p. 321-39.

77. Blakemore, S.J. and J. Decety, *From the perception of action to the understanding of intention.* Nat Rev Neurosci, 2001. **2**(8): p. 561-7.

78. Ruby, P. and J. Decety, *Effect of subjective perspective taking during simulation of action: a PET investigation of agency.* Nat Neurosci, 2001. **4**(5): p. 546-50.

79. Decety, J. and T. Chaminade, *Neural correlates of feeling sympathy.* Neuropsychologia, 2003. **41**(2): p. 127-38.

80. Seidler, R.D. and D.C. Noll, *Neuroanatomical correlates of motor acquisition and motor transfer.* J Neurophysiol, 2008. **99**(4): p. 1836-45.

81. Vingerhoets, G., *Knowing about tools: neural correlates of tool familiarity and experience.* Neuroimage, 2008. **40**(3): p. 1380-91.

82. Collette, F., et al., *Mapping the updating process: common and specific brain activations across different versions of the running span task.* Cortex, 2007. **43**(1): p. 146-58.

83. Moores, K.A., et al., *Abnormal recruitment of working memory updating networks during maintenance of trauma-neutral information in*

post-traumatic stress disorder. Psychiatry Res, 2008. **163**(2): p. 156-70.

84. Irle, E., C. Lange, and U. Sachsse, *Reduced size and abnormal asymmetry of parietal cortex in women with borderline personality disorder.* Biol Psychiatry, 2005. **57**(2): p. 173-82.

85. Brieber, S., et al., *Structural brain abnormalities in adolescents with autism spectrum disorder and patients with attention deficit/hyperactivity disorder.* J Child Psychol Psychiatry, 2007. **48**(12): p. 1251-8.

86. Raichle, M.E., et al., *A default mode of brain function.* Proc Natl Acad Sci U S A, 2001. **98**(2): p. 676-82.

87. Mort, D.J., et al., *The anatomy of visual neglect.* Brain, 2003. **126**(Pt 9): p. 1986-97.

88. He, B.J., et al., *Breakdown of functional connectivity in frontoparietal networks underlies behavioral deficits in spatial neglect.* Neuron, 2007. **53**(6): p. 905-18.

89. Doricchi, F., et al., *White matter (dis)connections and gray matter (dys)functions in visual neglect: gaining insights into the brain networks of spatial awareness.* Cortex, 2008. **44**(8): p. 983-95.

90. Committeri, G., et al., *Neural bases of personal and extrapersonal neglect in humans.* Brain, 2007. **130**(Pt 2): p. 431-41.

91. Mattingley, J.B., G. Davis, and J. Driver, *Preattentive filling-in of visual surfaces in parietal extinction.* Science, 1997. **275**(5300): p. 671-4.

92. Driver, J., *Object segmentation and visual neglect.* Behav Brain Res, 1995. **71**(1-2): p. 135-46.

93. Rode, G., et al., *Improvement of the motor deficit of neglect patients through vestibular stimulation: evidence for a motor neglect component.* Cortex, 1998. **34**(2): p. 253-61.

94. Bottini, G., et al., *Left caloric vestibular stimulation ameliorates right hemianesthesia.* Neurology, 2005. **65**(8): p. 1278-83.

95. Heilman, K.M. and R.T. Watson, *Mechanisms underlying the unilateral neglect syndrome.* Adv Neurol, 1977. **18**: p. 93-106.

96. Rees, G., et al., *Unconscious activation of visual cortex in the damaged right hemisphere of a parietal patient with extinction.* Brain, 2000. **123 (Pt 8)**: p. 1624-33.

97. Marshall, J.C. and P.W. Halligan, *Blindsight and insight in visuo-spatial neglect.* Nature, 1988. **336**(6201): p. 766-7.

98. Haaland, K.Y., D.L. Harrington, and R.T. Knight, *Neural representations of skilled movement.* Brain, 2000. **123 (Pt 11)**: p. 2306-13.

99. Buxbaum, L.J., et al., *Left inferior parietal representations for skilled*

hand-object interactions: evidence from stroke and corticobasal degeneration. Cortex, 2007. **43**(3): p. 411-23.

100. Leiguarda, R.C. and C.D. Marsden, *Limb apraxias: higher-order disorders of sensorimotor integration.* Brain, 2000. **123 (Pt 5)**: p. 860-79.

101. Petreska, B., et al., *Apraxia: a review.* Prog Brain Res, 2007. **164**: p. 61-83.

102. Wheaton, L.A., *Parietal representations for hand-object interactions.* J Neurosci, 2007. **27**(5): p. 969-70.

103. Leichnetz, G.R., *Connections of the medial posterior parietal cortex (area 7m) in the monkey.* Anat Rec, 2001. **263**(2): p. 215-36.

104. Parvizi, J., et al., *Neural connections of the posteromedial cortex in the macaque.* Proc Natl Acad Sci U S A, 2006. **103**(5): p. 1563-8.

105. Malouin, F., et al., *Brain activations during motor imagery of locomotor-related tasks: a PET study.* Hum Brain Mapp, 2003. **19**(1): p. 47-62.

106. Burgess, N., et al., *Memory for events and their spatial context: models and experiments.* Philos Trans R Soc Lond B Biol Sci, 2001. **356**(1413): p. 1493-503.

107. Hanakawa, T., et al., *Functional properties of brain areas associated with motor execution and imagery.* J Neurophysiol, 2003. **89**(2): p. 989-1002.

108. Beauchamp, M.S., et al., *A parametric fMRI study of overt and covert shifts of visuospatial attention.* Neuroimage, 2001. **14**(2): p. 310-21.

109. Simon, O., et al., *Topographical layout of hand, eye, calculation, and language-related areas in the human parietal lobe.* Neuron, 2002. **33**(3): p. 475-87.

110. Cavanna, A.E. and M.R. Trimble, *The precuneus: a review of its functional anatomy and behavioural correlates.* Brain, 2006. **129**(Pt 3): p. 564-83.

111. Medford, N., et al., *Emotional Experience and Awareness of Self: Functional MRI Studies of Depersonalization Disorder.* Front Psychol, 2016. **7**: p. 432.

112. Vogeley, K. and G.R. Fink, *Neural correlates of the first-person-perspective.* Trends Cogn Sci, 2003. **7**(1): p. 38-42.

113. Lissek, S., et al., *Elevated fear conditioning to socially relevant unconditioned stimuli in social anxiety disorder.* Am J Psychiatry, 2008. **165**(1): p. 124-32.

114. Farrow, T.F., et al., *Investigating the functional anatomy of empathy and forgiveness.* Neuroreport, 2001. **12**(11): p. 2433-8.

115. Ciaramidaro, A., et al., *The intentional network: how the brain reads varieties of intentions.* Neuropsychologia, 2007. **45**(13): p. 3105-13.

116. Farrer, C. and C.D. Frith, *Experiencing oneself vs another person as being the cause of an action: the neural correlates of the experience of agency.* Neuroimage, 2002. **15**(3): p. 596-603.

117. Ochsner, K.N., et al., *Reflecting upon feelings: an fMRI study of neural*

systems supporting the attribution of emotion to self and other. J Cogn Neurosci, 2004. **16**(10): p. 1746-72.

118. Abraham, A., et al., *Minds, persons, and space: an fMRI investigation into the relational complexity of higher-order intentionality.* Conscious Cogn, 2008. **17**(2): p. 438-50.

第4章　側頭葉

側頭葉は背外側領域と腹内側領域の2つに分けられる．背外側領域は新皮質であり，多感覚と関連した認知機能，特に聴覚処理と会話分析などの言語機能にとって重要である．言語は社会的コミュニケーションの重要な手段で，ジェスチャー他のコミュニケーション方法も同様に側頭葉によって分析されていることが判明している．また，側頭極や側頭頭頂接合部はマルチモーダルな情報を処理する高次中枢として重要である．側頭葉腹内側領域は大脳辺縁系の主要部分を含んでいるため，本書では辺縁系の章で解説する．

1　側頭葉の解剖

側頭葉は外側溝（シルビウス裂）下方に位置し，後頭葉と接する（図4-1）．外側溝と上側頭溝の間が**上側頭回(superior temporal gyrus)**で，両脳溝は特に深い．上側頭溝の下方が**中側頭回(middle temporal gyrus)**と**下側頭回(inferior temporal gyrus)**である．外側溝を取り囲む皮質（**弁蓋, operculum**）を押し広げると，その深部に**島皮質(insula)**が存在する．

上側頭回上面には，一次聴覚野であるヘシュル回（BA41），ならびにその周囲に2次聴覚野であるBA42が存在する（図4-1B）．中，下側頭回（おおまかに各々BA22，BA21，BA20に相当，中，下側頭回の後部はBA37），ならびに側頭極（BA38）は，聴覚連合皮質と呼ばれている．後部上側頭溝・縁上回の一部・後頭回背前部から構成されている領域が**側頭頭頂接合部(temporoparietal junction)**で，連合野として重要な役割を果たしている．

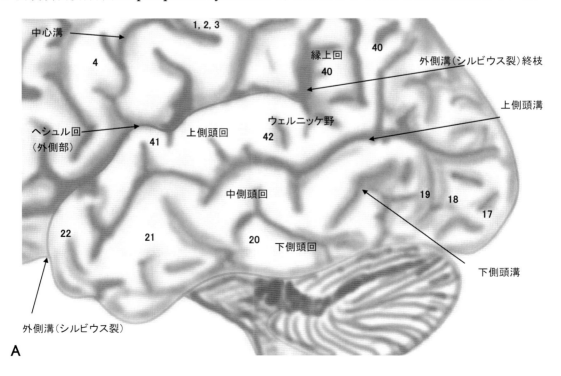

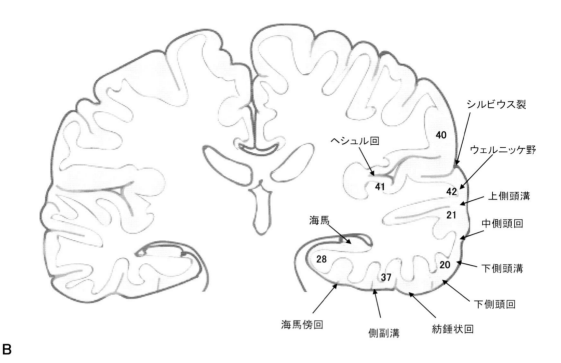

B

図 4-1 側頭葉の肉眼的解剖　A　外側面　B　冠状断

2　側頭葉の理解に必要な基礎知識

聴覚経路

音情報処理は1次聴覚野（BA41, core）と聴覚連合野(BA42, belt)で行われる．一次聴覚野は純音に最も反応し，複合音には聴覚連合野が最も反応する[5, 6]．会話や複雑音によって，上側頭回前方が両側性に，後方（上側頭溝後部）では左側が賦活される[11]．聴覚野は視床内側膝状体から両側性に投射を受ける．その後，視覚情報と同様に，**腹側聴覚経路(ventral auditory stream, what 経路)**および**背側聴覚経路(dorsal auditory steram, where 経路)**の2つに分かれ連合野に伝達する(図 4-3)[12, 13]．ヒトにおいても腹側経路と背側経路が確認されている[8]．腹側経路は聴覚連合野前下方部から前頭前野（BA9,BA10,BA46）に投射され，音または発語から目標物や人の同定をしていると考えられている．例えば，声の性別は右 BA41 の吻側領域で認識されることが報告されている[14]．ヒトの腹側経路は会話音のカテゴリー化に関与する[15]．サルの研究では，腹側経路が意味のある教示音にのみ活動した[16]．背側経路は聴覚連合野後背側(BA42)から上側頭回外側面に到達し，弓状束を介して背外前頭皮質と相互連絡している[17]．また，背側後方の頭頂葉に投射した後に前頭領域に投射する[18]．背側経路は，聴覚的空間情報による表象を提供し，注意制御に関与する．また，言語的作動記憶に重要で，発声・語句・フレーズ・非言語的発話

— 84 —

音の模倣に関与する[19]．この経路は音源定位にも関与している．

Cf:音源定位
音源定位の神経回路には2通りある．ひとつは下丘の聴覚情報が上丘の空間地図に投射する反射的回路であり，もう一つは選択的注意による聴覚連合野から前頭眼野に到る経路である．

3 側頭葉各領野の機能とその障害

（1）ヘシュル回と側頭平面

外側溝に埋没した側頭葉最上面に，**一次聴覚野（ヘシュル回，Heschl's gyri)**が存在し，細

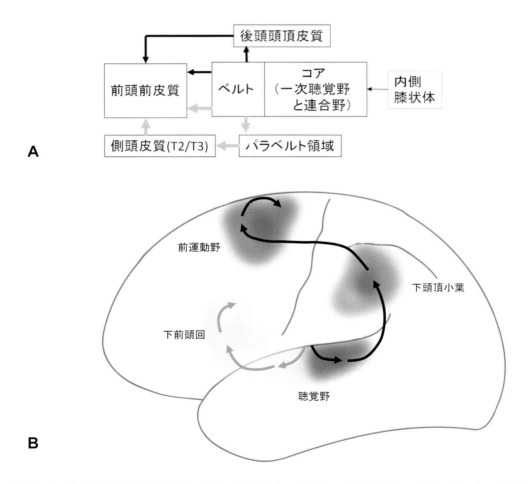

図4-3　A：サルにおける腹側経路(what経路，灰色)と背側経路(where経路，黒)．1次聴覚野とベルト領域の異なる部位から起始し，最終的に前頭前野の異なる領域に投射する．B：ヒトにおける背側路と腹側路[8].

胞構築学的にはBA41に相当する．ヘシュル回の後外側に聴覚連合野のBA42と22が存在する部位を**側頭平面(planum temporale)**と呼び（但し，BA42,22にBA41を加えて側頭平面と総称することもある），言語など周波数が変化する複合音の分析を行う(図4-4)．側頭平面前部（BA42）がユニモーダルな聴覚連合野であるのに対し，側頭平面後部（BA22）はマルチモーダルな聴覚統合領域とされる．

側頭平面の後方範囲もさまざまに定義されていて，近年の認知機能研究でこの部位が高次統合機能を有することから，側頭平面後部とその外側表面を**後部上側頭回(posterior superior temporal gurus)**と総称することが多い[20, 21]．

一次聴覚野(BA41)⇔側頭平面前部⇔側頭平面後部は，皮質間線維によって相互接続している[22, 23]．対側半球の同種領域同士も脳梁を介して強く接続されている[24]．

ヘシュル回は視床内側膝状体から両側性に投射を受ける．一次聴覚野は他の感覚野と同様，コルチ器の周波数分布を反映する**聴覚地図(tonotopic map)**を形成している．一次体性感覚野で可塑性が認められたように，一次聴覚野でも，内耳由来の難聴が起こると，難聴周波数に相当する脳領域が縮小し，近接周波数の脳領域が拡大する．また注意や学習による可塑性も発揮しうる[25]．

ヘシュル回は左に1つ，右にはしばしば2つ存在し[26]，一般に左でより大きい（図4-5）[2]．また，通常両側とも女性の方が男性より大きい[27]．プロの音楽家で有意にBA41体積と賦活が大きく，音楽適性とBA41体積は相関するとの報告もある[28, 29]．一次聴覚野の電気刺激によって，ベル音，喧噪音，囁きなどの幻聴が起こる．BA41から聴覚連合皮質への経路が遮断されると，語聾が生じる可能性がある．

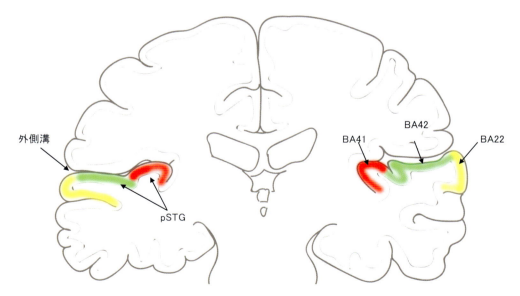

図4-4 側頭溝近傍皮質の名称．ヘシュル回（赤）はBA41に相当する．上側頭回上面のBA42・22の外側溝埋没部を側頭平面（緑）と呼ぶが，BA42,22にBA41を加えて側頭平面と総称することもある．認知機能研究では側頭平面後部とその外側表面を，後部上側頭回（赤＋緑）と呼ぶ．pSTG；後部上側頭回．HF；海馬体．

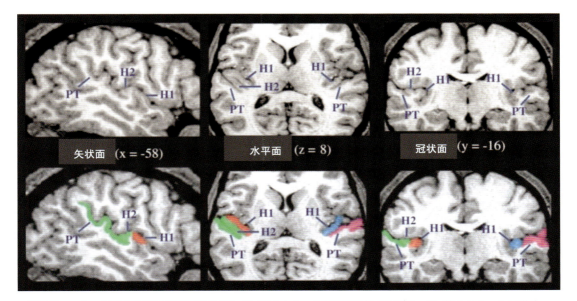

図4-5 ヘシュル回ならびに側頭平面のMRI．H1；第1ヘシュル回（右は赤，左は青），H2；第2ヘシュル回（緑），PT；側頭平面（右は緑，左はピンク）．右ヘシュル回は2つあり2番目は側頭平面の一部であるため，側頭平面と同じ緑で示す（Dorsaint-Pierre et al, 2006[2]より許可を得て転載）．Copyright(2006) by permission of Oxford University Press.

ヘシュル回より上位の聴覚処理は非対称性を示す．右側頭平面は音調(pitch)やメロディーを処理し[30, 31]，空間的注意に関与する[32]．声のスペクトル情報は右上側頭回後部と両側側頭平面周囲領域で処理される．一方，左側頭平面は会話の知覚に関係し[33, 34]，特にBA22はウェルニッケ野に相当する．

（2） 上側頭回と上側頭溝

上側頭回・上側頭溝の活動は，有意味になるほど左側に側方化する．

無意味音（単純音・白色雑音など）を受動的に聞くとき，両側ヘシュル回前後の上側頭回〜上側頭溝表層が限局的に活性化する[35, 36]．有意味音（話し言葉，動物の鳴き声，機械音など）は乳児でも左半球に側方化しており[37-39]，左側頭平面〜上側頭回〜上側頭溝で処理される[40]．

言葉が出てこずに唸っているときも左上側頭溝（BA22とBA39）が賦活されている[41]．左下側頭領域後半部（BA37）は文字と語句の連合野である[42]．同部は文字入力ができない盲人でも賦活が確認され[43]，幼少時から盲目の被験者では健常人より強く賦活された[44]．

左後部上側頭溝は言葉を知覚し長期記憶内とマッチングさせるインターフェースとして働く[19]．会話分析では中・下側頭回，左下頭頂領域・左下前頭領域にも活動が連続的に起こる[7, 45]．

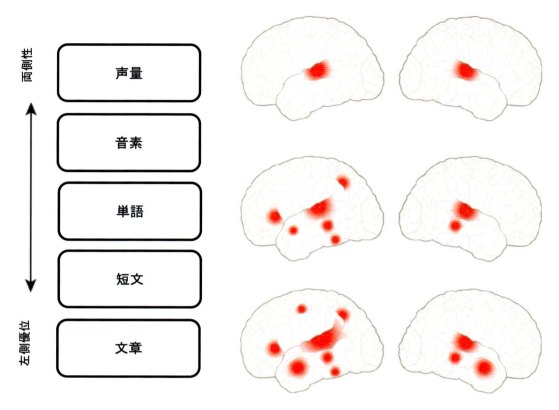

図 4-6 会話理解の際の脳活動．音要素の解析は左右対称であるが，言葉の意味や文法要素が多くなると左側優位の活動となる（Peelle, 2012 [7]より許可を得て引用）．Copyright(2012) Peelle.

　上側頭回/上側頭溝は音を想像するだけでも活動し[46]，この反応は学習や体験によって形成されると考えられている．**マガーク効果(McGurk effect)**とは，被験者が音節（または言葉）とわずかに異なる発話映像を見る時に，映像から推察される音に聞き間違える現象である．例えば，口を開けた犬の映像を見ながら猫の泣き声を聞くと，犬吠えに聞き間違える[47]．McGurk効果は右上側頭回/上側頭溝で音声解釈が視覚入力によって修正されるためにおこり，会話分析が複数の感覚入力を使用していることを証明している[3, 48]（図4-7）．Belinら[37]は，上側頭溝の選択的音声領域が，視覚皮質での選択的顔面領域に相当すると提唱した．

　手話やジェスチャーも上側頭溝を賦活させる[49]．単なるジェスチャーよりも手話で賦活が大きく，賦活量は情報量と比例する[50]．ジェスチャー以外にもヒトの注視方向や口唇の動きなどの社会的コミュニケーション動作は(右)後部上側頭回/上側頭溝を賦活させ，その程度は信号の重要性に相関する[51-55]．声からヒトの顔を一致させるときも後部上側頭溝が賦活する[55, 56]．若年成人では，男女とも女性の声を聴いたときの方が後部上側頭回の反応が強かった[14]．

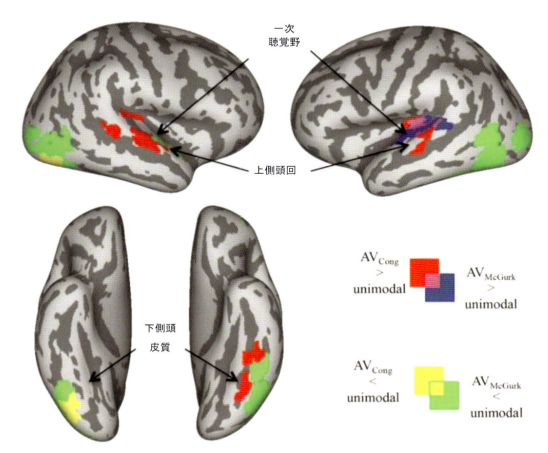

図 4-7 McGarg 効果で有意に賦活あるいは抑制される部位．McGurk 効果で有意に賦活される部位（青＋ピンク）は，右上側頭回/上側頭溝であった．右上側頭回/上側頭溝で音声解釈が視覚入力によって修正され，会話分析が複数の感覚入力を使用していることを証明している．Unimodal；音声課題，AVCong；音声と映像が一致した課題，AVMcGurk；音声と映像が不一致の課題（McGurk 効果課題）(Erickson et al[3] 2014 より許可を得て転載)．Copyright(2014) Erickson, Zielinski, Zielinski, Liu, Turkeltaub, Leaver and Rauschecker.

聴覚失認

聴放線の損傷で中枢性聴覚障害を呈することがある．多くの患者では当初著明な難聴をしめすが，後にある程度回復する．両側上側頭回の小病変で**聴覚失認(auditory agnosia)**を呈することがある．聴覚失認には 3 つの形態；**語聾，音楽聾，環境音失認**があり[57]，単純音聴取や音源位置はできるが，その意味が解らない状態となる．

失語症

ヒトの内頚動脈にアミタールを注入して半球の脳機能を停止させる（**Wada テスト**）と，左半球機能停止で失語症となり，右半球機能停止で平坦会話（**プロソディー障害**）と失音楽が出現した[30]．

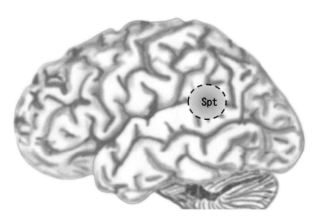

図 4-8　側頭平面後方に位置する Spt 領域．近縁の研究で，伝導失語の責任部位とされる．

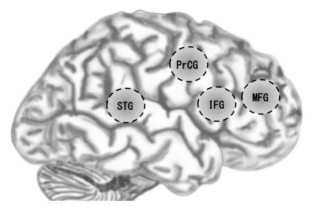

図 4-9　VBM 解析による吃音者の関連領域の白質体積増加部位．いずれも右半球．PrCG；中心前回，STG；上側頭回　IFG；下前頭回，MFG；中前頭回[9]．

　ウェルニッケ野は通常 BA22 後部と言われているが，その正確な境界は漠然としている．左側頭葉後部から腹側頭頂葉に到る領域の病変で，**感覚性失語**（sensory aphasia，ウェルニッケ失語 Wernich's aphasia）となり，会話の重度理解障害を呈する．上方の頭頂葉（角回）まで病変が拡大すると，失読・失書も引き起こしうる．
　感覚性失語の際の発話は過剰に流暢となるが，意味のない言葉を発する（ジャーゴン）ため会話の意味が通じない．これは，側頭葉に貯蔵された聴覚の表象が，言葉の意味を理解するための鋳型になっているとともに，発話のガイド役にもなっていることを意味している．
　伝導失語(conduction aphasia)とは，古典的解釈として，ウェルニッケ野とブローカ領域と接合する弓状束の損傷で復唱障害を呈するとされる．しかしながら，弓状束の単純な損傷で伝導失語が起こるというエビデンスは存在せず，伝導失語が持続する場合は左上側頭回と下頭頂葉(BA39&40)の損傷を伴う．近年の研究では，BA39 と 40 の境界にある **Spt 領域**という部位が伝導失語で頻繁に損傷されていることが分かった（図 4-8）[58]．

吃音

吃音(sluttering)は音韻符号化の遅延であり[59]，関連領域の灰白質密度増加との関連性が報告されている（減少は報告されていない！）．最も増加を示した領域は，右側の上側頭回・側頭平面・下前頭回三角部・前中心回顔面口腔領域・中前頭回であった（図 4-9）[9]．

さらに白質減少も認められることより，吃音は灰白質および皮質下白質接合の機能不全に起因していると考える説もある[60]．

失読症

失読症(dyslexia)と関係する脳領域は，下位前頭皮質・後頭皮質・視床・小脳・前楔小葉・上側頭回[61]，特に左側の中・下側頭回（BA21）と紡錘状回（BA37）が最も知られている[62]．

左紡錘状回が親密語の視覚認知を発達させると推測されていることから，同部の活動異常により失読症が生じるとされる[63]．実際に，失読症患者で左下側頭後半部の活動減少や[64]，読書時の左側頭頭頂接合部の活動低下が報告された[61]．また，右紡錘状回（BA20）前方部分の低活動と萎縮も報告されている[65]．逆に，失読症の治療により，左側頭後頭皮質下部領域の活動増加が認められた[66]．

最近の拡散テンソル画像研究による失読症患者の線維結合に関するメタ解析では，左側

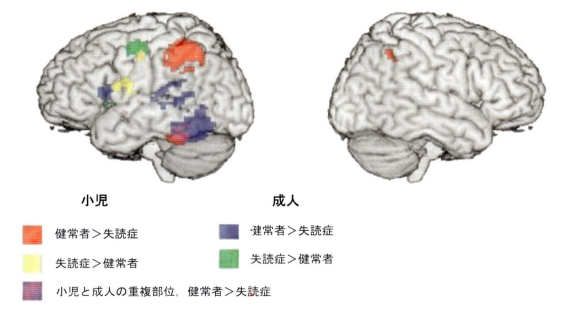

図 4-10　拡散テンソル画像による失読症患者の線維結合に関するメタ解析の結果．左側の側頭頭頂葉領域の異常（主に低下）が認められる．同部で弓状束が放線冠に連結していることから，弓状束と放線冠のネットワーク異常が示唆されている．(Richlan et al, 2011 [1] から許可を得て転載)．Copyright (2011), with permission from Elsevier.

頭頭頂葉領域が最も関与していた[1]．同部で弓状束が放線冠に連結していることから[67]，これらのネットワークの異常が失読症に関与すると考えられている．

（3） 側頭極

側頭極(temporal pole)はBA38に相当し（研究者によってはBA35,36に含めることもある），感覚情報の腹側経路(what system)の最終到達点として，マルチモーダル（視覚・聴覚・嗅覚・内臓覚）な感覚刺激と記憶や情動感覚を繋げる役割を持つ．感覚情報のさまざまな断片（例えば，形・音・感触・使い方など）が，腹側経路の側頭葉連合皮質で統合され，それが側頭葉先端部で記憶回路と連結することにより，情報の意味・名称が想起されるようになる（すなわち，**意味記憶，semantic memory** が形成される）．

　意味記憶の形成過程には2段階ある．ひとつは下側頭葉ニューロンの刺激選択性が向上することで，もう一つは，海馬で意味記憶として保持されるようになることである．刺激選択性の亢進とは，例えば車に詳しい人が新しい車の細かな違いにすぐ気付くように，ボトムアップ式に弁別能力が向上する．そして前頭前野のワーキングメモリーによって下側頭皮質のシナプス結合が強化（**Hebbの学習則**）され，意味記憶を形成する．この際，海馬ならびに内側側頭葉の働きが不可欠である．意味記憶どうしは結びついており，関連ある情報により他の記憶が連想できるようになる[68]．側頭極は，会った人とその場面を収集貯蔵し，社会的場面に応じた感情が呼び起される(例：自信や羞恥心など) [69]．

　左側頭極の損傷で意味記憶障害が生じる[70]．前頭側頭葉性認知症では，左側の萎縮でダチョウやペンギンの写真を見せられても単に鳥とか動物と呼ぶようになる（カテゴリー化参照）．一方，右側頭極は個人的エピソード記憶を貯蔵しており，情動や社会的記憶と密接に関係する[71]．したがって，右側頭極損傷で，有名人・家族など既知顔貌の想起が

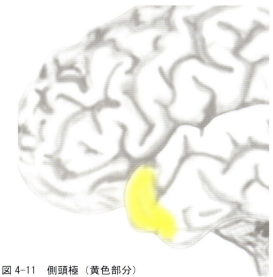 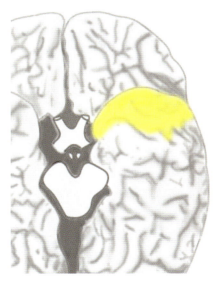

図4-11　側頭極（黄色部分）

障害される[72]．さらに，右側頭極損傷で，アパシー，イライラ，うつ，感情鈍麻が生じ，社会に馴染めなくなる[73]．前頭側頭葉性認知症では，右側の萎縮で人格と社会的行動が変化する．

　側頭極は，社会的・情動的処理に特に重要な役割を果たすと考えられている（図4-12B)[10]．状況・人・対象物の特徴が側頭極に集まり識別・分類され[74]，状況に応じた考えや感情が認識される際に側頭極が賦活されことが確認されている[75-77]ヒトのような社会的生物では，側頭極は**心の理論(theory of mind)**ネットワークの重要な構成要素である．心の理論とは他者の精神状態を理解し予測する(メンタライジング)能力で，他者の感情・要求・意図を推測して，その視点が自分と異なることを認識することである．（心の理論参照）．

　先天性側頭極障害(側頭異型)では，内向的で冷たく共感性が欠落し[78, 79]，不衛生，無差別摂食行動による体重増加を呈する[80]．また，両側側頭極が両側性に切除されるとKluver-Busy 症候群となる[10]．

　側頭極は背側部が聴覚系，腹側部が視覚系に機能分化している（図 4-12A)．背側部は聴覚連合野からの情報と情動反応を関連づけ，赤ちゃんの泣き声[81]や女性の叫び声[82]のような情動音に反応して賦活される．聴きなれた声の同定で右側頭極背側部が賦活された[83]．一方，腹側部は顔・漫画・家の写真などの視覚刺激と陽性感情(ユーモア)＆陰性感情(悲しみ，怒り，嫌気，不安）を関連付ける[69, 84-86]．若い男性に性的映像を見せると，視床下部，右扁桃体，右前側頭極が賦活された[87]．

（４）側頭頭頂接合部

側頭頭頂接合部(temporoparietal junction)は，後部上側頭溝・縁上回の一部・後頭回背前部から構成されており，視床・視覚野・聴覚野・体性感覚野・大脳辺縁系からのマルチモーダルな情報を統合するとともに，前頭葉前部ならびに側頭皮質と相互連絡する．側頭頭頂接合部は，心の理論，エピソード記憶，注意などの高レベルな認知機能に関与する．具体的な報告として，多感覚性の身体関連情報処理を行い[88, 89]，社会的に重要な環境刺激への注意機能[90]ならびに攪乱刺激の抑制[90, 91]，社会的結果予測[92]，他者への共感[93]，自己所有感ならびに自他の区別[94]，などが報告されている．

　Igelstrom ら[4]は，独立成分分析と機能的結合解析を用いて，側頭頭頂接合部が機能的に分化し，機能ごとに異なるネットワークを有していることを明らかにした．それによると，両側性に①上側頭回後部(TPJv)，②角回(TPJd)，③右縁上回中央部(TPJc)，④縁上回前部（TPJa)，⑤上側頭回後端と頭頂葉の境界部（TPJp)の 5 区画に分けられる．

　TPJv は両側に対称性に，聴覚皮質・島・帯状回中部・中心前回・中心後回と連結しており，**聴覚ネットワーク(auditory network)**を形成していた[95, 96]．TPJd は左右対照的に存在し，頭頂前頭部を繋ぐ**背側注意システム**である[96, 97]．TPJc は右半球に存在し腹側前頭前野・島前部・中心線構造物と連結しており，**腹側注意システム**を形成し，注意のシフトに関与していた[98, 99]．TPJa は TPJc と似ていたが島や中心線構造物と連結する

－ 93 －

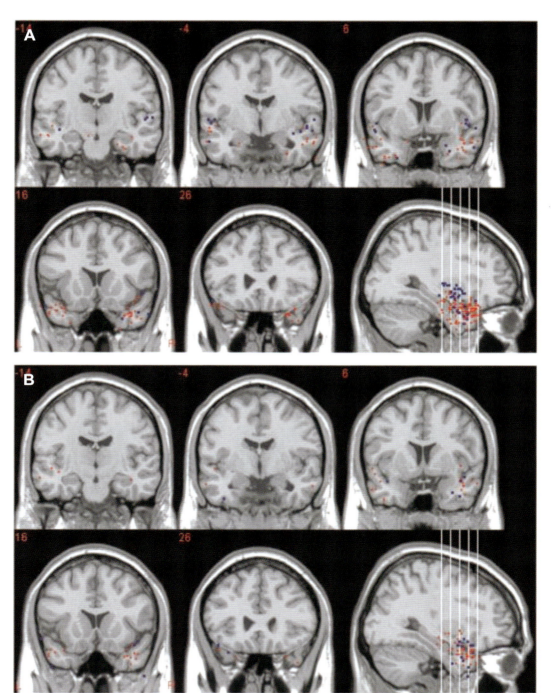

図4-12 側頭極におけるfMRIとPET研究のメタ解析結果. A:顔や家などの視覚刺激(赤)と声や音楽などの聴覚刺激(青)で賦活される側頭極領域の賦活中心部をプロットした. 視覚刺激では刺激よりも腹側部が賦活される. B:情動課題(赤)と心の理論課題(青)で賦活される領域. (Olson et al, 2007[10]より許可を得て転載). Copyright (2007) by permission of Oxford University Press.

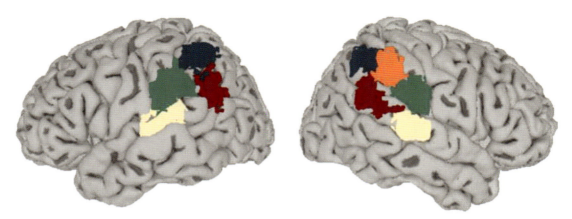

図4-13 側頭頭頂接合部の機能的区画．両側性に①上側頭回後部(TPJv；黄，聴覚野に連結する区画)，②角回(TPJd；青，前頭頭頂葉と連絡し実行機能に関与)，③右縁上回中央部(TPJc；オレンジ，腹側注意システムと連絡し注意の切り替えに関与)，④縁上回前部 (TPJa；緑，島後半部・傍中心小葉と連絡，⑤上側頭回後端と頭頂葉の境界部 (TPJp；茶，社会的ネットワークあるいはデフォルト・ブレイン・ネットワークに連結)に分けられる．(Igelstrom et al,2015[4]より許可を得て転載). Copyright (2015); permission conveyed through Copyright Clearance Center, Inc.

が，特に島後部や傍中心小葉と連結していた．TPJp は心の理論[88, 100]やデフォルト・ブレイン・ネットワーク[101]として賦活される部に相当した．

　側頭頭頂接合部でマルチモーダルな身体感覚が処理されることで，自己感覚の体系化[102]や，自他の区別につながる．右側頭頭頂接合部は自己所有感や他者の心の推測[100]で，左側頭頭頂接合部はより広範な社会的情報[88]で賦活される．冗談など会話の多面性を理解するのに，右側頭頭頂接合部が活動する[103-105]．

　右(劣位)側頭頭頂接合部損傷では，発話者の感情理解ができなくなり(**受容性プロソディ障害**)，発話意図を誤解してしまう．患者は友人や親族の声に違和感を感じて，妄想や錯覚を抱くようになるコタール妄想(Cotard delusion)が報告されている[92]．さらに，側頭頭頂接合部損傷による病態失認(疾病否認)，身体失認，身体パラフレニー(身体についての妄想)も報告されている．

重複記憶錯誤

ある場所を以前も経験したという錯覚を**重複記憶錯誤(reduplicative paramnesia)**と呼び，右頭頂葉の視覚認知と前頭葉の情報処理障害が重複して錯誤が生じる．さらに，側頭葉と前頭葉（通常両側性）の障害で**カプグラ症候群(Capgras syndrome)**が生じ，右側頭葉損傷による親近感欠如を前頭葉が修正できない結果，親しい人が偽者であるという妄想を引き起こす．視覚以外の知覚も情動と分離されるために起こるのが**コタール症候群(Cotard syndrome)**で，患者は自分が死んでいると信じ込む．

参考文献

1. Richlan, F., M. Kronbichler, and H. Wimmer, *Meta-analyzing brain dysfunctions in dyslexic children and adults.* Neuroimage, 2011. **56**(3): p. 1735-42.

2. Dorsaint-Pierre, R., et al., *Asymmetries of the planum temporale and Heschl's gyrus: relationship to language lateralization.* Brain, 2006. **129**(Pt 5): p. 1164-76.

3. Erickson, L.C., et al., *Distinct cortical locations for integration of audiovisual speech and the McGurk effect.* Front Psychol, 2014. **5**: p. 534.

4. Igelstrom, K.M., T.W. Webb, and M.S. Graziano, *Neural Processes in the Human Temporoparietal Cortex Separated by Localized Independent Component Analysis.* J Neurosci, 2015. **35**(25): p. 9432-45.

5. Rauschecker, J.P., B. Tian, and M. Hauser, *Processing of complex sounds in the macaque nonprimary auditory cortex.* Science, 1995. **268**(5207): p. 111-4.

6. Kosaki, H., et al., *Tonotopic organization of auditory cortical fields delineated by parvalbumin immunoreactivity in macaque monkeys.* J Comp Neurol, 1997. **386**(2): p. 304-16.

7. Peelle, J.E., *The hemispheric lateralization of speech processing depends on what "speech" is: a hierarchical perspective.* Front Hum Neurosci, 2012. **6**: p. 309.

8. Bizley, J.K. and Y.E. Cohen, *The what, where and how of auditory-object perception.* Nat Rev Neurosci, 2013. **14**(10): p. 693-707.

9. Jancke, L., J. Hanggi, and H. Steinmetz, *Morphological brain differences between adult stutterers and non-stutterers.* BMC Neurol, 2004. **4**(1): p. 23.

10. Olson, I.R., A. Plotzker, and Y. Ezzyat, *The Enigmatic temporal pole: a review of findings on social and emotional processing.* Brain, 2007. **130**(Pt 7): p. 1718-31.

11. Mummery, C.J., et al., *Functional neuroimaging of speech perception in six normal and two aphasic subjects.* J Acoust Soc Am, 1999. **106**(1): p. 449-57.

12. Rauschecker, J.P. and B. Tian, *Mechanisms and streams for processing of "what" and "where" in auditory cortex.* Proc Natl Acad Sci U S A, 2000. **97**(22): p. 11800-6.

13. Romanski, L.M., et al., *Dual streams of auditory afferents target multiple domains in the primate prefrontal cortex.* Nat Neurosci, 1999. **2**(12): p. 1131-6.

14. Lattner, S., M.E. Meyer, and A.D. Friederici, *Voice perception: Sex, pitch, and the right hemisphere.* Hum Brain Mapp, 2005. **24**(1): p. 11-20.

15. Chang, E.F., et al., *Categorical speech representation in human superior*

temporal gyrus. Nat Neurosci, 2010. **13**(11): p. 1428-32.

16. Scott, S.K., et al., *Identification of a pathway for intelligible speech in the left temporal lobe.* Brain, 2000. **123 Pt 12**: p. 2400-6.

17. Jones, E.G. and T.P. Powell, *An anatomical study of converging sensory pathways within the cerebral cortex of the monkey.* Brain, 1970. **93**(4): p. 793-820.

18. Hickok, G. and D. Poeppel, *Dorsal and ventral streams: a framework for understanding aspects of the functional anatomy of language.* Cognition, 2004. **92**(1-2): p. 67-99.

19. Wise, R.J., et al., *Separate neural subsystems within 'Wernicke's area'.* Brain, 2001. **124**(Pt 1): p. 83-95.

20. Zetzsche, T., et al., *In-vivo analysis of the human planum temporale (PT): does the definition of PT borders influence the results with regard to cerebral asymmetry and correlation with handedness?* Psychiatry Res, 2001. **107**(2): p. 99-115.

21. Westbury, C.F., R.J. Zatorre, and A.C. Evans, *Quantifying variability in the planum temporale: a probability map.* Cereb Cortex, 1999. **9**(4): p. 392-405.

22. Galuske, R.A., et al., *Interhemispheric asymmetries of the modular structure in human temporal cortex.* Science, 2000. **289**(5486): p. 1946-9.

23. Brugge, J.F., et al., *Functional connections between auditory cortex on Heschl's gyrus and on the lateral superior temporal gyrus in humans.* J Neurophysiol, 2003. **90**(6): p. 3750-63.

24. Hackett, T.A., I. Stepniewska, and J.H. Kaas, *Callosal connections of the parabelt auditory cortex in macaque monkeys.* Eur J Neurosci, 1999. **11**(3): p. 856-66.

25. Merzenich, M.M., M. Nahum, and T.M. Van Vleet, *Neuroplasticity: introduction.* Prog Brain Res, 2013. **207**: p. xxi-xxvi.

26. Leonard, C.M., et al., *Normal variation in the frequency and location of human auditory cortex landmarks. Heschl's gyrus: where is it?* Cereb Cortex, 1998. **8**(5): p. 397-406.

27. Rademacher, J., et al., *Human primary auditory cortex in women and men.* Neuroreport, 2001. **12**(8): p. 1561-5.

28. Schneider, P., et al., *Morphology of Heschl's gyrus reflects enhanced activation in the auditory cortex of musicians.* Nat Neurosci, 2002. **5**(7): p. 688-94.

29. Pa, J. and G. Hickok, *A parietal-temporal sensory-motor integration area for the human vocal tract: evidence from an fMRI study of skilled musicians.* Neuropsychologia, 2008. **46**(1): p. 362-8.

30. Peretz, I. and R.J. Zatorre, *Brain organization for music processing.* Annu Rev

Psychol, 2005. **56**: p. 89-114.

31. Limb, C.J., *Structural and functional neural correlates of music perception.* Anat Rec A Discov Mol Cell Evol Biol, 2006. **288**(4): p. 435-46.

32. Karnath, H.O., S. Ferber, and M. Himmelbach, *Spatial awareness is a function of the temporal not the posterior parietal lobe.* Nature, 2001. **411**(6840): p. 950-3.

33. Griffiths, T.D. and J.D. Warren, *The planum temporale as a computational hub.* Trends Neurosci, 2002. **25**(7): p. 348-53.

34. Jancke, L., et al., *Phonetic perception and the temporal cortex.* Neuroimage, 2002. **15**(4): p. 733-46.

35. Lewis, J.W., et al., *Distinct cortical pathways for processing tool versus animal sounds.* J Neurosci, 2005. **25**(21): p. 5148-58.

36. Rimol, L.M., et al., *Processing of sub-syllabic speech units in the posterior temporal lobe: an fMRI study.* Neuroimage, 2005. **26**(4): p. 1059-67.

37. Belin, P., et al., *Voice-selective areas in human auditory cortex.* Nature, 2000. **403**(6767): p. 309-12.

38. Belin, P., S. Fecteau, and C. Bedard, *Thinking the voice: neural correlates of voice perception.* Trends Cogn Sci, 2004. **8**(3): p. 129-35.

39. Engelien, A., et al., *Functional neuroanatomy of non-verbal semantic sound processing in humans.* J Neural Transm (Vienna), 2006. **113**(5): p. 599-608.

40. Dehaene-Lambertz, G., S. Dehaene, and L. Hertz-Pannier, *Functional neuroimaging of speech perception in infants.* Science, 2002. **298**(5600): p. 2013-5.

41. Kircher, T.T., et al., *Pausing for thought: engagement of left temporal cortex during pauses in speech.* Neuroimage, 2004. **21**(1): p. 84-90.

42. Scott, S.K., et al., *Neural correlates of intelligibility in speech investigated with noise vocoded speech--a positron emission tomography study.* J Acoust Soc Am, 2006. **120**(2): p. 1075-83.

43. Buchel, C., C. Price, and K. Friston, *A multimodal language region in the ventral visual pathway.* Nature, 1998. **394**(6690): p. 274-7.

44. Stevens, A.A. and K.E. Weaver, *Functional characteristics of auditory cortex in the blind.* Behav Brain Res, 2009. **196**(1): p. 134-8.

45. Campbell, R., *The processing of audio-visual speech: empirical and neural bases.* Philos Trans R Soc Lond B Biol Sci, 2008. **363**(1493): p. 1001-10.

46. Halpern, A.R., et al., *Behavioral and neural correlates of perceived and imagined musical timbre.* Neuropsychologia, 2004. **42**(9): p. 1281-92.

47. Zatorre, R.J., *There's more to auditory cortex than meets the ear.* Hear Res, 2007. **229**(1-2): p. 24-30.

48.   McGurk, H. and J. MacDonald, *Hearing lips and seeing voices.* Nature, 1976. **264**(5588): p. 746-8.

49.   MacSweeney, M., et al., *Dissociating linguistic and nonlinguistic gestural communication in the brain.* Neuroimage, 2004. **22**(4): p. 1605-18.

50.   Gallagher, H.L. and C.D. Frith, *Dissociable neural pathways for the perception and recognition of expressive and instrumental gestures.* Neuropsychologia, 2004. **42**(13): p. 1725-36.

51.   Puce, A., et al., *Temporal cortex activation in humans viewing eye and mouth movements.* J Neurosci, 1998. **18**(6): p. 2188-99.

52.   Allison, T., A. Puce, and G. McCarthy, *Social perception from visual cues: role of the STS region.* Trends Cogn Sci, 2000. **4**(7): p. 267-278.

53.   Hoffman, E.A. and J.V. Haxby, *Distinct representations of eye gaze and identity in the distributed human neural system for face perception.* Nat Neurosci, 2000. **3**(1): p. 80-4.

54.   Puce, A. and D. Perrett, *Electrophysiology and brain imaging of biological motion.* Philos Trans R Soc Lond B Biol Sci, 2003. **358**(1431): p. 435-45.

55.   Redcay, E., *The superior temporal sulcus performs a common function for social and speech perception: implications for the emergence of autism.* Neurosci Biobehav Rev, 2008. **32**(1): p. 123-42.

56.   Campanella, S. and P. Belin, *Integrating face and voice in person perception.* Trends Cogn Sci, 2007. **11**(12): p. 535-43.

57.   Griffiths, T.D., *Central auditory pathologies.* Br Med Bull, 2002. **63**: p. 107-20.

58.   Buchsbaum, B.R., et al., *Conduction aphasia, sensory-motor integration, and phonological short-term memory - an aggregate analysis of lesion and fMRI data.* Brain Lang, 2011. **119**(3): p 119-28.

59.   Sasisekaran, J., et al., *Phonological encoding in the silent speech of persons who stutter.* J Fluency Disord, 2006. **31**(1): p. 1-21; quiz 19.

60.   Watkins, K.E., et al., *Structural and functional abnormalities of the motor system in developmental stuttering.* Brain, 2008. **131**(Pt 1): p. 50-9.

61.   Maisog, J.M., et al., *A meta-analysis of functional neuroimaging studies of dyslexia.* Ann N Y Acad Sci, 2008. **1145**: p. 237-59.

62.   Silani, G., et al., *Brain abnormalities underlying altered activation in dyslexia: a voxel based morphometry study.* Brain, 2005. **128**(Pt 10): p. 2453-61.

63.   Proverbio, A.M., A. Zani, and R. Adorni, *The left fusiform area is affected by written frequency of words.* Neuropsychologia, 2008. **46**(9): p. 2292-9.

64.   Brunswick, N., et al., *Explicit and implicit processing of words and pseudowords by adult developmental dyslexics: A search for Wernicke's Wortschatz?* Brain, 1999. **122** (Pt 10): p. 1901-17.

65. Eden, G.F., et al., *Neural changes following remediation in adult developmental dyslexia.* Neuron, 2004. **44**(3): p. 411-22.

66. Simos, P.G., et al., *Dyslexia-specific brain activation profile becomes normal following successful remedial training.* Neurology, 2002. **58**(8): p. 1203-13.

67. Vandermosten, M., et al., *A qualitative and quantitative review of diffusion tensor imaging studies in reading and dyslexia.* Neurosci Biobehav Rev, 2012. **36**(6): p. 1532-52.

68. Messinger, A., et al., *Neuronal representations of stimulus associations develop in the temporal lobe during learning.* Proc Natl Acad Sci U S A, 2001. **98**(21): p. 12239-44.

69. Damasio, H., et al., *Neural systems behind word and concept retrieval.* Cognition, 2004. **92**(1-2): p. 179-229.

70. Snowden, J.S., J.C. Thompson, and D. Neary, *Knowledge of famous faces and names in semantic dementia.* Brain, 2004. **127**(Pt 4): p. 860-72.

71. Nakamura, K., et al., *Functional delineation of the human occipito-temporal areas related to face and scene processing. A PET study.* Brain, 2000. **123** (Pt 9): p. 1903-12.

72. Tsukiura, T., et al., *Time-dependent neural activations related to recognition of people's names in emotional and neutral face-name associative learning: an fMRI study.* Neuroimage, 2003. **20**(2): p. 784-94.

73. Thompson, S.A., K. Patterson, and J.R. Hodges, *Left/right asymmetry of atrophy in semantic dementia: behavioral-cognitive implications.* Neurology, 2003. **61**(9): p. 1196-203.

74. Ganis, G. and M. Kutas, *An electrophysiological study of scene effects on object identification.* Brain Res Cogn Brain Res, 2003. **16**(2): p. 123-44.

75. Moll, J., et al., *The neural correlates of moral sensitivity: a functional magnetic resonance imaging investigation of basic and moral emotions.* J Neurosci, 2002. **22**(7): p. 2730-6.

76. Heekeren, H.R., et al., *An fMRI study of simple ethical decision-making.* Neuroreport, 2003. **14**(9): p. 1215-9.

77. Vollm, B.A., et al., *Neuronal correlates of theory of mind and empathy: a functional magnetic resonance imaging study in a nonverbal task.* Neuroimage, 2006. **29**(1): p. 90-8.

78. Mychack, P., et al., *The influence of right frontotemporal dysfunction on social behavior in frontotemporal dementia.* Neurology, 2001. **56**(11 Suppl 4): p. S11-5.

79. Rankin, K.P., et al., *Structural anatomy of empathy in neurodegenerative disease.* Brain, 2006. **129**(Pt 11): p. 2945-56.

80. Gorno-Tempini, M.L., et al., *Cognitive and behavioral profile in a case of right anterior temporal lobe neurodegeneration.* Cortex, 2004. **40**(4-5): p. 631-44.

81. Lorberbaum, J.P., et al., *A potential role for thalamocingulate circuitry in human maternal behavior.* Biol Psychiatry, 2002. **51**(6): p. 431-45.

82. Royet, J.P., et al., *Emotional responses to pleasant and unpleasant olfactory, visual, and auditory stimuli: a positron emission tomography study.* J Neurosci, 2000. **20**(20): p. 7752-9.

83. Nakamura, K., et al., *Neural substrates for recognition of familiar voices: a PET study.* Neuropsychologia, 2001. **39**(10): p. 1047-54.

84. Damasio, A.R., et al., *Subcortical and cortical brain activity during the feeling of self-generated emotions.* Nat Neurosci, 2000. **3**(10): p. 1049-56.

85. Levesque, J., et al., *Neural circuitry underlying voluntary suppression of sadness.* Biol Psychiatry, 2003. **53**(6): p. 502-10.

86. Mobbs, D., et al., *Humor modulates the mesolimbic reward centers.* Neuron, 2003. **40**(5): p. 1041-8.

87. Beauregard, M., J. Levesque, and P. Bourgouin, *Neural correlates of conscious self-regulation of emotion.* J Neurosci, 2001. **21**(18): p. RC165.

88. Saxe, R. and A. Wexler, *Making sense of another mind: the role of the right temporo-parietal junction.* Neuropsychologia, 2005. **43**(10): p. 1391-9.

89. Lawrence, E.J., et al., *The role of 'shared representations' in social perception and empathy: an fMRI study.* Neuroimage, 2006. **29**(4): p. 1173-84.

90. Astafiev, S.V., G.L. Shulman, and M. Corbetta, *Visuospatial reorienting signals in the human temporo-parietal junction are independent of response selection.* Eur J Neurosci, 2006. **23**(2): p. 591-6.

91. Shulman, G.L., et al., *Right TPJ deactivation during visual search: functional significance and support for a filter hypothesis.* Cereb Cortex, 2007. **17**(11): p. 2625-33.

92. Decety, J. and C. Lamm, *The role of the right temporoparietal junction in social interaction: how low-level computational processes contribute to meta-cognition.* Neuroscientist, 2007. **13**(6): p. 580-93.

93. Ruby, P. and J. Decety, *What you believe versus what you think they believe: a neuroimaging study of conceptual perspective-taking.* Eur J Neurosci, 2003. **17**(11): p. 2475-80.

94. Uddin, L.Q., et al., *rTMS to the right inferior parietal lobule disrupts self-other discrimination.* Soc Cogn Affect Neurosci, 2006. **1**(1): p. 65-71.

95. Damoiseaux, J.S., et al., *Consistent resting-state networks across healthy subjects.* Proc Natl Acad Sci U S A, 2006. **103**(37): p. 13848-53.

96. Allen, E.A., et al., *A baseline for the multivariate comparison of resting-state*

networks. Front Syst Neurosci, 2011. **5**: p. 2.

97.   Mars, R.B., et al., *Connectivity-based subdivisions of the human right "temporoparietal junction area": evidence for different areas participating in different cortical networks.* Cereb Cortex, 2012. **22**(8): p. 1894-903.

98.   Corbetta, M., G. Patel, and G.L. Shulman, *The reorienting system of the human brain: from environment to theory of mind.* Neuron, 2008. **58**(3): p. 306-24.

99.   Kucyi, A., M. Hodaie, and K.D. Davis, *Lateralization in intrinsic functional connectivity of the temporoparietal junction with salience- and attention-related brain networks.* J Neurophysiol, 2012. **108**(12): p. 3382-92.

100.   Gallagher, H.L., et al., *Reading the mind in cartoons and stories: an fMRI study of 'theory of mind' in verbal and nonverbal tasks.* Neuropsychologia, 2000. **38**(1): p. 11-21.

101.   Buckner, R.L., J.R. Andrews-Hanna, and D.L. Schacter, *The brain's default network: anatomy, function, and relevance to disease.* Ann N Y Acad Sci, 2008. **1124**: p. 1-38.

102.   Lenggenhager, B., S.T. Smith, and O. Blanke, *Functional and neural mechanisms of embodiment: importance of the vestibular system and the temporal parietal junction.* Rev Neurosci, 2006. **17**(6): p. 643-57.

103.   Bartolo, A., et al., *Humor comprehension and appreciation: an FMRI study.* J Cogn Neurosci, 2006. **18**(11): p. 1789-98.

104.   Virtue, S., et al., *Neural activity of inferences during story comprehension.* Brain Res, 2006. **1084**(1): p. 104-14.

105.   Van Lancker Sidtis, D., *Does functional neuroimaging solve the questions of neurolinguistics?* Brain Lang, 2006. **98**(3): p. 276-90.

第 5 章　島皮質

1　島皮質の解剖

感覚野と運動野の中間部の外側溝深部に**島皮質(insula)**が位置する（図 5-1, 14）．側頭葉に含めるとする説もあるが，本書ではの独立した葉(lobe)として解説することとした．**中心島溝(central insular sulcus)**によって前部と後部に分けられ，前部は 5 つの短い脳回から，後部は外側溝に平行に走るいくつかの長い脳回から構成される（図 5-1, 5-2）．

2　島皮質の理解に必要な基礎知識

痛覚マトリックス

痛覚は末梢神経から痛覚伝導路を上行し，視床（視床腹側核群と髄板内核群）に到達する（図 5-3A）．痛みの種類によって伝達様式が異なるが，本書では詳細を割愛する．

　視床腹側核群で中継された痛覚は一次体性感覚野に投射し痛みの識別に，髄板内核群で中継された痛覚は大脳辺縁系に投射し情動等に関与するとされている[4]．また，二次体性感覚野，島皮質，頭頂葉連合野，帯状回，扁桃体に向かう経路もあり島皮質は痛覚認知の重要な部位であると考えられている[4]．

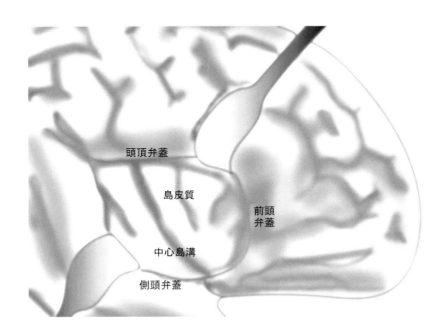

図 5-1 島皮質．　外側溝をヘラで押し広げて島皮質を露出させている．通常は外側溝に埋もれていて，外観からは観察できない．

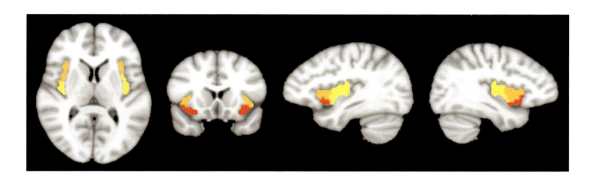

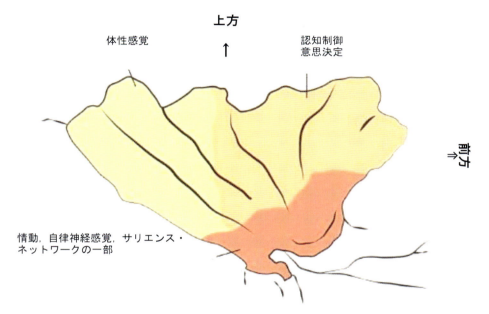

図 5-2 島皮質各部の機能．前上部（オレンジ）が認知制御・意思決定に，前下部（赤）が情動・自律神経感覚・サリエンスネットワークの一部に，後部（黄色）が体性感覚に関与する．前部の損傷でエラーの自覚が，後部の損傷で病態失認・自己所有感の障害・自己主体感の障害が生じる（Deen et al, 2011[2]より許可を得て転載）．Copyright (2011) by permission of Oxford University Press.

痛覚の伝達と知覚に関与する脳内ネットワークのことを，**痛覚マトリックス(pain matrix)** と呼ぶ．ヒトにおいても，痛覚マトリックスに関連する領域が fMRI ならびに安静時 fMRI で確認されている（図 5-3 B）．

Yarkoni ら[5]は，多数の報告のメタ解析により，計 3000 人以上の症例が共通して疼痛によって賦活される部位を確認し，両側 S-II・両側島皮質前部ならびに後部・両側の前/中帯状回（内腹側前頭前野を含む）・傍中脳水道灰白質・視床であった（図 5-3 B）．

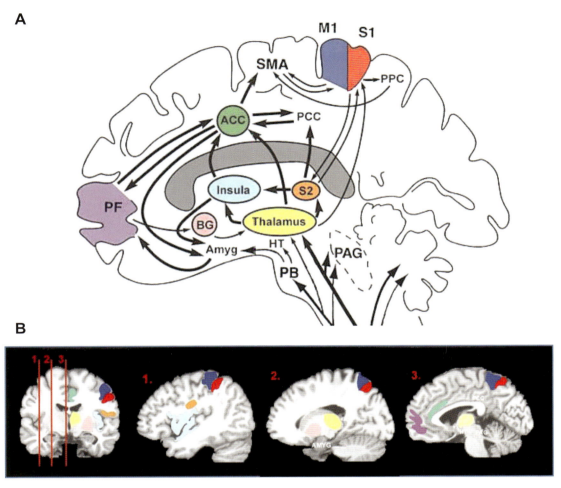

図5-3 A：痛覚の脳内関連構造物と線維連絡．B：メタ解析で共通に賦活された痛覚関連部位（痛覚マトリックス）を標準脳にレンダリングさせた図．S1（一次体性感覚野，赤），S2（二次体性感覚野，オレンジ），ACC；前帯状回，緑），insula（島皮質，青），thalamus（視床，黄色），PF（前頭前野，紫），M1；一時運動野，SMA；補足運動野，PPC；後部頭頂葉，PCC；後部帯状回，BG；大脳基底核（ピンク），HT（視床下部），AMYG；扁桃体，PB；脚傍核，PAG；傍中脳水道灰白質(Apkarian et al，2012[3]より許可を得て掲載)．Copyright(2005) European Federation of Chapters of the International Association for the Study of Pain.

3 島皮質の機能とその障害

Deen[2]らは機能的結合研究の結果から，島皮質を前下部・前上部・後部の3つに区分した(図5-2)．3つの区画は相互に連結するとともに，前下部は前帯状回膝下部と，前上部は中帯状回前部(aMCC)と，後部は中帯状回後部(pMMC)と最も強く連結していた．すなわち，島皮質は内側前頭葉と強い連結を有しており，前方になるほど前方の内側前頭葉に，

後方になるほど後方の内側前頭葉と連結している．また，島皮質前部と扁桃体の接続は特に強く[6]，これにより情動的反応が惹起する．

（1）島皮質前部

島皮質前部は前帯状回膝下部と最も強く（他に前頭弁蓋部・下前頭回後部・上側頭溝とも）連結し，内臓知覚と情動に関与している[2, 7, 8]．

　特に痛覚に強く関連しており，「**痛覚マトリックス(pain matrix)**」の構成要素である（痛覚マトリックスの項参照）．脳卒中で島皮質が損傷すると痛覚が低下する[9]．脳梗塞による頭頂葉損傷患者は心臓発作になりやすい．その理由として，頭頂葉から島皮質に送られてくる心臓制御信号が無くなるためと考えられている[10]．痛覚に関連する多くの症候群で島皮質の灰白質減少が報告されている[11-14]．

　また，島皮質は扁桃体と共同して不安に関与する[15]．不安症状や PTSD ではネガティブな刺激に対する右島皮質前部が活動増加する[15-21]．

　島皮質前部は，身体内部感覚と内臓感覚の警報中枢であり[22]，迷走神経からの痛覚や不快感を感知している[22-24]．冠状動脈血栓症になると稀に理由もなく不安を感じるのは，島皮質前部と扁桃体が賦活されるからである．逆に内面的苦悩で右島皮質部が活動すると，胸が苦しく感じるのも，島皮質前部の働きによる[25, 26]．

　島皮質前半部は，自己と他者の痛みを想像したときに「**共感(empathy)領域**」として賦活される（このとき体性感覚野は賦活されない）[1]（図 5-4）．他に代表的な共感領域として，前/中部帯状回が知られているおり，島皮質前部が痛みを意識(awareness)として知覚するのに対し，前/中部帯状回はそれを感情(feeling)として前頭葉などの他領域に伝達する[1, 2, 27-30]．古典的な表現をすると，島皮質前部が**辺縁系感覚領域(limbic sensory region)**，前帯状回が**辺縁系運動領域(limbic motor region)**である[31]．

　自閉症では，社会的感情処理課題での島活動減少[32]，島皮質の異常なヒダ形成[33]，扁桃体の活動や体積低下[34, 35]，が報告される．

　島皮質前部には左右差が指摘されている．右側は活力を消費するような痛みや陰性情動に関与する[36]．一方，左側は陰性・陽性の両方に関与し，特に活力を蓄える様な陽性情動に関与する．

　島皮質前半部は母親の愛着や報酬によっても賦活された[37, 38]．男性は陰性刺激に対する右島皮質の賦活が強い[39]．男女ともに性的刺激で島皮質前部が活動する[40, 41]．膀胱充満感も島皮質を賦活する[42]．

　島皮質前部と前頭弁蓋は一次味覚野であり，同側孤束核の味覚信号が視床腹後内側核を介して到達する[43]．

　島皮質前部は，**エラーの自覚(error awareness)**[44]や社会判断[45]などにも関与する．右島皮質前部は**サリエンス・ネットワーク(salience network)**の一部で[46-49]，デフォルト・ブレイン・ネットワークと実行機能回路の活動の切り替えを行うことにより[49]，新規刺激の顕著化(salient)をしている（注意の項参照）[50]．この部位の活動により新規刺激

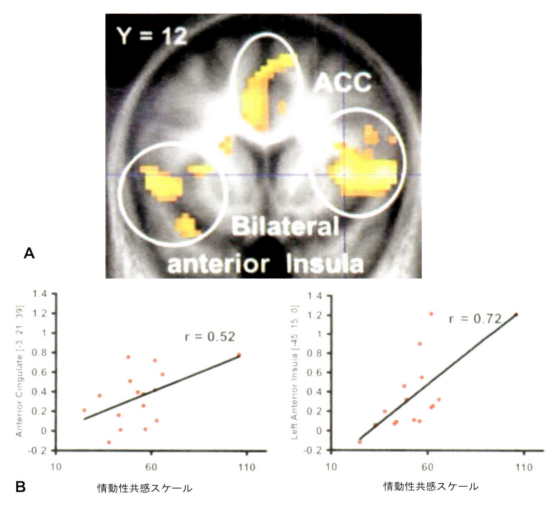

図5-4 他者の痛覚に共感する部位．A：fMRI実験にて両側島皮質前部(bilateral anterior insula)と前/中部帯状回(ACC)の有意な賦活を認める．B：前/中部帯状回 (anterior cingulate)・左島皮質前部(left anterior insula)の賦活レベルと情動性共感スケールは正の相関を示す（Singer et al, 2004[1]より許可を得て転載）．Science. 2004 Feb 20;303(5661):1157-1162. Reprinted with permission from AAAS.

への気付きが生まれ，逆にこの部位が障害されることによりエラーの自覚が障害される．頭部外傷後遺症でセイリアンス・ネットワークの障害が報告されている[51]．

　他者との駆け引きをするようなゲーム理論課題を実施すると，島皮質前部は社会的協力関係で活動し，特に公平な分け前が減らされた時に強く活動した．健常者のギャンブル課題では報酬と支払い額の程度が大きいほど島皮質前部が賦活する[52]．ギャンブルで勝つと両側島皮質前部と両側側坐核の活動が増加するが，興味深いことに，接戦の末に負けた場合も勝ったときと同じように賦活し[53]，この現象はギャンブルの本質をよく示している可能性がある．

島皮質前部が薬物依存症に強く関与することが知られている．コカイン依存症の機能画像研究で，コカインに暴露されると島皮質前部が賦活され，その賦活強度は誘発される耽溺の程度と相関した[53]．島皮質損傷患者ではタバコ依存症が消失し容易に禁煙が可能になった[53]．

（２）島皮質後部

島皮質後部は中帯状回後部(pMMC)と最も強く（他に運動野・補足運動野・体性感覚野・視床と）連結し[2]，体性感覚・聴覚・体性筋制御に関与する．

　島皮質の中間～後部は外部からの感覚刺激の入力部であり，それが島皮質前部に伝達されて不快な情動体験が形成される[54]．この経路が障害されると，身体や感覚運動知覚の障害が発生する．島皮質後部の損傷で，片麻痺への病態失認，自己所有感の障害，自己主体感の障害が生じることが報告されている[55, 56]．

　統合失調症における幻聴・幻視で島皮質が異常に賦活されることから，島皮質後半部の活動が幻聴・幻視の原因であると考えられる[57]．島皮質は発語ループの一部であり[58]，内言語を生成する際に，このループにより島皮質が聴覚皮質の活動を抑制し，話しているのは自分だと脳が気付く．これを efference copy and forward model と呼ぶ[59, 60]．統合失調症の幻聴ではこの抑制が認められない[61]．

　側頭頭頂葉接合部と島後半部は前庭皮質領域であり，別名，**頭頂－島前庭皮質**と呼ばれる．この部の損傷，特に右側の側頭頭頂接合部の損傷で，前庭感覚障害と共に**自己像幻視現象(autoscopic phenomena)**が報告されている[62-64]．自己像幻視現象とは，身体離脱などの自分の身体に関する錯覚現象の総称である．

参考文献

1. Singer, T., et al., *Empathy for pain involves the affective but not sensory components of pain.* Science, 2004. **303**(5661): p. 1157-62.

2. Deen, B., N.B. Pitskel, and K.A. Pelphrey, *Three systems of insular functional connectivity identified with cluster analysis.* Cereb Cortex, 2011. **21**(7): p. 1498-506.

3. Apkarian, A.V., et al., *Human brain mechanisms of pain perception and regulation in health and disease.* Eur J Pain, 2005. **9**(4): p. 463-84.

4. Qiu, Y., et al., *Brain processing of the signals ascending through unmyelinated C fibers in humans: an event-related functional magnetic resonance imaging*

study. Cereb Cortex, 2006. **16**(9): p. 1289-95.

5. Yarkoni, T., et al., *Large-scale automated synthesis of human functional neuroimaging data.* Nat Methods, 2011. **8**(8): p. 665-70.

6. Augustine, J.R., *Circuitry and functional aspects of the insular lobe in primates including humans.* Brain Res Brain Res Rev, 1996. **22**(3): p. 229-44.

7. Kelly, C., et al., *A convergent functional architecture of the insula emerges across imaging modalities.* Neuroimage, 2012. **61**(4): p. 1129-42.

8. Klein, T.A., M. Ullsperger, and C. Danielmeier, *Error awareness and the insula: links to neurological and psychiatric diseases.* Front Hum Neurosci, 2013. **7**: p. 14.

9. Schon, D., et al., *Reduced perception of dyspnea and pain after right insular cortex lesions.* Am J Respir Crit Care Med, 2008. **178**(11): p. 1173-9.

10. Rincon, F., et al., *Stroke location and association with fatal cardiac outcomes: Northern Manhattan Study (NOMAS).* Stroke, 2008. **39**(9): p. 2425-31.

11. May, A., *Chronic pain may change the structure of the brain.* Pain, 2008. **137**(1): p. 7-15.

12. Rocca, M.A., et al., *Brain gray matter changes in migraine patients with T2-visible lesions: a 3-T MRI study.* Stroke, 2006. **37**(7): p. 1765-70.

13. Schmidt-Wilcke, T., et al., *Subtle grey matter changes between migraine patients and healthy controls.* Cephalalgia, 2008. **28**(1): p. 1-4.

14. Graeff, F.G. and C.M. Del-Ben, *Neurobiology of panic disorder: from animal models to brain neuroimaging.* Neurosci Biobehav Rev, 2008. **32**(7): p. 1326-35.

15. Etkin, A. and T.D. Wager, *Functional neuroimaging of anxiety: a meta-analysis of emotional processing in PTSD, social anxiety disorder, and specific phobia.* Am J Psychiatry, 2007. **164**(10): p. 1476-88.

16. Stein, M.B., et al., *Increased amygdala and insula activation during emotion processing in anxiety-prone subjects.* Am J Psychiatry, 2007. **164**(2): p. 318-27.

17. Felmingham, K., et al., *Dissociative responses to conscious and non-conscious fear impact underlying brain function in post-traumatic stress disorder.* Psychol Med, 2008. **38**(12): p. 1771-80.

18. Schunck, T., et al., *Test-retest reliability of a functional MRI anticipatory anxiety paradigm in healthy volunteers.* J Magn Reson Imaging, 2008. **27**(3): p. 459-68.

19. Simmons, A., et al., *Anxiety vulnerability is associated with altered anterior cingulate response to an affective appraisal task.* Neuroreport, 2008. **19**(10): p. 1033-7.

20. Lindauer, R.J., et al., *Effects of psychotherapy on regional cerebral blood flow during trauma imagery in patients with post-traumatic stress disorder: a randomized clinical trial.* Psychol Med, 2008. **38**(4): p. 543-54.

21. Lorberbaum, J.P., et al., *Neural correlates of speech anticipatory anxiety in generalized social phobia.* Neuroreport, 2004. **15**(18): p. 2701-5.

22. Critchley, H.D., et al., *Neural systems supporting interoceptive awareness.* Nat Neurosci, 2004. **7**(2): p. 189-95.

23. Brooks, J.C., et al., *Somatotopic organisation of the human insula to painful heat studied with high resolution functional imaging.* Neuroimage, 2005. **27**(1): p. 201-9.

24. Kringelbach, M.L., I.E. de Araujo, and E.T. Rolls, *Taste-related activity in the human dorsolateral prefrontal cortex.* Neuroimage, 2004. **21**(2): p. 781-8.

25. Reiman, E.M., et al., *Neuroanatomical correlates of externally and internally generated human emotion.* Am J Psychiatry, 1997. **154**(7): p. 918-25.

26. Oppenheimer, S., *The anatomy and physiology of cortical mechanisms of cardiac control.* Stroke, 1993. **24**(12 Suppl): p. I3-5.

27. Singer, T., et al., *Empathic neural responses are modulated by the perceived fairness of others.* Nature, 2006. **439**(7075): p. 466-9.

28. Danziger, N., I. Faillenot, and R. Peyron, *Can we share a pain we never felt? Neural correlates of empathy in patients with congenital insensitivity to pain.* Neuron, 2009. **61**(2): p. 203-12.

29. Zaki, J., et al., *Different circuits for different pain: patterns of functional connectivity reveal distinct networks for processing pain in self and others.* Soc Neurosci, 2007. **2**(3-4): p. 276-91.

30. Saarela, M.V., et al., *The compassionate brain: humans detect intensity of pain from another's face.* Cereb Cortex, 2007. **17**(1): p. 230-7.

31. Craig, A.D., *How do you feel--now? The anterior insula and human awareness.* Nat Rev Neurosci, 2009. **10**(1): p. 59-70.

32. Di Martino, A., et al., *Functional brain correlates of social and nonsocial processes in autism spectrum disorders: an activation likelihood estimation*

meta-analysis. Biol Psychiatry, 2009. **65**(1): p. 63-74.

33. Nordahl, C.W., et al., *Cortical folding abnormalities in autism revealed by surface-based morphometry.* J Neurosci, 2007. **27**(43): p. 11725-35.

34. Schultz, R.T., et al., *Abnormal ventral temporal cortical activity during face discrimination among individuals with autism and Asperger syndrome.* Arch Gen Psychiatry, 2000. **57**(4): p. 331-40.

35. Pierce, K., et al., *Face processing occurs outside the fusiform 'face area' in autism: evidence from functional MRI.* Brain, 2001. **124**(Pt 10): p. 2059-73.

36. Heining, M., et al., *Disgusting smells activate human anterior insula and ventral striatum.* Ann N Y Acad Sci, 2003. **1000**: p. 380-4.

37. Bartels, A. and S. Zeki, *The neural correlates of maternal and romantic love.* Neuroimage, 2004. **21**(3): p. 1155-66.

38. Elliott, R., et al., *Differential response patterns in the striatum and orbitofrontal cortex to financial reward in humans: a parametric functional magnetic resonance imaging study.* J Neurosci, 2003. **23**(1): p. 303-7.

39. Eisenberger, N.I., *Social pain and the brain: controversies, questions, and where to go from here.* Annu Rev Psychol, 2015. **66**: p. 601-29.

40. Yang, J.C., et al., *Assessment of cerebrocortical areas associated with sexual arousal in depressive women using functional MR imaging.* J Sex Med, 2008. **5**(3): p. 602-9.

41. Stoleru, S., et al., *Neuroanatomical correlates of visually evoked sexual arousal in human males.* Arch Sex Behav, 1999. **28**(1): p. 1-21.

42. Griffiths, D. and S.D. Tadic, *Bladder control, urgency, and urge incontinence: evidence from functional brain imaging.* Neurourol Urodyn, 2008. **27**(6): p. 466-74.

43. Rolls, E.T., *Brain mechanisms underlying flavour and appetite.* Philos Trans R Soc Lond B Biol Sci, 2006. **361**(1471): p. 1123-36.

44. Klein, T.A., et al., *Neural correlates of error awareness.* Neuroimage, 2007. **34**(4): p. 1774-81.

45. Frith, C.D. and U. Frith, *Social cognition in humans.* Curr Biol, 2007. **17**(16): p. R724-32.

46. Dosenbach, N.U., et al., *A core system for the implementation of task sets.* Neuron, 2006. **50**(5): p. 799-812.

47. Kerns, J.G., et al., *Anterior cingulate conflict monitoring and adjustments in control.* Science, 2004. **303**(5660): p. 1023-6.

48. Carter, C.S., et al., *Parsing executive processes: strategic vs. evaluative functions of the anterior cingulate cortex.* Proc Natl Acad Sci U S A, 2000. **97**(4): p. 1944-8.

49. Sridharan, D., D.J. Levitin, and V. Menon, *A critical role for the right fronto-insular cortex in switching between central-executive and default-mode networks.* Proc Natl Acad Sci U S A, 2008. **105**(34): p. 12569-74.

50. Menon, V. and L.Q. Uddin, *Saliency, switching, attention and control: a network model of insula function.* Brain Struct Funct, 2010. **214**(5-6): p. 655-67.

51. Bonnelle, V., et al., *Salience network integrity predicts default mode network function after traumatic brain injury.* Proc Natl Acad Sci U S A, 2012. **109**(12): p. 4690-5.

52. Knutson, B. and S.M. Greer, *Anticipatory affect: neural correlates and consequences for choice.* Philos Trans R Soc Lond B Biol Sci, 2008. **363**(1511): p. 3771-86.

53. Clark, L., et al., *Gambling near-misses enhance motivation to gamble and recruit win-related brain circuitry.* Neuron, 2009. **61**(3): p. 481-90.

54. Singer, T., *The neuronal basis and ontogeny of empathy and mind reading: review of literature and implications for future research.* Neurosci Biobehav Rev, 2006. **30**(6): p. 855-63.

55. Baier, B. and H.O. Karnath, *Tight link between our sense of limb ownership and self-awareness of actions.* Stroke, 2008. **39**(2): p. 486-8.

56. Karnath, H.O., B. Baier, and T. Nagele, *Awareness of the functioning of one's own limbs mediated by the insular cortex?* J Neurosci, 2005. **25**(31): p. 7134-8.

57. Nagai, M., K. Kishi, and S. Kato, *Insular cortex and neuropsychiatric disorders: a review of recent literature.* Eur Psychiatry, 2007. **22**(6): p. 387-94.

58. Paulesu, E., C.D. Frith, and R.S. Frackowiak, *The neural correlates of the verbal component of working memory.* Nature, 1993. **362**(6418): p. 342-5.

59. Miall, R.C., *Task-dependent changes in visual feedback control: a frequency analysis of human manual tracking.* J Mot Behav, 1996. **28**(2): p. 125-35.

60. Shergill, S.S., et al., *Functional anatomy of auditory verbal imagery in*

schizophrenic patients with auditory hallucinations. Am J Psychiatry, 2000. **157**(10): p. 1691-3.

61. Ford, J.M., et al., *Cortical responsiveness during talking and listening in schizophrenia: an event-related brain potential study.* Biol Psychiatry, 2001. **50**(7): p. 540-9.

62. Bottini, G., et al., *Cerebral representations for egocentric space: Functional-anatomical evidence from caloric vestibular stimulation and neck vibration.* Brain, 2001. **124**(Pt 6): p. 1182-96.

63. Duque-Parra, J.E., *Perspective on the vestibular cortex throughout history.* Anat Rec B New Anat, 2004. **280**(1): p. 15-9.

64. Blanke, O. and S. Arzy, *The out-of-body experience: disturbed self-processing at the temporo-parietal junction.* Neuroscientist, 2005. **11**(1): p. 16-24.

第6章　視床

1　視床の解剖

視床は，第3脳室の内側に位置する1対の対称性卵形構造で構成され，外側は内包後脚，下方は視床下部，前方は尾状核頭・内包膝部，後方は中脳に接している（図6-1）．第3脳室に架かった**視床間橋(interthalamic adhesion)**で左右視床が連結される．視床直下（腹側）に**視床下核(subthalamus)**がある．

　視床は肉眼的には一塊となって見えるが，その内部は**内側髄板(internal medullary lamina)**と呼ばれる線維の束によって3つの細区画，すなわち，**視床前核群(anterior group)・内側核群(medial group)・外側核群(lateral group)**に分割される（図7-2）．

　外側核群には，さらに**視床枕(pulvinar)・外側膝状体(lateral geniculate body)・内側膝状体(medial geniculate body)**が付随し，これを**後側核群(posterior group)**とすることもある．内側髄板の線維束内に**髄板内核(intralaminal nucleus)**が包含されている．最も顕著な髄板内核は，正中中心核(centromedian nucleus)である．また，**外側髄板(external medullary lamina)**と呼ばれている線維の束が視床を包み込むように内方の内側に存在し，そこに**網様体核(reticular nucleus)**が包含される．

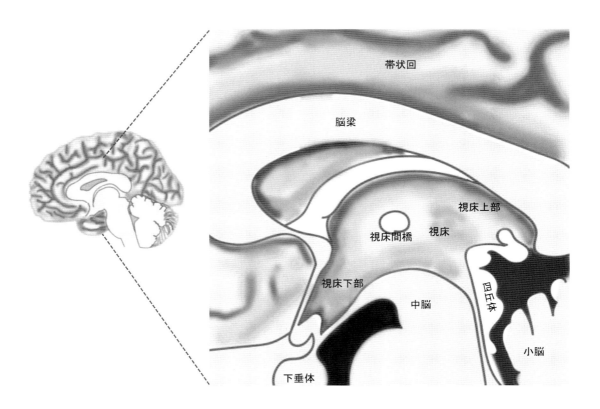

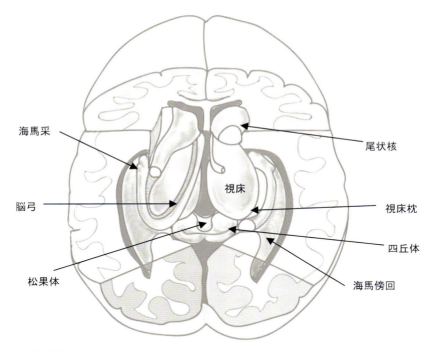

図 6-1 視床の肉眼的解剖

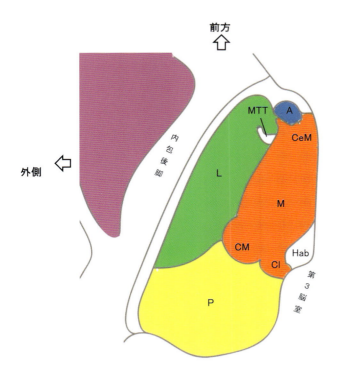

図6-2 視床の区画.

A（青）；前核群
L（緑）；外側核群
M（赤）；内側核群
P（黄）；後側核群

CM, CeM；正中中心核
CI；中心外側核
Hab；手綱
MTT；乳頭体視床路

2 視床の理解に必要な基礎知識

遠隔効果

遠隔効果（remote effect, diaschisis）とは，脳の局所損傷により損傷部位とは別の遠隔部位の機能も低下する可逆的現象であり，1914年Monakowによって提唱された[3]．1980年代のPETやSPECTを用いた脳血流代謝研究により，遠隔部位の脳血流代謝の低下が確認され，diaschisisの存在が支持されるようになったものの，血流低下が臨床的機能低下と合致していないことも多いことから，その意義についての論争が繰り返されてきた．現代では安静状態での機能低下とは別に，何らかの脳活動状態における遠隔効果のことを，**機能的遠隔効果(functional diaschisis)** と呼ぶ[4] [5]．

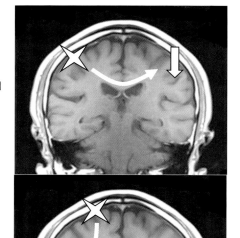
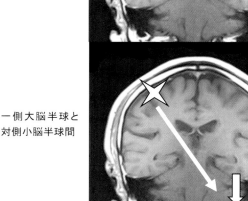

図 6-3 機能的遠隔効果（functional diaschisis）．脳の局所損傷により損傷部位とは別の遠隔部位の機能が低下し，一般に，両側大脳半球間・一側大脳半球内・一側大脳半球と対側の小脳半球間で認められる．

最近の脳機能科学の発達により脳の遠隔部位同士の結合具合が可視化されるに至り，その意義も詳細に調べられるようになった．Campo(2012)[6]ならびにTononi(2014)[3]は**結合的遠隔効果（connectional diaschisis）**という表現を提唱し，ネットワーク単位での脳活動変化が認められる状態と考えた．

　一般に，両側大脳半球間・一側大脳半球内・一側大脳半球と対側の小脳半球間で，遠隔効果が認められ（図6-3），可逆的であることが多いとされるが不可逆的なこともある[3]．

　皮質下損傷による大脳皮質固有の臨床症状出現は，遠隔効果として多く認められた事実である[7]．特に，視床は大脳皮質との中継核として機能するため，視床梗塞などの遠隔効果による大脳皮質の臨床症状出現が数多く報告されている[7, 8]．

　例えば，左視床前核損傷による全健忘出現はよく知られた臨床症状であるが，視床前核の損傷で後部帯状回の糖代謝低下認められている[9]．視床前核と後部帯状回が線維連絡を有することから，後部帯状回の機能低下が全健忘に大きく関与すると考えられる．両側の視床背内側核・髄板内核の損傷で背側前頭前野の機能低下が起こり，無関心・自発性低下などの精神症状が出現する[8] [10, 11]．振戦に対する視床切除術を受けた患者でも遠隔効果の報告がある[12]．

　一方，一側大脳半球と対側の小脳半球間では臨床症状を伴わない例が多い[3]．

3　視床の機能とその障害

視床は機能的に下記の 6 つに分類される[13]．主な視床核の線維連絡と機能について図 6-4 ならびに表 6-1 にまとめた．

視床は大脳皮質へ送られる感覚情報の主要中継部位として機能する．その投射先は多岐にわたり，投射先の種類によって多くの核に分類される．

　通常，投射先の性質によって，**中継核(relay nucleus, または特殊核 specific nucleus)と広汎性投射核（diffuse projecting nucleus, または非特殊核 nonspecific nucleus）**に大別される（図 6-4, 表 6.1）

　中継核はそれぞれ 1 種類の感覚モダリティーまたは運動と関係しており，相互接続をもつ大脳皮質特定領域に投射する．広汎性投射核群は他視床核と相互作用しつつ広範囲の皮質と連結し，覚醒レベル調節に関係する．

（１）調節機能関連核

視床の最も外側に位置しており（図 6-2, 6-4）外側髄板と呼ばれる有髄線維の板が視床を卵の殻のように包み，外側髄板内には小さい**網様体核(reticular nuclei)**が埋まっている．網様体核から大脳皮質へ線維投射はしないが，大脳皮質・淡蒼球・背側視床核から入力を受ける．外様体核はγ-アミノ酪酸（GABA）作動性で，抑制性ニューロンとして視床のリズムを調整し，視床－皮質間の情報伝達をモニタリングし調節している．これにより，覚醒・睡眠・痙攣ほか，多くの視床機能に影響を与える[14]．

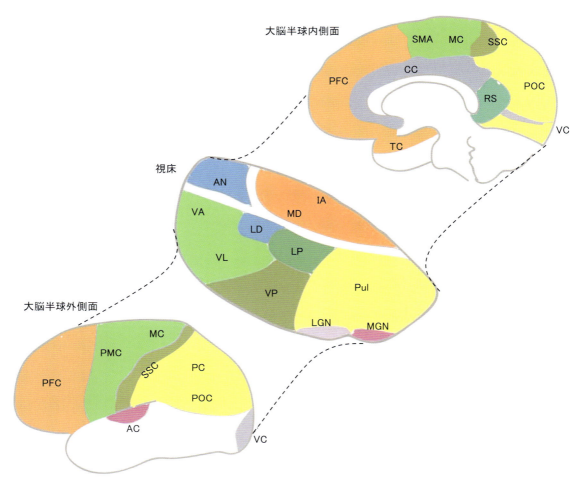

図 6-4 視床から大脳への投射.視床と大脳の線維連絡で対応する部位を同じ色で示している．PFC；前頭前野，PMC；前運動野，MC；一次運動野，SSC；一次体性感覚野，PC；頭頂葉皮質，POC；後頭頂皮質，VC；一次知覚野，SMA；補足運動野，CC；帯状回，RS；脳梁後部皮質，AN；視床前核，VA；前腹側核，VL；外側腹側核，VP；後腹側核，LD；外側背側核，LP；後外側核，Pul；視床枕，LGN；外側膝状体，MGN；内側膝状体，MD；背内側核．

（2）感覚入力関連核

後内側腹側核(ventral posterior medial nucleus, VPM) と **後外側腹側核(ventral posterior lateral nucleus, VPL)** は，視床外側核群の腹側に位置し（図 6-4），感覚上行路（内側毛帯）から入力を受け，一次体性感覚野と双方向性の強固な線維連絡を有する．

後内側腹側核(VPM)が両側顔面〜頸部・味覚，後外側腹側核(VPL)が対側身体（体幹四肢）からの体性感覚を中継し，逆に一次体性感覚野から後内側腹側核(VPM)や後外側腹側核(VPL)へフィードバック信号を投射する．したがって，後腹側核病変では，反対側の感覚消失をもたらす．認知機能的には，反対側の無視症状も出現する可能性がある．

表 6-1 視床核の機能別分類

核群	分類	主な入力	主な出力	機能
調節				
視床網様核(RN)	広汎性投射核	視床皮質投射(大脳皮質、淡蒼球、視床背側核)	視床諸核	視床活動性の調節
感覚入力				
後外側腹側核(VPL)	中継核	内側毛帯(四肢体幹)	一次体性感覚野	触覚、位置覚
後内側腹側核(VPM)	中継核	内側毛帯(頭頸部)、味覚	一次体性感覚野	触覚、位置覚、味覚
後下側腹側核(VPI)	中継核	脊髄視床路(痛覚)	一次体性感覚野	痛覚
外側膝状体(LGB)	中継核	網膜	視覚野	視覚
内側膝状体(MGB)	中継核	下丘	聴覚野	聴覚
運動出力				
前腹側核(VA)*	中継核	淡蒼球、運動前野内側部	運動前野、背外側前頭前野	運動開始と運動計画
内側腹側核(VM)	中継核	黒質網様部	一次感覚運動野	運動計画と制御
外側腹側核(VL)	中継核	淡蒼球、対側小脳	一次運動野、運動前野、補足運動野	運動学習、言語生成と想起
髄版内				
髄版内核*	広汎性投射核	傍中脳水道灰白質、脳幹網様体、小脳	眼球運動野、線条体、大脳皮質	眼球運動、注意、情動
連合				
背内側核(MD)*	中継核	基底核群、扁桃体、視床下部、側坐核、嗅覚系	前頭前野、帯状回、基底核	情動、記憶、認知
外側背側核(LD)*	中継核	乳頭体、帯状回	帯状回	記憶、情動、学習
後外側核(LP)	中継核	後帯状回、後部頭頂葉、後頭線条外野	後帯状回、後部頭頂葉、後頭線条外野	感覚統合
視床枕	中継核	上丘、2次体性感覚野(S-Ⅱ)	海馬体、海馬傍回、帯状回、後部頭頂葉、島皮質	感覚統合、知覚、眼球運動調節、言語
辺縁視床(*も辺縁視床に含まれる)				
前核(AN)	中継核	乳頭体、帯状回	帯状回	記憶、情動、学習

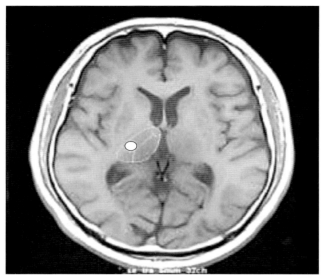

図 6-5 最も視床痛が出現しやすい場所は，後腹側核と視床枕の境界部の ventrocaudalis portae nucleus（丸で囲んだ部分）に相当する部位であった[2]．

　後下側腹側核(ventral posterior inferior nucleus, VPI)と後内側腹側核後部(posterior portion of VPM, VPPo)は痛覚の伝達に関与し，視床痛(thalamic pain)の原因と考えられる(図 6-5)[15]．視床の脳血管病変の約 7%に視床痛が出現する．ちなみに視床における痛覚の伝達には，内側痛覚システム(medial pain system)と外側痛覚システム(lateral pain system)があり[16]，前者は中心灰白質から視床の髄板内核を通り，痛みの表出に関与する．後者は後下側腹側核などを介して感覚野に信号を送り，痛みの部位を知らせる．
　内側膝状体(medial geniculate body)は下丘から側頭皮質まで聴覚信号を中継する．外側膝状体(lateral geniculate body)は網膜から後頭皮質まで視覚信号を中継する．外側膝状体損傷は視野障害を引き起こすことがある[17]．

（3）運動出力関連核

前腹側核(ventral anterior nucleus, VA)，内側腹側核(ventral medial nucleus, VM)，外側腹側核(ventral lateral nucleus, VL)は視床外側核群の前方部分に存在する中継核（図 6-4）で，黒質網様部・内側淡蒼球・小脳の 3 つから入力を受け，運動野・運動前野・補足運動野に出力する．運動系機能を中継するため，**運動系視床(motor thalamus)**と呼ばれており，単に信号を伝達するだけではなく，運動や言語を統合したり変調したりしている[18]．
　前腹側核は黒質緻密部と淡蒼球から入力を受け，運動前野背側部ならびに背外側前頭前野後部と相互連絡することにより，運動の開始と運動計画に関与する．この部は前頭前野内側部からも入力を受けている．
　内側腹側核は黒質網様部から入力を受け，感覚運動野の内外側に出力を行い，運動調節に関与する．

外側腹側核は淡蒼球・対側小脳から入力を受け，一次運動野・運動前野・補足運動野に出力し，運動学習に関与する．特に背側部は言語生成や言語想起の語彙−意味処理に関与している．

外側腹側核の損傷後には，軽度一過性片側不全麻痺と片側運動失調が認められる場合がある[19, 20]．半側無視が右側病変で認められる可能性がある[21]．左前腹側核の損傷で失語症が出現する頻度が高い[22]．

（4）髄板内核

髄板内核(intralaminar nuclei) は脳幹網様体の前方継続部分に相当する．網様体求心路の他に髄板内核へ重要な入力として，脊髄・脳幹疼痛経路からの投射がある．髄板内核からの投射は広汎かつ広範囲パターンをとり，大脳皮質の全領域に投射する．髄板内核は視床自身の細胞や基底核に多くの線維を送る．

正中中心核(centromedian nucleus)は髄板内核で最大の核（図 6-2）で，**束傍核 (parafascicular nucleus)** とともに髄板内核の尾部を構成し，ときに複合体として一緒に分類される．

大脳基底核（主に被殻）・脳幹網様体・前庭神経核・上丘から線維を受け取り，広範囲の皮質野に興奮性投射を送るループを形成し，運動・情動・認知に関与する．

すなわち，髄板内核は覚醒ならびに選択的注意で役割を担うと考えられており，安静状態から注意が必要な状態へ移行する際に活動する[23]．

正中中心核内側病変により攻撃性が減少するが，外側病変では攻撃性はさほど減少しない[24]．髄板内核に関わる傍正中動脈領域の梗塞（後述）で，通常一過性意識喪失が認められる[25]．

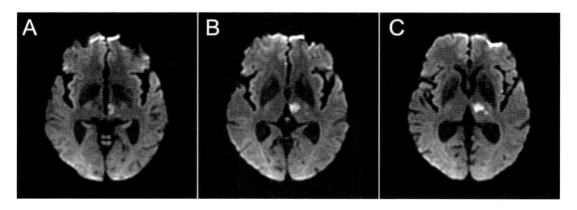

図 6-6 視床失語症候群を呈した左視床梗塞の例．MR: 拡散強調画像．A 左背内側核，B 左腹側核群，C 左網様核（Afzal and Farooq, 2013[1] より許可を得て掲載）．Copyright(2013) American Academy of Neurology.

（５）連合機能関連核

感覚入力とも運動感覚野とも接続せず，大脳連合野と接続する視床核に，**背内側核群(mediodorsal nuclei, MD)，後外側核(lateral posterior nucleus, LP)，視床枕(pulvinar)**がある．

　背内側核は内側核群の背部に位置し（図 6-4），前頭前野（腹側前頭前野，前頭眼窩野）ならびに内側側頭葉（海馬体他の辺縁系）と強い相互結合を有する中継核である[26]．扁桃体，側坐核，嗅覚野，視床下部，基底核から入力を受け取り，（Meynert の）基底核，前頭眼運動野，前頭前皮質，帯状回に投射ことにより，辺縁系情報を前頭前皮質，帯状皮質に中継する[27]．内側部は，帯状皮質，側頭葉梨状皮質，扁桃体，新皮質と緊密に関連する．外側部は前頭前野に多く投射する．

　両側視床傍正中部の梗塞により視床と前頭皮質の相互接続が遮断され，**視床認知症(thalamic dementia)**（健忘症・言語障害・錯乱・無関心・情動平坦化・自発運動欠如）を生じる[9]．これに対して，一部の両側視床傍正中部梗塞では**視床仮性認知症（ロボット症候群）**を示し，彼らは視床認知症患者と同様な行動を示すが，何をするべきか他人から支持を与えられれば行動することができる．背側正中核の損傷により両症候群が生じるものの，ロボット症候群では外側側（前頭前野に投射が多い側）の損傷だけが関係し，視床性認知症では内側側（内側側頭葉と連携する側）の損傷による記憶障害などが大きく影響する[8, 28]．人格変化・記憶喪失・不注意・錯乱・幻覚を示した両側性視床損傷 8 例の損傷部位は視床内側面であった[29]．人格変化は非常に重度で施設ケアを必要としたが，梗塞部によって生じたほとんどの症状は，健忘症を除いて時間とともに改善された．

　後外側核(lateral posterior nucleus, LP)は外側核群の後背部に位置し（図 6-5），後帯状回・後部頭頂葉・後頭葉外線条体野・海馬傍回と連絡し，マルチモーダルな感覚信号を統合することにより，到達運動・空間認知などに関与する．

　視床枕(pulvinar)は視床の最後部に位置し（図 6-4），海馬体・海馬傍回・前頭前野・後部頭頂葉・側頭葉・後帯状回・島皮質と連携して，記憶・注意・半側無視・空間情報などに関与する[30]．内側視床枕は背内側核(MD)と単一核の可能性もあり[30, 31]，海馬体・海馬傍回・前頭前野などと連携して記憶・注意に関与する．外側視床枕は特に，頭頂葉・側頭葉と後頭葉外線条体野と接続し，体性感覚・聴覚・視覚情報関与する．視床枕は網膜配列化されており，第 2 視覚系を構成し**盲視(blind sight)**に関係している[32, 33]（盲視の項参照）．前視床枕は 2 次体性感覚野と下頭頂小葉と連携し，痛覚に関与している．前視床枕は侵害受容入力を受け取り上頭頂小葉へ投射する[34]．慢性痛コントロールのために，過去には視床枕切除術と視床枕電気刺激が効果的に用いられてきた[35]．片頭痛緩和のための後頭骨下刺激により左視床枕の rCBF が増加する[34]．

（６）辺縁系機能関連核

　視床前核群(anterior group, AN)と**外側背側核(laterodorsal nucleus, LD)**は Papez 回路

－ 122 －

の一部であるところの乳頭体から入力を受け，帯状回に出力し，記憶・学習・情動経験などに関与する．**辺縁視床(limbic thalamus)**とは辺縁系に投射する視床諸核のことで，元々は視床前核群のみを指していたが，最近の研究により，他の視床諸核も含まれるようになった（表6-1）．視床前核損傷により見当識障害を呈することが知られている[36, 37].

4 視床の血管支配と閉塞症状

視床の血流供給は4つの穿通枝動脈，すなわち，**視床灰白隆起動脈（tuberothalamic artery），傍正中動脈（paramedian artery），下外側動脈（inferolateral artery），後脈絡叢動脈（posterior choroidal artery）**から供給される（図6-7, 6-8）．各動脈の脳梗塞により栄養されているそれぞれの核群の機能障害が生じる．

（1）視床灰白隆起動脈

視床灰白隆起動脈（tuberothalamic artery）は後交通動脈から起始するが，健常人の約1/3が欠如しており，視床穿通動脈が代わりに栄養している．栄養領域は，前腹側核(VA)・前核(AN)・網様核(RN)・外側腹側核(VL)吻側極・背内側核(MD)腹側極・内髄板腹側部，さらに神経線維束として乳頭体視床束・扁桃体から視床の背側正中核へ達する腹側扁桃体下行路を灌流する．

　臨床症状は，急性期では意識レベルの変動を示し，慢性期で新規学習障害と自発性欠如を呈する．言語的短期記憶・新規学習の障害は左側損傷でより著しく，視覚記憶障害と半側空間無視が右側損傷で認められる．語の流暢性の減少を認め，軽度の対側筋力低下があるが感覚障害は一過性である．乳頭体視床束の損傷によって視床前核と海馬体の連絡が障害され，健忘症候群が出現する．失語は発語数の減少と意味的および音韻的錯誤エラーが起こるが，復唱はよく保たれる．随意的な顔面運動は保たれるが，情動表出中の顔面麻痺（**情動性中枢性顔面麻痺**）が出現する．

（2）傍正中動脈

傍正中動脈（paramedian artery）は脳底動脈の分岐部から起始し，栄養領域は視床背内側核(MD)および髄板内核である．ときに，腹側外側核(VL)後内側部・視床枕腹内側部・背外側核(LD)・後外側核(LP)・前背側核(VA)も栄養することがある．視床灰白隆起動脈を欠く時にはその領域も栄養する．

　臨床症状は，急性期では意識障害が数時間から数日続く．情動障害・アパシーや記憶障害が持続しやすく，左側では言語，右側では視空間が障害される．左側損傷での言語障害は保続・流暢性減少・プロソディ―障害を呈する一般に文法構造は保たれ復唱は正常である．両側性梗塞は，意識障害・睡眠異常・無動無言症・重度記憶障害と，しばしば眼球運動異常も伴う．とくに重度記憶障害はKorsakoff症候群と類似し，**視床性認知症（thalamic**

— 123 —

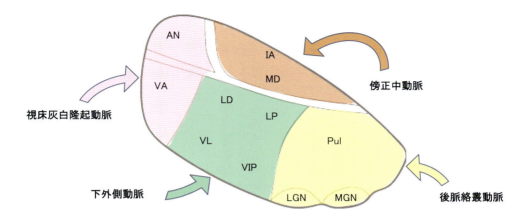

図 6-7 視床の血管支配. RN;網様核, AN;視床前核, VA;前腹側核, VL;外側腹側核, VP;後腹側核, LD;外側背側核, LP;後外側核, Pul;視床枕, LGN;外側膝状体, MGN;内側膝状体, IML;内側髄板, MD;背内側核.

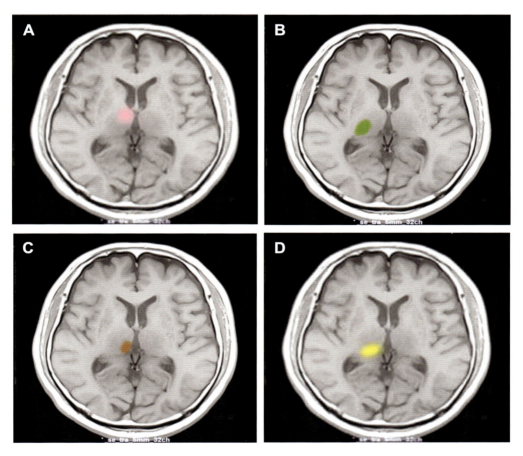

図 6-8 視床穿通枝動脈の支配領域の MRI 水平断面. A: 視床灰白隆起動脈, B: 下外側動脈, C: 傍正中動脈, D: 後脈絡叢動脈.

dementia）を呈する．また，自伝的記憶の歪みを特徴とすることか，**視床性記憶想起障害
(thalamic retrieval memory disorder)** と呼ばれることもある．

（3）下外側動脈

下外側動脈（inferolateral artery） は後大脳動脈の P2 枝から生じ，内側膝状枝・下外側
主枝・下外側視床枕枝に分かれる．栄養領域は，内側膝状枝は内側膝状体の外半分を，下
外側動脈主枝は後腹側核群の主要部（VPL, VPM, VPI）と吻側の一部を，下外側視床枕枝
は視床枕の吻側外側部・背側外側核(LD)の一部を栄養する．

　臨床症状は，感覚低下と運動麻痺生じて，失調性片麻痺と感覚低下が特徴である（失調
は小脳線維を送る外側腹側核の損傷の影響もある）．この際，**視床手（thalamic hand** ; 母
指が他の指の下に埋まり，屈曲，回内位となる現象）を呈する．しばしば患側上肢の疼痛
も呈して，**視床痛（thalamic pain）** と呼ばれる．

（4）後脈絡叢動脈

後脈絡叢動脈（posterior choroidal artery） は後大脳動脈の P2 枝から生じ数本の枝から
成る．栄養領域は，内側の枝は視床枕・髄板内核・視床下核・内側膝状体の内側，さらに
中脳を栄養し，外側の枝は視床枕下外側領域・背側外側核(LD)・後外側核(LP)・外側膝状
体，および側頭葉内側部を栄養する．

　臨床徴候は，1/4 盲・知覚障害・軽度失語症・記憶低下・不随意運動などが報告されて
いる．

参考文献

1.　Afzal, U. and M.U. Farooq, *Teaching neuroimages: thalamic aphasia syndrome.*
　　Neurology, 2013. **81**(23): p. e177.

2.　Sprenger, T., et al., *Assessing the risk of central post-stroke pain of thalamic
　　origin by lesion mapping.* Brain, 2012. **135**(Pt 8): p. 2536-45.

3.　Carrera, E. and G. Tononi, *Diaschisis: past, present, future.* Brain, 2014.
　　137(Pt 9): p. 2408-22.

4.　Ginsberg, M.D., et al., *Acute thrombotic infarction suppresses metabolic
　　activation of ipsilateral somatosensory cortex: evidence for functional
　　diaschisis.* J Cereb Blood Flow Metab, 1989. **9**(3): p. 329-41.

5.　Di Piero, V., et al., *The functional nature of cerebellar diaschisis.* Stroke, 1990.
　　21(9): p. 1365-9.

6. Campo, P., et al., *Remote effects of hippocampal sclerosis on effective connectivity during working memory encoding: a case of connectional diaschisis?* Cereb Cortex, 2012. **22**(6): p. 1225-36.

7. Feeney, D.M. and J.C. Baron, *Diaschisis.* Stroke, 1986. **17**(5): p. 817-30.

8. Bogousslavsky, J., et al., *Loss of psychic self-activation with bithalamic infarction. Neurobehavioural, CT, MRI and SPECT correlates.* Acta Neurol Scand, 1991. **83**(5): p. 309-16.

9. Clarke, S., et al., *Pure amnesia after unilateral left polar thalamic infarct: topographic and sequential neuropsychological and metabolic (PET) correlations.* J Neurol Neurosurg Psychiatry, 1994. **57**(1): p. 27-34.

10. Levasseur, M., et al., *Brain energy metabolism in bilateral paramedian thalamic infarcts. A positron emission tomography study.* Brain, 1992. **115 (Pt 3)**: p. 795-807.

11. Engelborghs, S., et al., *Loss of psychic self-activation after paramedian bithalamic infarction.* Stroke, 2000. **31**(7): p. 1762-5.

12. Baron, J.C., et al., *Thalamocortical diaschisis: positron emission tomography in humans.* J Neurol Neurosurg Psychiatry, 1992. **55**(10): p. 935-42.

13. Schmahmann, J.D. and D.N. Pandya, *Disconnection syndromes of basal ganglia, thalamus, and cerebrocerebellar systems.* Cortex, 2008. **44**(8): p. 1037-66.

14. Scheibel, A.B., *The thalamus and neuropsychiatric illness.* J Neuropsychiatry Clin Neurosci, 1997. **9**(3): p. 342-53.

15. Craig, A.D., *Pain mechanisms: labeled lines versus convergence in central processing.* Annu Rev Neurosci, 2003. **26**: p. 1-30.

16. Albe-Fessard, D., et al., *Diencephalic mechanisms of pain sensation.* Brain Res, 1985. **356**(3): p. 217-96.

17. Bogousslavsky, J., F. Regli, and A. Uske, *Thalamic infarcts: clinical syndromes, etiology, and prognosis.* Neurology, 1988. **38**(6): p. 837-48.

18. Haber, S.N. and R. Calzavara, *The cortico-basal ganglia integrative network: the role of the thalamus.* Brain Res Bull, 2009. **78**(2-3): p. 69-74.

19. Bogousslavsky, J., F. Regli, and G. Assal, *The syndrome of unilateral tuberothalamic artery territory infarction.* Stroke, 1986. **17**(3): p. 434-41.

20. Melo, T.P. and J. Bogousslavsky, *Hemiataxia-hypesthesia: a thalamic stroke syndrome.* J Neurol Neurosurg Psychiatry, 1992. **55**(7): p. 581-4.

21. Graff-Radford, N.R., et al., *Nonhaemorrhagic thalamic infarction. Clinical, neuropsychological and electrophysiological findings in four anatomical groups defined by computerized tomography.* Brain, 1985. **108 (Pt 2)**: p. 485-516.

22. Nadeau, S.E., et al., *Apraxia due to a pathologically documented thalamic*

infarction. Neurology, 1994. **44**(11): p. 2133-7.

23. Kinomura, S., et al., *Activation by attention of the human reticular formation and thalamic intralaminar nuclei.* Science, 1996. **271**(5248): p. 512-5.

24. Andy, O.J., M.F. Jurko, and L.F. Giuritano, *Behavioral changes of correlated with thalamotomy site.* Confin Neurol, 1974. **36**(2): p. 106-12.

25. Karabelas, G., et al., *Unusual features in a case of bilateral paramedian thalamic infarction.* J Neurol Neurosurg Psychiatry, 1985. **48**(2): p. 186.

26. Cassel, J.C., et al., *The reuniens and rhomboid nuclei: neuroanatomy, electrophysiological characteristics and behavioral implications.* Prog Neurobiol, 2013. **111**: p. 34-52.

27. Baleydier, C. and F. Mauguiere, *Network organization of the connectivity between parietal area 7, posterior cingulate cortex and medial pulvinar nucleus: a double fluorescent tracer study in monkey.* Exp Brain Res, 1987. **66**(2): p. 385-93.

28. Graff-Radford, N.R., et al., *Diencephalic amnesia.* Brain, 1990. **113 (Pt 1)**: p. 1-25.

29. Partlow, G.D., et al., *Bilateral thalamic glioma: review of eight cases with personality change and mental deterioration.* AJNR Am J Neuroradiol, 1992. **13**(4): p. 1225-30.

30. Romanski, L.M., et al., *Topographic organization of medial pulvinar connections with the prefrontal cortex in the rhesus monkey.* J Comp Neurol, 1997. **379**(3): p. 313-32.

31. Byne, W., et al., *The thalamus and schizophrenia: current status of research.* Acta Neuropathol, 2009. **117**(4): p. 347-68.

32. Morris, J.S., et al., *Differential extrageniculostriate and amygdala responses to presentation of emotional faces in a cortically blind field.* Brain, 2001. **124**(Pt 6): p. 1241-52.

33. Vuilleumier, P., et al., *Distinct spatial frequency sensitivities for processing faces and emotional expressions.* Nat Neurosci, 2003. **6**(6): p. 624-31.

34. Matharu, M.S., et al., *Central neuromodulation in chronic migraine patients with suboccipital stimulators: a PET study.* Brain, 2004. **127**(Pt 1): p. 220-30.

35. Yoshii, N., et al., *Long-term follow-up study after pulvinotomy for intractable pain.* Appl Neurophysiol, 1980. **43**(3-5): p. 128-32.

36. Graff-Radford, N.R., et al., *Nonhemorrhagic infarction of the thalamus: behavioral, anatomic, and physiologic correlates.* Neurology, 1984. **34**(1): p. 14-23.

37. Aggleton, J.P., et al., *Hippocampal-anterior thalamic pathways for memory: uncovering a network of direct and indirect actions.* Eur J Neurosci, 2010.

31(12): p. 2292-307.

第7章 大脳基底核

大脳基底核（basal ganglia）は，大脳半球の内部にある髄質中に埋もれた神経核群で，大脳皮質と視床・脳幹を結びつける．大脳皮質→大脳基底核→視床→大脳皮質のループを形成しており，大脳基底核は大脳皮質の機能に影響を与え，古典的には運動制御を担うが，近年，認知機能・感情・動機づけや学習など様々な機能を担っていることが明らかとなった．

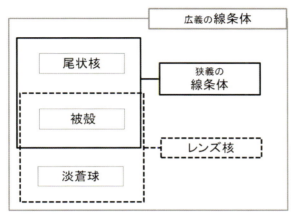

図 7-1　線条体の構成要素

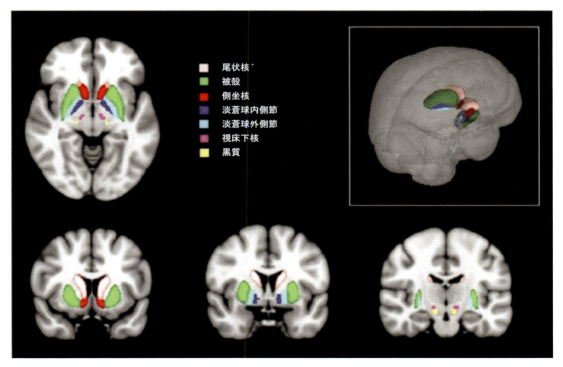

図 7-2　MRI 水平断面および冠状断面における大脳基底核の位置（Borsook et al, 2010 [1] より許可を得て転載）．
Copyright(2010) Borsook et al; licensee BioMed Central Ltd.

1 大脳基底核の解剖

大脳基底核の構成要素は，**狭義の線条体(striatum)，淡蒼球(globus pallidus)，黒質(substantia nigra)，視床下核(subthalamic nucleus)，マイネルト基底核(basal nucleus of Mynert)**である（図 7-1, 7-2）．

　狭義の線条体とは**被殻(putamen)**と**尾状核(caudate nucleus)**を合わせたものを言う．前障(clastlum)も稀に大脳基底核に加えることがあるが，他の大脳基底核との機能的関連は少ない．被殻と淡蒼球は一緒になって**レンズ核(lenticular nucleus)**と呼ばれ，このレンズ核は尾状核とともに**広義の線条体(corpus striatum)**と呼ばれる．

　線条体は機能的に背側と腹側に大別され，背側部は運動制御，腹側部は情動行動に関与する[2].

2 大脳基底核の理解に必要な基礎知識

（1）神経伝達物質

神経伝達物質とは，神経線維終末から放出される化学物質のことである．神経細胞によって放出された神経伝達物質は，その物質の受容体を持つ特定の領域に作用する．標的の存在場所は脳内の他の神経細胞膜である（但し，全身の他器官であることもある）．ホルモンが血液中に放出されて全身を循環するのに対して，神経伝達物質は放出された神経の周辺の特定の領域に作用する．一般に脳の広範囲に分布することにより，運動や，覚醒・注意・気分といった，調節的な機能を発揮する．

　神経伝達物質は，**モノアミン類・コリン作動類・アミノ酸・神経ペプチド**の4群に分類される（表 7-1）[3]．中脳（黒質・被蓋部）から線条体に投射される**ドパミン(dopamin)**は運動制御に重要な役割を果たし，その枯渇によりパーキンソン病を引き起こす．中脳から辺縁系大脳皮質に投射する経路は，感情・情動．注意・動機づけに重要であり[3]，いわゆる報酬系経路として意思決定に影響する（意思決定の項参照）．この系の異常が統合失調症に関与しており，さらに薬物依存症の原因ともなる．また視床下部から下垂体に投射してホルモン分泌にも影響を与える．

　ノルエピネフリン(norepinephrine 別名ノルアドレナリン；noradrenaline)は主に脳幹に存在する青斑核で産生され，交感神経系を賦活させる他に覚醒にも関与する[3].

　セロトニン(serotonin, 5-HT)神経細胞は脳幹の縫線核に存在し，脳・脊髄に広範に投射することにより，注意機能などに影響を与える[3]．セロトニンならびにノルアドレナリン・ドパミンはうつ病の発症に関与しており，セロトニン取り込み阻害薬（SSRI）の内服によりうつ病の改善が認められる．

　アセチルコリン(acetylcholine)はマイネルト基底核から大脳資質へ広範な投射をしており，網様体賦活系の主要な伝達物質として，覚醒．情動・睡眠に影響を与える．脳内アセチルコリンの減少で錯乱や記憶障害が惹起される[3]．ドネペジルのようなアセチルコ

表 7-1 神経伝達物質

系列	主な伝達物質	合成部位／局在	主要経路／遠心路	主な機能
モノアミン系	ドパミン	黒質緻密部・腹側中脳被蓋・視床下部	線条体・大脳皮質・辺縁系・視床下部	運動制御・感情・情動．注意・動機づけ・ホルモン分泌
	ノルエピネフリン（ノルアドレナリン）	青斑核	視床・視床下部・嗅脳・海馬・基底核・小脳	交感神経系賦活・覚醒
	セロトニン	縫線核	視床・視床下部・辺縁系・基底核・嗅脳	注意機能，気分障害・疼痛伝達
コリン作動系	アセチルコリン	マイネルト基底核	大脳皮質・海馬・視床下部	覚醒・情動・睡眠・記憶
アミノ酸系	GABA	ほとんどの介在ニューロン	大脳皮質・淡蒼球・線条体・視床・海馬・小脳	抑制作用
	グルタミン酸	ほとんどのニューロン	大脳皮質・線条体・視床・海馬・小脳・脊髄	興奮作用
神経ペプチド系	エンケファリン	視床下部・中脳・脊髄	大脳基底核	モルヒネ作用運動制御

リン作動薬の投与により，アルツハイマー病の進行を遅らせる効果がある．

いくつかのアミノ酸は神経伝達物質として作用する．**グルタミン酸(glutamate)**は殆どのニューロンに存在し興奮性作用を発揮するのに対して，GABA は殆どの介在ニューロンに存在し抑制作用を発揮する[3]．

エンケファリン(enkephalin)はオピオイド受容体と結合しモルヒネ作用を再現する[3]．大脳基底核の間接経路にも存在し，この経路が変化すると間接的経路に対する全体としての抑制が利かなくなり，運動障害が生じる（ループ形成の項参照）[4]．

（2）ループ形成

大脳基底核は，大脳皮質→大脳基底核→視床→大脳皮質のループを形成している．これらのループにより，大脳基底核が大脳皮質（運動野・前頭前野・帯状回）の興奮性に影響を与え，運動機能や認知機能の興奮性の調節を行うのである．

神経解剖学的な知見に基づいて 5 つのループ，すなわち**運動系ループ（motoric loop）・眼球運動ループ（oculomotor loop）・背側前頭前野系ループ（dorsolateral prefrontal**

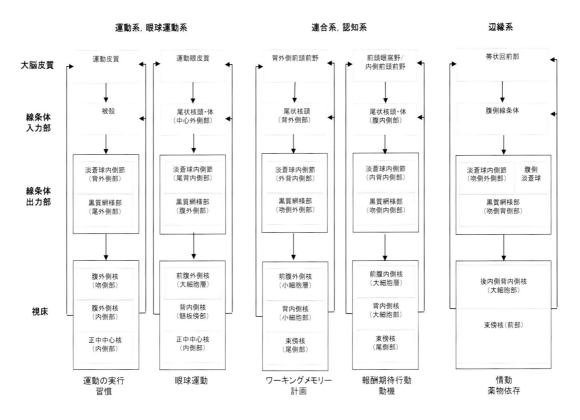

図 7-3 大脳皮質→大脳基底核→視床ループ.

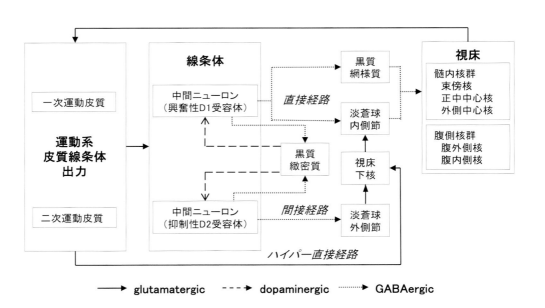

図 7-4 運動ループにおける制御方法,直接経路,間接経路,ハイパー直接経路.

loop)・前頭眼窩・内側前頭前野ループ(orbitofrontal/medial prefrontal loop)・辺縁系ループ（limbic loop）が存在する（図 7-3）．運動ループと眼球運動ループを合わせて**感覚運動ループ(sensorimotoric loop)**，背側前頭前野ループと前頭眼窩・内側前頭前野ループを合わせて**連合認知ループ(associative cognitive loop)**と呼ぶこともある．

　運動ループでは運動・思考を補助したり手続き学習に関与する．眼球運動ループは外眼筋運動を調整する．連合系・認知系ループは，眼と手の協調性など個人空間の認知に関与する．辺縁ループは，辺縁系と運動系の間のインターフェイスを供給し，情動表出や運動の動機面に関与する[86]．これらのループは相互の連絡が乏しく，並列処理回路であると考えられている．

　一般的にこれらのループでは，大脳皮質からの興奮性信号が出力されたのち，①線条体が入力を受け取り，②内側淡蒼球と黒質網様部から視床へ出力する．さらに，③外側淡蒼球と視床下核が間接的調整を行う．

　運動ループを例に神経回路を説明すると（図 7-4），①②は抑制性 GABA 作動性ニューロンで，抑制が 2 重におこなわれる（**脱抑制, dysinhibition**）ために，最終的に視床の興奮性が上昇する．これを**直接路(direct pathway)**と呼び，運動の開始の際に重要な役割を果たす．③が加わると②の興奮性を高めるため視床は抑制される．これを**間接路(indirect pathway)**と呼び，直接路と拮抗的に作用する．

　さらに，大脳新皮質から②へ直接の興奮性投射が存在することが知られており，**ハイパー直接路（hyperdirect pathway）**と呼ばれている[4]．

3 大脳基底核の機能とその障害

(1)背側部

①背側線条体
背側線条体(dorsal striatum)は**新線条体(neostriatum)**とも呼ばれ，被殻と尾状核で構成される．

　線条体は一般的運動プログラムの貯蔵庫であり，新線条体は感覚信号や皮質領域からの指令に反応し，前頭皮質と共に実行に適さない信号を抑制する（ゲート機能やスクリーニング機能）．

　尾状核は，運動や行動の連続的指令の鍵で[5]，ラットの餌捕食を習慣化させる実験では，尾状核を破壊したラットでは習慣行動が破綻したが海馬破壊では習慣行動は影響されなかった[6]．尾状核病変で最も頻繁な行動障害はアパシーで，無関心・自発性欠如・感情欠如などを呈する[7]．

② 背側淡蒼球
背側淡蒼球(dorsal pallidum)は被殻内側に位置し，線維帯で外側節と内側節に分けられる．

外側節から内側節へ線維投射し，内側節は大脳基底核の主要出力核となる．

淡蒼球が障害されると，前頭前野の抑制機能が増強されるため，うつ症状を呈する[8, 9]．一酸化炭素中毒のような無酸素性損傷により両側淡蒼球の梗塞が起こり，強迫観念や衝動性の原因となる[10]．

③視床下核
視床下核(subthalamic nucleus)は視床の下部に位置し，その尾部で黒質と隣接する．淡蒼球外側節から入力され，淡蒼球内側節・黒質網様部に出力し，基底核を通る間接経路の鍵となる．視床下核損傷で対側ヘミバリズムをきたし，しばしば筋トーヌスが低下する．

④ 黒質
黒質(substantia nigra)は中脳に位置する基底核の一つで，緻密部と網様部に分けられる．緻密部は黒質線条体(中脳線条体)路を形成し，ドパミン産生細胞を含み，その消失でパーキンソン病が生じる．網様部と淡蒼球内側節は大脳基底核ループの2大出力核であり，どちらも視床へと投射している．

D1ドパミン作動線維は直接経路により運動を活性化し，D2ドパミン作動線維は間接経路により運動を低下させるが，全体的にはドパミン濃度上昇により運動は活性化する．

D2遮断薬により，ジストニア・アカシジア・偽振戦麻痺などの錐体外路症状が生じる．ジスキネジアは長期D2遮断薬服用者の最高50%に認められ，薬剤中止後も継続する可能性がある．パーキンソン病患者では視空間機能・実行機能・記憶の障害，うつ症状が報告されている[11-15]．

(2)腹側部

① 腹側線条体
腹側線条体(ventral striatum)は，前脳基底部の**側坐核(nucleus accumbens)・嗅結節(olfactory tubercle)**・尾状核＆被殻の腹側進展部から構成される．

側坐核は透明中隔基部に位置する小さな核で，辺縁系ループの大脳基底核入口として，辺縁系の"動機づけ"関連構造物から入力をまとめて，淡蒼球・黒質など運動処理関連構造物へ出力するため[16]，辺縁系の関連構造物とされる．また，側坐核から放出されるドパミンは報酬効果と密接に関係している[17]（意思決定，辺縁系の項参照）．

② 腹側淡蒼球
腹側淡蒼球(ventral pallidum)は外側視索前野と無名質から構成され，背側淡蒼球と連がっている．**Meynert基底核(basal nueleus of Mynert)**は無名質の大部分を占め，扁桃体・視床下部・橋脚核・中脳から入力を受け，新皮質・海馬・扁桃体・視床・脳幹へ投射し，脳内アセチルコリンの大部分を産生する．

アセチルコリン遮断薬で錯乱・記憶障害を生じる．アルツハイマー病でMeynert基底

核のアセチルコリン作動性ニューロンが消失するが，それ以前に以前に軸索終末からアセチルコリンが消失していることから，基底核細胞消失は軸索の逆行死による2次的なものと考えられる[18, 19].

③ 腹側被蓋野

腹側被蓋野(ventral tegmental area)は黒質緻密部の腹内側に隣近接し，ドパミン作動性ニューロンを高率に含んでいることから，**黒質複合体(substantia nigra complex)**として基底核の一つに捉えられるようになった.

腹側被蓋野からのドパミン作動性線維のターゲットは，背外側前頭前野・背腹側前頭前野・前帯状回（中脳皮質系），側坐核・海馬・扁桃体（中脳辺縁系），正中および内側視床核群（辺縁視床）である.

腹側被蓋野ドパミン作動システムは，古い学習行動の維持ではなく，新しい学習行動の報酬に関係しており[20]，予想外刺激の新規性，初期報酬，報酬条件刺激に反応する[2].

参考文献

1. Borsook, D., et al., *A key role of the basal ganglia in pain and analgesia--insights gained through human functional imaging.* Mol Pain, 2010. **6**: p. 27.

2. Haber, S.N. and J.L. Fudge, *The primate substantia nigra and VTA: integrative circuitry and function.* Crit Rev Neurobiol, 1997. **11**(4): p. 323-42.

3. Rangel-Gomez, M. and M. Meeter, *Neurotransmitters and Novelty: A Systematic Review.* J Psychopharmacol, 2016. **30**(1): p. 3-12.

4. Nambu, A., H. Tokuno, and M. Takada, *Functional significance of the cortico-subthalamo-pallidal 'hyperdirect' pathway.* Neurosci Res, 2002. **43**(2): p. 111-7.

5. Aldridge, J.W. and K.C. Berridge, *Coding of serial order by neostriatal neurons: a "natural action" approach to movement sequence.* J Neurosci, 1998. **18**(7): p. 2777-87.

6. Packard, M.G., R. Hirsh, and N.M. White, *Differential effects of fornix and caudate nucleus lesions on two radial maze tasks: evidence for multiple memory systems.* J Neurosci, 1989. **9**(5): p. 1465-72.

7. Bhatia, K.P. and C.D. Marsden, *The behavioural and motor consequences of*

focal lesions of the basal ganglia in man. Brain, 1994. **117 (Pt 4)**: p. 859-76.

8. Lauterbach, E.C., *External globus pallidus in depression.* J Neuropsychiatry Clin Neurosci, 1999. **11**(4): p. 515-6.

9. Lauterbach, E.C., et al., *Clinical, motor, and biological correlates of depressive disorders after focal subcortical lesions.* J Neuropsychiatry Clin Neurosci, 1997. **9**(2): p. 259-66.

10. Salloway, S. and J. Cummings, *Subcortical disease and neuropsychiatric illness.* J Neuropsychiatry Clin Neurosci, 1994. **6**(2): p. 93-9.

11. Savage, C.R., *Neuropsychology of subcortical dementias.* Psychiatr Clin North Am, 1997. **20**(4): p. 911-31.

12. Mayberg, H.S., et al., *Selective hypometabolism in the inferior frontal lobe in depressed patients with Parkinson's disease.* Ann Neurol, 1990. **28**(1): p. 57-64.

13. Starkstein, S.E., R.G. Robinson, and T.R. Price, *Comparison of cortical and subcortical lesions in the production of poststroke mood disorders.* Brain, 1987. **110 (Pt 4)**: p. 1045-59.

14. Lafer, B., P.F. Renshaw, and G.S. Sachs, *Major depression and the basal ganglia.* Psychiatr Clin North Am, 1997. **20**(4): p. 885-96.

15. George, M.S., T.A. Ketter, and R.M. Post, *SPECT and PET imaging in mood disorders.* J Clin Psychiatry, 1993. **54 Suppl**: p. 6-13.

16. Winn, P., V.J. Brown, and W.L. Inglis, *On the relationships between the striatum and the pedunculopontine tegmental nucleus.* Crit Rev Neurobiol, 1997. **11**(4): p. 241-61.

17. Blum, K., et al., *The D2 dopamine receptor gene as a determinant of reward deficiency syndrome.* J R Soc Med, 1996. **89**(7): p. 396-400.

18. Sofroniew, M.V., et al., *Retrograde changes in cholinergic neurons in the basal forebrain of the rat following cortical damage.* Brain Res, 1983. **289**(1-2): p. 370-4.

19. Herholz, K., et al., *In vivo study of acetylcholine esterase in basal forebrain, amygdala, and cortex in mild to moderate Alzheimer disease.* Neuroimage, 2004. **21**(1): p. 136-43.

20. Schultz, S.K., et al., *Withdrawal-emergent dyskinesia in patients with schizophrenia during antipsychotic discontinuation.* Biol Psychiatry, 1995. **38**(11): p. 713-9.

第8章 辺縁系

海馬傍回と帯状回を合わせて辺縁葉(limbic lobe)と呼んだのは Broca である[2]．McLean は 1950 年に情動は辺縁葉の産物であるとした[2]．辺縁葉は後に**辺縁系(limbic system)**と改名され，現在ではさらに海馬・扁桃体・中隔核などが加わり，さらに研究者によっては，嗅覚系・側坐核・視床下部・前頭葉連合野などを加える者もいる[2]（図 8-1）．

1 辺縁系の解剖

側頭葉腹内側部には，**海馬傍回(parahyppocampal gyrus)**，**嗅内皮質(entorhinal cortex)**，**海馬体(hippocampal formation)**，**鉤(uncus)**，**扁桃体(amygdala)**が含まれる．**側頭極(temporal pole)**がときに辺縁系とされる．すべての感覚入力が最終的に海馬と扁桃体に伝達される．1930 年代 Kluver と Bucy は，側頭葉が行動異常に関連することを証明した（Kluver and Bucy, 1939）．

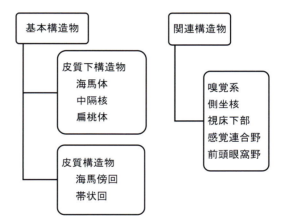

図 8-1 辺縁系の基本構造と構造物

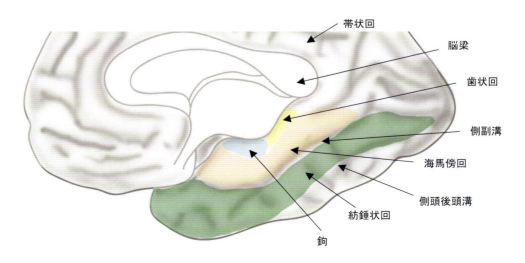

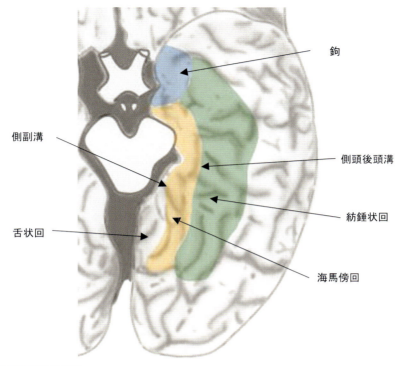

図 8-2　辺縁系の肉眼的解剖

2　辺縁系の理解に必要な基礎知識

（1）情動

情動の過程は，感覚刺激入力→価値評価と意味認知→情動反応（自律神経，内分泌，表情，行動）表出である．

　一般には**情動(emotion)**と**感情(feeling)**は紛らわしい言葉だが，医学的には情動とは無意識的な生理的反応であり，感情とは顕在意識にのぼり必ずしも生理的反応を伴わない．

　ラットが恐怖刺激に対してすくみ動作を示すのと同様に，情動反応はヒトにおいても生得的なものある．これを最初に発見したのは，１９世紀のダーウィン(Charles Robert Darwin)である．彼は冒険船ビーグル号で世界１周したのちに，「種の起源」(1859)を執筆したが，同時に「動物と人間における感情の表現」を発表した．彼は何万年にわたり途絶した地域で，「ヒトは言葉や習慣は違っても同じ表情で感情を伝える」ことを示し，表情・行動は進化の過程で受け継がれ，人類共通であると考えた（図 8-3）．

　辺縁系は生存に関与する(社会的)行動に関与する構造物で，環境や種族に適応することに機能し，さらに情動や感情，より基本的な機能（接触や性交）にも関与する．より精巧な機能として内外情報を現実に統合する機能も有する．多くの動物では嗅覚が関与するも

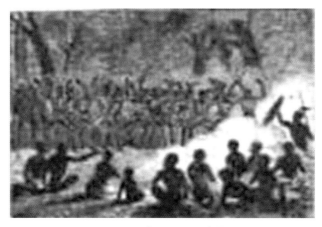

図 8-3 ダーウィンの書籍より

のの，ヒトでは嗅覚関与が少なく，情動や行動の制御だけが機能として重要となった．ヒトの辺縁系機能は 2 つのサブシステムに大別される[16]．ひとつは海馬体を中心とする記憶に関与するシステムで，もうひとつは扁桃体を中心とする情動へ関与するシステムである．これらの部門の機能が，減少（うつ病，Kluver-Bucy 症候群），増大（躁病，強迫性障害），変調（精神病）することで，症状が出現する．

Cf. 感情

情動が無意識的であるのに対し**感情(feeling)**の本質は主観的であるため，その研究対象はヒトとなる．fMRi 研究のメタ解析ではそれぞれ特徴的な活動部位が示された[4]．これらの研究成果は，少なくとも健常人において，感情と情動は表裏一体の因果関係があることを示している（図 8-4）．単純な感情想起のみならず複雑な社会的感情においても，島皮質や S-II が関与することが，共感と痛み，賞賛と憐みなどの機能画像研究で明らかにされている．感情要素の快楽側面の研究では，大脳基底核，特に腹側淡蒼球と腹側線条体の側坐核が重要な役割を果たすと報告される[9, 17]．

（2）愛情

愛情の定義は難しく，本項では男女愛と母性愛について考える．

　Zeki ら[21]は男女の愛で，報酬系ドパミン神経の投射領域である前帯状回・島皮質・線条体（側坐核）・海馬が賦活されると報告した．さらにワーキングメモリー関連部位（外側前頭前野・頭頂葉連合野・側頭葉）と恐怖情動関連部位（扁桃体）の活動低下も同時に認められた．一般に男女が恋愛対象者のために危険な行動でも顧みないことがあるのは，扁桃体の活動低下も影響するかもしれない．さらに自己と他者を区別に関わる領域である内側前頭前野・下頭頂小葉（頭頂側頭境界部）も恋人同士では活動低下してしまい，恋人同士で自他の区別がつきにくくなる[22]．

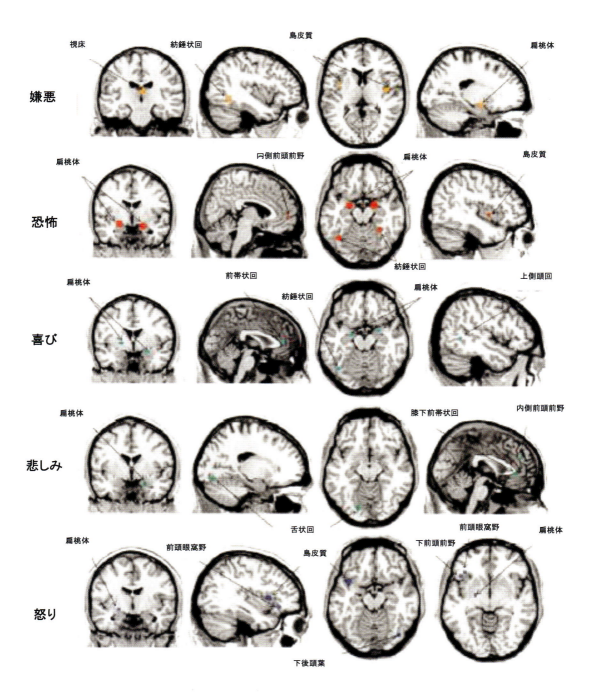

図 8-4 感情の神経基盤．表情，場面，動画，声，音楽，記憶想起といった課題を用いて賦活された，嫌悪，恐怖，喜び，悲しみ，怒りの脳賦活部位．Fusar-Poli ら[4]，Vytal and Hamann[11]，Phan ら[18]，Murphy ら[19]のメタ解析を統合した（Meaux and Vuilleumier, 2015[20]より許可を得て引用）．

一方，母性は母性ホルモンである**オキシトシン(oxytocin)**の影響を受ける．オキシトシンは哺乳類の視床下部で産生さるホルモンで，赤ちゃんが母乳を吸ったり赤ちゃんとの接触によりオキシトシンが分泌し，出産時の子宮平滑筋収縮や，授乳時の乳腺平滑筋上皮細胞の収縮が起こる[23]．最近ではオキシトシンが神経伝達物質としての役割を持つことが知られており[24]，いわゆる**母性脳(maternal brain)**を新たに形成することが明らかにされている[24]．オキシトシン産生ニューロンは，外側視索前野と室傍核に存在しており，血中のホルモンとして作用するとともに神経ペプチドとして，辺縁系の受容体に作用する（図 8-5 A）[24]．ほ乳行動によるオキシトシン分泌が報酬回路を修飾し，子供最優先の意識変化が作られると推測される．母親ラットに新生児とコカインのどちらを選ぶか課題設定したところ，子供を選んだという報告がある．さらに，オキシトシンが視床下部レベルに作用して，鎮静・緩和・交感神経活動減少の役割を果たす[25]．

　扁桃体にオキシトシン受容体がきわめて豊富に存在し，恐怖反応を減弱させることも認められており，子供を守る行動に役立つと考えられる(図 8-5 B)[5]．このような母性脳は一旦形成されると長く続く可能性が示唆されており[24]，母と子供たちの間の愛情育成に長期間反映される[26]．

　オキシトシン産生細胞数は男女ほぼ同じで，雄ラットではオキシトシンによって性的ではない社会的交流が増加される[27]．

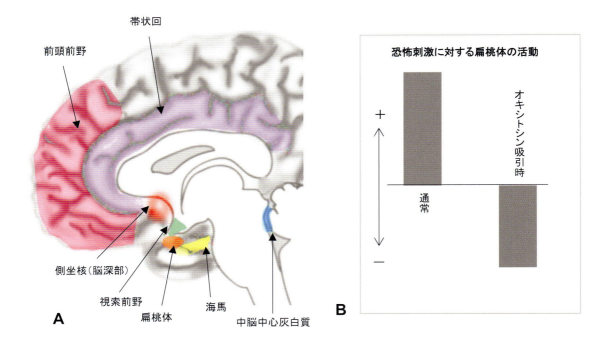

図 8-5　A　オキシトシン受容体の分布領域　　B　オキシトシン吸引の有無と扁桃体活動の関係．オキシトシンを吸引すると恐怖刺激（ネガティブな表情で睨まれる課題）に対する扁桃体の反応が低下する．[5]

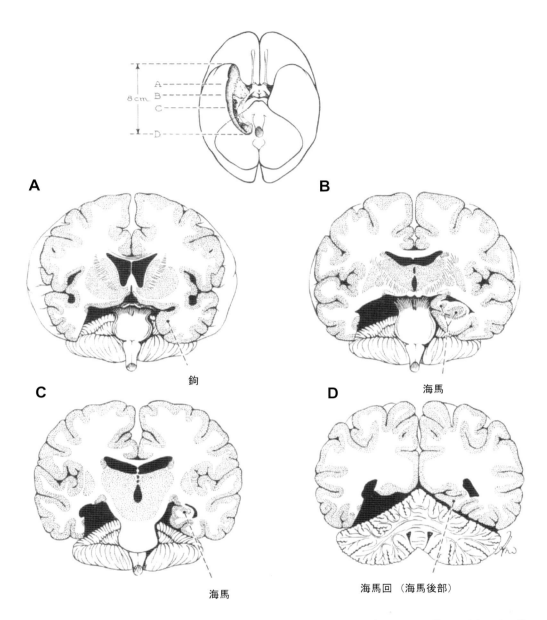

図 8-6　症例 H.M. の切除部位．図では理解しやすくするために片側の海馬ならびに内側側頭葉の切除部位を記載しているが，実際は両側切除である[7]．

（3）記憶

　てんかん患者 H.M. は 両側の海馬・扁桃体・側頭葉多種感覚連合野の切除を受けたのち，重篤な記憶障害が残り，その症例研究で記憶のメカニズムについて多くの発見を得た

（2008年死亡，死後に本名 Henlry Molaison であることが明かされた.）

H.M.の記憶は，数秒～数分間は保たれ，これは内側側頭葉が一時的記憶に必要ないことを示した．H.M.はワーキングメモリーから新しい情報を長期記憶に変更することが出来なかったが，手術の2年以上前の長期記憶は保持していた．また言語機能は正常であり，意味記憶(semantic memory)は保持されていたし，いわゆるIQは正常範囲で不変であった．また H.M.の手続き記憶は正常で，同じ課題を練習したことを忘れていても練習効果は保持していた(図8-7).

H.M.の研究を手掛かりとして，現在では長期記憶は2つに分類される（図8-8）．ひとつは**潜在記憶(implicit memory)**とよばれる非意識的な記憶で，別名，**非宣言記憶あるいは非陳述記憶(nondeclarative memory)**と呼ばれる．非宣言記憶には，技能学習（**手続き記憶，procedural memory**）以外に，**プライミング(priming)・連合学習（条件付け）・非連合学習（馴化と感作）**などがあり，いずれも内側側頭葉に依存せず，反復練習による逐次学習(increment learning)が可能である．

もう一つは意図的な想起である**顕在記憶(explicit memory)**で，別名，宣言記憶あるいは**陳述記憶(declarative memory)**と呼ぶ．顕在記憶は，個人的経験や自叙伝的記憶を意味する**エピソード記憶(episodic memory)**と事実を記憶する**意味記憶(semantic memory)**に分けられる．意味記憶は，内容が前後の文脈と関連しないことがエピソードと違う点で，側頭葉の腹側や外側の大脳皮質にも貯蔵される．

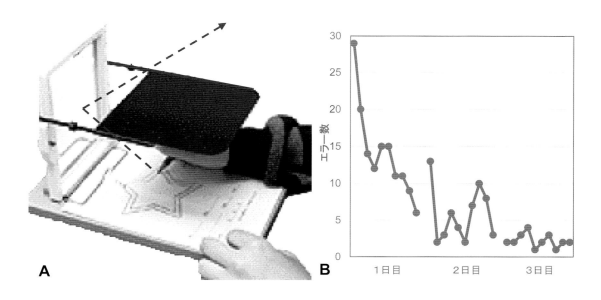

図8-7 HMの手続き記憶の例．鏡に映った星の輪郭をなぞる課題(A)を1日10回3日間実施した．H.M.は前日もこの課題をやったことを忘れており，毎回検査の説明をする必要があった．しかし，エラーの数（輪郭からはみ出す数）は確実に減少し，学習効果が認められた(B)．

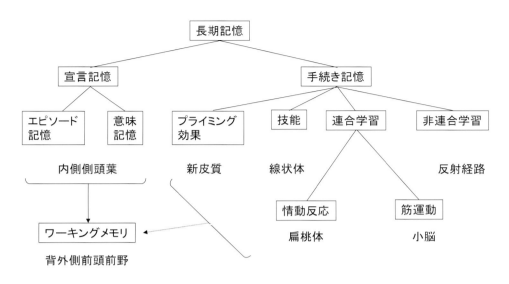

図 8-8　記憶の種類と関与する部位.

宣言記憶には，符号化(encoding)→貯蔵(storage)→固定(consolidation)→想起(retrieval)の4つのプロセスがあり，内側側頭葉の損傷は上記4つのプロセスすべてに影響する．符号化には前頭前野と内側側頭葉が関与する．貯蔵は，長期的貯蔵部位は多くの脳領域に分散しており，ある種の手掛かりに応じて独立して利用されている．宣言記憶が大脳皮質に貯蔵されるまでの数週～数か月の間，海馬体が記憶を貯蔵する．固定には睡眠が重要で，REM 睡眠で海馬が活動しリプレイされている．想起にも前頭前野と内側側頭葉が関与するが，大脳皮質に固定された古い記憶の想起には内側側頭葉が必要でないことは症例 H.M. の知見からも明らかである．

4　辺縁系の機能とその障害

（1）海馬体と関連構造物

側頭葉下面は個人差が大きい．外側から順に，**下側頭回(inferior temporal gyrus)**，**紡錘状回(fusiform gyrus，別名外側後頭側頭回 lateral occipitotemporal gyrus)**，**舌状回(lingual gyrus, 別名内側後頭側頭回 medial occipitotemporal gyrus)** の3つの脳回が平行に並び，後頭側頭溝と側副溝がそれを境界する（図 8-2）．舌状回は前方で**海馬傍回(parahippocampal gyrus)** に連続している．海馬傍回はその前極で拡大し，**鉤(uncus)** を形成する．海馬傍回は海馬の周囲に存在する灰白質で，大脳内側皮質のひとつである．この領域の前部が**嗅内皮質（entorhinal cortex）** で，マルチモーダル連合野から入力を受け取る．海馬傍回の後部と紡錘状回の内側部を指して**海馬傍皮質（parahippocampal cortex）** という用語が用いられる（図 8-2）．

海馬体(hippocampal formation)は辺縁系の中心に位置しており，海馬台(subiculum)，海馬(hippocampus proper)，歯状回(dentate gyrus)から構成される．底面に海馬傍回があり，その前端部が嗅内皮質(BA 28)である．嗅内皮質と歯状回が，嗅球，前梨状野，扁桃体，側頭&前頭葉多モーダル連合野から入力を受け，海馬体へ情報を伝達する．他に，中隔核・視床下部・視床・脳幹からも海馬体に入力し，ドパミン・ノルエピネフリン・アセチルコリンを送る．海馬と扁桃体には相互結合がある．海馬体からの出力は，脳弓へ収束した後，中隔核・腹内側視床下部・乳頭体へ投射する．

　海馬体の記憶メカニズムとして認知マップ(cognitive map)という仮説がある[28, 29]．これは海馬体特有の機能で，記憶で重要なのは絶対的座標に回帰する力であり，頭頂葉が自己中心性地図(egocentric reference frame)を持つのに対して，海馬体は他人中心性地図(allocentric reference frame)を持っているため（頭頂葉の章参照），記憶を客観的地図により整理整頓できるという仮説である．宣言記憶はこの海馬特有の機能から発達した．健常者の脳機能画像では，空間情報の想起で右海馬体が，単語・物体・人物の想起では左海馬体の活動が増加するとの報告がある．これは，右海馬体損傷で空間見当識障害が，左海馬体損傷で言語記憶障害が生じるとの臨床観察所見に一致する．ロンドン市のタクシードライバーの両側海馬体後部は一般人に比べて体積が有意に増加しており，特に右海馬体後部の体積はタクシー運転時間の長さと比例していた（図8-9）[14, 30]．

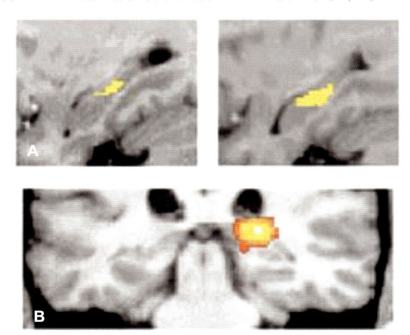

図8-9　タクシードライバーの海馬灰白質の体積．A　健常人に比較して有意に増大している部位を示す．両側ともに海馬後部の体積が有意に増加している．　B　タクシー運転時間の長さと灰白質体積の相関部位を示す．右海馬後部の体積とタクシー運転時間の長さに相関を認める（Maguire et al, 2000[14]より，許可を得て転載）．Copyright (2000) National Academy of Sciences, U.S.A.

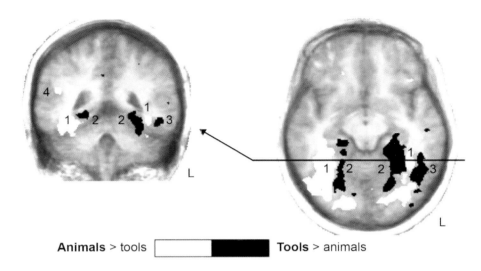

図 8-10　意味記憶のカテゴリー特異性．動物の呼称で有意に賦活する部位（白）は紡錘状回外側（1）と右上側頭回，道具の呼称で有意に賦活する部位（黒）は，紡錘状回内側（2）と左側頭回＆下側頭回（3），左腹側前頭前野であった（Martin et al, 2001[13]より許可を得て転載）. Copyright (2001), with permission from Elsevier.

さらに，言語と意味の関係性についてもマップ概念が用いられ，意味記憶はこの認知マップによってカテゴリー特異的に貯蔵されると考えられる．Martinら[13]は動物と道具の意味記憶における活動部位の差をfMRIを用いて示した（図8-10）.

海馬(hippocampus proper)・脳弓・海馬台・歯状核いずれの損傷でも宣言記憶の障害が生じる[31]が，個々の損傷では海馬体とその周囲全体（脳弓・乳頭体・内側視床など）が損傷されるほど重度障害にはならない[32].

海馬－脳弓－乳頭体－乳頭体視床路－視床前核－帯状回－海馬で構成される回路（**Papezの回路**,図8-11）があり，脳弓の損傷でアムネジアを生じたり[33]，乳頭体損傷で**コルサコフ症候群**を生じる[34]．海馬体積の減少が，単極性うつ[35]，心的外傷後ストレス障害（PTSD）[36],双極性障害[37],アルコール依存[38]で報告されている．

ストレスによる海馬体積減少の理由は2つ想定されており，一つはグルタミン酸による神経毒性の結果であり，もう一つはコルチゾール増加による神経発生の抑制である（ストレスの項参照）.

Cf. プライミング（priming）

前もって単語や対象物に暴露しておくことで潜在記憶が改善する現象．Sequireら[39]は健忘患者に前もって単語を学習させておくと，患者はその単語を学習したことを意識的に思い出せなくても，その単語の最初の数文字を見ただけで健常者と同程度の単語数を思い出せることを報告した．プライミングの機能は大脳皮質に存在すると考えられる。右後頭皮質損傷患者では，単語の視覚的プライミング効果が消失した[40].

(2)扁桃体

扁桃体(amygdala)は側頭葉の鉤の深部にある複雑な核で,「情動ネットワークの源」と称されるほど情動経験が集積される[41]. 情動の過程は, 感覚刺激入力→情動記憶(価値評価と意味認知)→情動反応(自律神経, 内分泌, 表情, 行動)表出で, 扁桃体は情動記憶と情動反応に重要な役割を果たす.

扁桃体は異なる機能的特徴を持った複数の神経核を含んでいる. このような神経核の中に, 基底外側複合体, 内側核, 中心核がある. 基底外側複合体はさらに, 外側核, 基底核, 副基底核に分けられる.

扁桃体への入力は, 味覚・嗅覚・内臓感覚・聴覚・視覚・体性感覚などあらゆる種類の刺激が, 直接的・間接的に入力される. さらに皮質連合野および海馬と双方向的に情報交換を行うことにより, 感覚情報が報酬性か懲罰性か判断され修正される. この海馬・扁桃体間の関係は相補的で, 海馬は新皮質からの認知情報を受ける前に情動的情報を扁桃体から受けている.

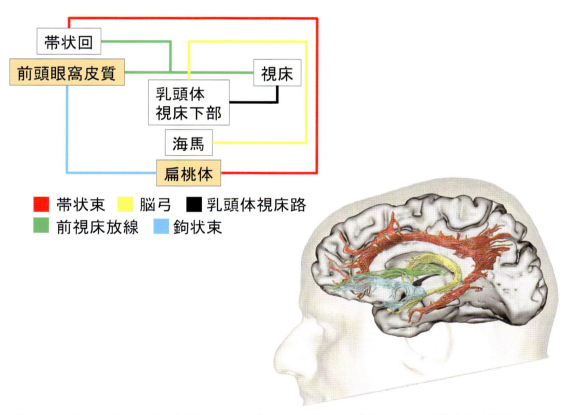

図8-11　Papezの回路(灰色)とYakovlevの回路(オレンジ)およびネットワークを構成する線維束. 赤;帯状束, 黄色;脳弓, 黒;乳頭体視床路, 緑;前視床放線, 青;鉤状束. ATLAS OF HUMAN BRAIN CONNECTIONS by permission of Oxford University Press.

扁桃体からの出力線維は，3つに大別される．ひとつは基底外側核から出力し前頭前野・帯状回・海馬・尾状核・側坐核へ投射して学習記憶を調節する経路．2つ目は中心核から視床下部・中脳・橋・分条界核に到達，3つめは内側核から出力し分条界核・視床下部に到達して，自律神経とホルモン反応を調節する経路である（図8-12）．

　感覚刺激の中には，自動的に情動を引き起こすもの（高所・猛獣など）があり，それを**情動能（emotional competence）**を持った刺激と呼ぶ．情動能のある刺激はそれ自体で情動反応が表出される．それ以外の多くの感覚刺激は価値評価と意味認知によってその刺激の情動的な側面が学習記憶される．その代表例が**パブロフ型恐怖条件付け(Pavlovian conditioning)**実験で，ラットに中立的な条件刺激（例えば音）と電気ショックを一緒に何度か提示すると，その音を聞いただけで情動反応が引き起こされる．パブロフ型恐怖条件付けに重要なのは，外側核と中心核である．外側核は入力側で中心核が出力側でありどちらの核が損傷しても恐怖条件付けが阻害されるが，それ以外の核の損傷では阻害されない[42]．中心核から中脳水道灰白質・迷走神経背側核などに出力され，闘争・逃避・防御・フリーズなどの行動がおこる．ネコの扁桃体中心核を電気刺激すると，心拍数・呼吸数・血圧の増加など恐怖反応が出現する．ヒトの扁桃体を電気刺激すると，不安や・恐怖・表情変化とともに自律神経反応が誘発される[43]．哺乳類のメスの扁桃体内側を電気刺激すると，排卵と子宮収縮が起こり，オスではペニスが勃起する[43]．

　さらに，ラットがレバーを押すと電気ショックが流れないように学習させる（**回避条件付け実験**）ことも可能であるが，ラットの扁桃体を破壊すると回避条件付け反応を呈さな

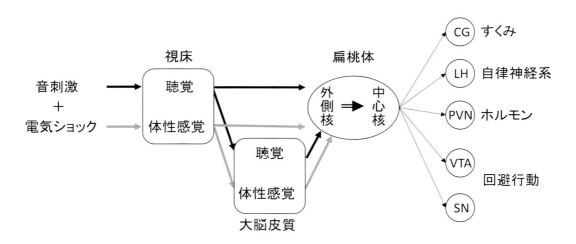

図8-12　恐怖条件付け実験の神経回路．条件刺激（音）と無条件刺激（電気ショック）は扁桃体外側核で合流する．扁桃体外側核における結合が学習（シナプス変化）の前提となると考えられる．外側核から中心核に達して，中心核，中心灰白質領域（CG）に投射してすくみ行動を，視床下部外側（LH）に投射して自律神経反応を，室傍核（PVN）に達してストレスホルモン分泌を行う[15]．中心核は学習（シナプス変化）により，回避行動を行うため，ドパミンニューロン（腹側被蓋野VTA・黒質SN）に投射する．

くなる[43]．このことから，扁桃体が恐怖に関する条件付けのみならず，回避のための記憶と学習に関与することがわかる．報酬と結びつけた条件付け実験でも扁桃体が活動することが明らかにされ，恐怖以外の情動と記憶の関係にも重要な役割があることが明らかとなっている．

扁桃体の機能は経験を情動へ割り当てることで[44]，海馬との強い連携によって情動記憶を形成する．外側扁桃体は情動記憶の獲得・保持に重要であるが[45, 46]，記憶自体を扁桃体に蓄えるのではなく，扁桃体が海馬・側坐核・尾状核の記憶を固定(consolidation)させている[47, 48]．扁桃体と海馬の同時活性化は記憶の形成のみならず再生にも重要である[49]．扁桃体と海馬・感覚連合野の連絡により，次に同じ情報が感覚連合野に届いたときに，もし次の刺激が不十分であっても扁桃体—海馬は同じ情動を惹起され，情動反応が起こりやすくなる．Morris ら[50]は，右扁桃体が無意識的であるのに対し左は意識的であるとした．右扁桃体が，刺激そのものの情動処理に重要である[51, 52]．ある研究では右扁桃体が恐怖刺激（特に表情）に急速に慣れ現象を示した[53]．

扁桃体は特に社会性に関する感覚情報をモニターしており，例えば，新しく人と出会ったとき扁桃体は過去の情動経験に基づき顔の特徴を適合しようとするため，人は個人を見た目で判断するようになる．7~15 歳が表情認知の発達に重要で，大人になるにつれて，正よりも負の感情刺激に鈍感になる．情動的画像で扁桃体が賦活するが，高齢者では負よりも正の情動でより強かった[54]．子供の時から内気な人は外交的な人よりも，新しい顔刺激で両側扁桃体が強く賦活される[55]．扁桃体は不安や恐怖に優先的に反応するが，最近では正と負の感情どちらでも同じく活動するとされる[56]．左扁桃体の活動は外向性と正の相関を示した[57]．外向性性格は情動刺激に対する脳の反応に影響を与える可能性がある．扁桃体と前頭眼窩野の結合は，社会的行動やアグレッシブな言動の制御に重要である[58]．

扁桃体は注意のフォーカスと独立して情動に反応する[59, 60]．扁桃体への感覚情報信号に少なくともは 2 つの経路がある．一つは感覚野からの皮質ルートで，もう一つはより直接的で，上丘・視床など皮質下線条体外経路である[61]．後者は，たとえ画像が一瞬見えただけで（無意識下でも）扁桃体が反応し[50, 62, 63]，重要な視覚ターゲットに注意をむけるようフィードバックを送る．

性的画像で男性の左扁桃体がより活性化する[64]．海馬—扁桃体の条件付け学習で通常刺激でも扁桃体が賦活する[65]．扁桃体は，種特異的社会行動に厳密でないが，新しい人が恐怖と感じた時，社会行動を抑制する際に重要である[66]．情動的映画で男性は右扁桃体が，女性は左扁桃体が賦活した[67]．

Brierley ら(2004)[68]は，パニック障害による恐怖発作 15 人中 13 人が，右側頭葉辺縁（特に扁桃体）を起因とする異常脳波を示したと報告した．この領域のてんかん波が不安やパニック発作などの精神徴候の原因となる．単極性大うつで，左扁桃体への血流量が上昇しており[69]，前頭前野・扁桃体・基底核・内側視床経路が鬱に関連すると考えられる．双極性障害でも扁桃体の体積増大と，他構造物（視床・淡蒼球・線条体）軽度増大が報告される[70]．

クリューバー・ビューシー症候群

サルで扁桃体&周囲構造物を両側切除すると，極端に従順になり恐怖や攻撃性が消失し，群れの中で社会的地位を失った．また檻の中では性的衝動が異性同性かまわず亢進したが，群れの中では性交しようとしなかった．母猿は子供に興味を示さなくなった．目に入るものを異食し，視覚失認も伴った．これらの症状は**クリューバー・ビューシー症候群(Kluver and Bucy syndrome)**[71]と呼ばれる．

ヒトでも類似症状を呈し，しばしば記憶喪失・失語・視覚失認を伴う[72]．患者は刺激に対して反応を示さず攻撃性が低下する[72]．

ストレス

慢性ストレスは扁桃体・海馬・内側前頭前野の神経細胞の**リモデリング(remodeling)**を生じさせる[73]．扁桃体では樹状突起と棘(spine)の不可逆的成長がおこり過剰反応を起こすようになる．海馬と内側前頭前野は，視床下部－下垂体－副腎経路を制御しており，可逆的な樹状突起と棘の萎縮により，体積が減少する．但し，前頭眼窩野の樹状突起は増加する．これらの部位のリモデリングは相互に影響し合う．さらに海馬では**ニューロン新生(neurogenesis)**の低下も加わる（図8-13）．

ちなみに，現在では成人脳の2領域でニューロン新生が確認されている．一つは嗅覚システムで[74]，もうひとつが海馬歯状回である[75-78]．

側頭葉てんかん

側頭葉刺激で幻覚が出現するが，最も複雑な症状は側頭葉前部（扁桃体・鉤・前海馬）の刺激で生じる．側頭葉辺縁領域の様々なてんかん波で，多くの精神学的症状が出現する．Mesulam[79]の12例報告では，多重人格・パニックのような攻撃性・妄想などが紹介されており，CT／MRが正常で脳波異常によるものである．側頭葉てんかんの精神学的合併症は前側頭領域で最多であることから，扁桃体複合体の異常活動が生じている可能性がある．しかし，発作が攻撃性の直接的原因という証拠はない．扁桃体切除術が重症例で行われたことがある．

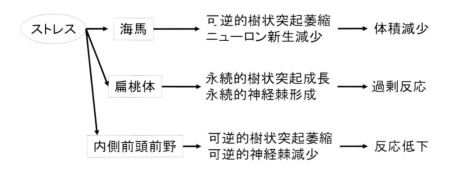

図8-13 慢性ストレスによる海馬，扁桃体，内側前頭前野のリモデリング

(3) 中隔核と側坐核

側脳室は膜状の透明中隔により左右に隔てられており，その間の腔を透明中隔腔と呼ぶ．透明中隔腔は胎児では存在するが，通常小児期に消失する．この部の前交連直前に中隔核複合体が存在する．外側中隔核は透明中隔の外側に存在し，そのわずか内下方に内側中隔核が存在する．側坐核は中隔核のすぐ外下方に位置し，一般には線条体の一部と考えられている．側坐核は core と shell(内側側)に分かれ，それぞれ別の機能を持つ[80]．

① 中隔核

中隔核は Meynert の基底核と同様にコリン作動性で，記憶に関与し，アルツハイマー病で変性をきたす[81, 82]．

　ヒトで中隔核が損傷すると，記憶障害と感情亢進を生じる．

　透明中隔腔は多い報告で 85％に存在する[83, 84]．透明中隔腔の有無は精神機能に影響しないとされるが，巨大な透明中隔腔が統合失調症[85]・情動障害・分裂気質[86]に発見される．発達過程で脳梁と海馬の拡大が透明中隔腔の閉鎖に影響を与えるので，透明中隔腔が大きいと脳梁と海馬が小さい．透明中隔腔拡大は小児発症統合失調症に関与するという説もある[87, 88]．

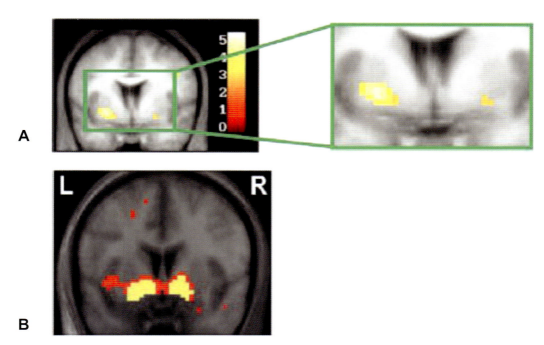

図 8-14　食物による予測—誤差シグナル(A)と金銭による予測—誤差シグナル(B)における機能的 MRI 研究．両側の側坐核の有意な活動が認められる（Castro et al, [9]より許可を得て転載）

② 側坐核

側坐核は報酬中枢として知られ，意思決定に関与する（意思決定の項参照）.

電気刺激により脳の報酬回路を強く刺激することができる（脳刺激報酬，brain stimulation reward）. 例えばサルがジュースをもらったとき，側坐核のドパミンニューロンが活動増加するが，ジュースに慣れてくると増加しなくなる. しかしジュースの量が増えたりして期待を上回ると再び活動増加する. したがって，側坐核のドパミンは単なる報酬シグナルではなく，**予測―誤差シグナル(prediction-error signal)**といえる（図 8-14）.

また，側坐核のドパミン放出は，刺激と報酬の関係について学習をもたらすことが認められている[89].

ラットがレバーを押すと側坐核を電気刺激する実験では，ラットはこの脳刺激報酬を得るためにレバーを押し続け，本来の生物学的要求である餌を食べることもしなくなる.

ヒトにおいても，依存性薬物（表 8-1）による報酬効果により**薬物乱用(drug abuse)**に発展する[90]. 依存性薬物は頻回使用してもドパミン放出を続ける点で，予測―誤差シグナルとは異なる[91-95]. 薬物乱用は脳内に分子的変化をもたらし，継続的な薬物接種を促進するようになる. 薬物離断で側坐核のドパミン放出が減少しアセチルコリン放出が増大する[96]. 薬物離断による不安症状は，腹側被蓋野のドパミン減少による扁桃体活動増加が原因である[97]. 扁桃体と海馬のドパミン低下により，不安 and/or ドパミン作動薬渇望が生じる[98].

Zobieta ら[99]は，女性に痛覚刺激しても男性より側坐核活動が低く痛みが伝わりやすいと報告し，女性が痛みに弱い原因である可能性を示唆した[100]. ゲームをしているとき，ゲームの得点が高いほど側坐核のドパミン濃度が上昇するという報告があり，ゲーム依存症の誘因と考えられている[101].

表 8-1　主な依存性薬物

分類	原料	標的	例
アヘン製剤	ケシ	μオピオイド受容体（作動薬）	モルヒネ, メタドン, ヘロイン, オキシコドン
鎮静催眠薬	合成	GABA_A 受容体（作動薬）	バルビツレート, ベンゾジアゼピン
覚せい剤	コカ, 合成	ドパミン輸送体（拮抗薬）	コカイン アンフェタミン
フェンシクリジン様薬物	合成	NMDA 受容体（拮抗薬）	フェンシクリジン（PCP,エンジェルダスト）
カンナビノイド	大麻	CB1 カンナビノイド受容体（作動薬）	マリファナ
ニコチン	タバコ	ニコチン性 Ach 受容体（作動薬）	タバコ
エタノール	発酵	GABAA 受容体（作動薬） NMDA 受容体（拮抗薬） その他	アルコール飲料

（4）帯状回

帯状回皮質を損傷したネコが無動無言になることが1930年代に観察されたが，その後1950年まで帯状回皮質はあまり研究されなくなった．近年，帯状回は大脳辺縁系の各部位を連結する役割を有し，感情・記憶・実行機能などの，ヒトの心理的側面に大きく関わることが明らかとなっている．

帯状回は大脳縦裂の奥深くに位置し，大きな弓のように脳梁にまたがる（図8-1, 8-15）．領域の下端が脳梁溝で，領域の上端が帯状溝によって前頭頭頂皮質と隔てられる．

帯状回皮質は，**前帯状回**(anterior cingulate gyrus,)・**中帯状回**(middle cingulate gyrus,)・**後部帯状回**(posterior cingulate gyrus, BA23,31)・**脳梁膨大後部皮質**(retrosplenial cortex, BA 26,29,30)の4つに分けられる．

前帯状回はさらに，**帯状膝前野**(pregenual anterior cingulate region, BA24,32,33)と**帯状膝下野**(subgenual anterior cingulate region, BA25)とに，中帯状回は中帯状回前部(anterior middle cingulate gyrus)と中帯状回後部(posterior middle cingulate gyrus)に，後帯状回は**背側後帯状回**(dorsal posterior cingulate gyrus)と**腹側後帯状回**(ventral posterior cingulate gyrus)に区分される．

辺縁視床(limbic thalamus)から帯状回の全ての部位に投射している．辺縁視床とは辺縁系に投射する視床諸核のことで，元々は視床前核のみを指していたが，最近の研究により，他の視床諸核も含まれるようになった（視床の項参照）．

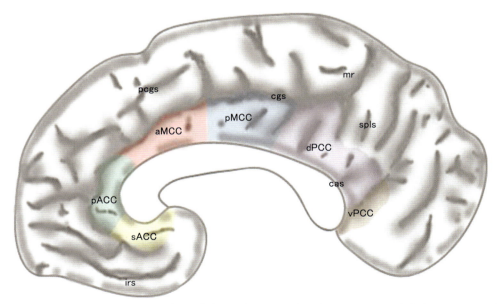

図8-15 帯状回の区分と機能（↑は境界を指す）[10]．sACC；帯状膝前野，pACC；帯状膝下野，aMCC；中帯状回前部，pMCC；中帯状回後部，dPCC；後帯状回背側部，vPCC；後帯状回腹側部，RSC；脳梁膨大部後部皮質，irs；下吻側溝，pcgs；傍帯状溝，cgs；帯状溝，mr；縁溝，spls；脳梁溝 cas；脳梁膨大溝

さらに，帯状回は大脳皮質の体性感覚皮質領域からの入力を受けている．また帯状回の下部は，**帯状束(cingulum)**という白質線維の束があり，大脳辺縁系の各領域を結びつける役割を果たしている．帯状束は，脳梁に沿って前部帯状回・後部帯状回・海馬傍回を連絡している．

① 前帯状回

前帯状回（anterior cingulate gyrus）は視床から入力を受ける．さらに扁桃体・前頭眼窩野と双方向性の強い連絡を有しており，うつに関連する．

　前帯状回の役割は情動と自律神経の調整であり，感情の評価・表現・反応に重要である．前帯状回は情動刺激を受け取り，適切な反応を見極め，行動をモニターし，侵害されないように行動を適切化している[102]．吻側前帯状回はエラーを犯した後活動するが，背側前帯状回はさらにエラーの評価フィードバックがあった後に活動する[103-105]．この際の評価とは情動的なもので，エラーによる苦痛の程度を反映する[106]．

　前帯状回は適切な社会的行動の中心的役割をなし，進行中の社会的行動への運動反応・自律神経反応から前頭前野が最適な行動を判断することを補助する．

　前帯状回を破壊した動物ではアグレッシブさが欠如し，羞恥心が減り，情動が鈍磨し，母性が障害され，種族交流が不適切になる．逆に，アグレッシブ，アジテーション，精神疾患，強迫行動の治療目的で両側前帯状回切除術が行われる．

　前帯状回はさらに，**帯状膝前野(pregenual anterior cingulate region)**と**帯状膝下野(subgenual anterior cingulate region)**に区画される．

　帯状膝前野は情動の知覚と記憶貯蔵に関与し，内発的情動で活性化し恐怖の想起に重要

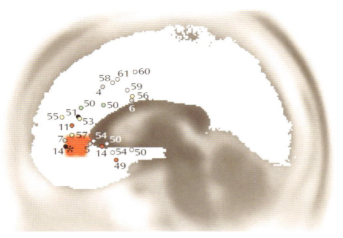

図8-16　前帯状回におけるうつ病患者の機能的脳画像研究報告の要約．数字はPizzagalliらの論文中で引用した論文のリファレンス番号(Pizzagalli et al,2001[3]より許可を得て転載)．Copyright (2000). American Psychiatric Association. All Rights Reserved.

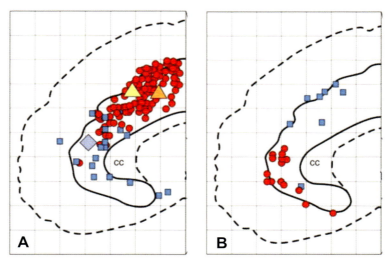

図8-17 認知課題（赤○）と情動課題（青□）における帯状回脳機能画像のメタ解析の結果．A 情動課題で帯状膝前部が活動増加し，認知課題で中帯状回前部が活動増加する．B 活動低下部位はその逆となる．黄△とオレンジ△はストループ課題の結果，青◇は情動的ストループ課題の結果．CC；脳梁（Bush, 2011 [8]より許可を得て転載）．Copyright (2000) with permission from Elsevier.

である[107]．例えば，帯状膝前野の刺激で心臓の鼓動と恐怖を感じる．BancaudとTalairac[108]は，帯状膝前野の刺激で多幸感・喜び・興奮を感じると報告した．帯状膝前野は報酬を伴う判断など[105]，幸福感を伴う刺激に感受性が強い[109]．Vogtら[110]は帯状膝前野が幸福感で活動し，帯状膝下野では悲しみで活動すると報告した．BartelsとZeki[111]は，恋愛感情を抱く人の写真を見たとき帯状膝前野が活動すると報告した．

帯状膝下野は，情動に反応して自律神経反応を惹起する．BA25は不安の情動処理におけるハブとして機能している．帯状膝前野は扁桃体中心核・傍小脳脚核・中脳水道周囲灰白質へ投射し自律神経信号を伝達するとともに，孤束核・背側迷走神経核・脊髄外側角への直接投射により，情動に対応する交感神経や副交感神経反応を伝達する．また，扁桃体→前帯状回吻側部(BA25)→（内側前頭前野を介する可能性あり）→前帯状回尾側部(BA32)→扁桃体でフィードバック回路を形成しており，不安・恐怖などの情動反応を抑制する方向に作用する[112]．

前帯状皮質の吻側部，特に膝下部の機能異常が気分障害のうつ病相に関与する（図8-16）．前帯状回BA25はセロトニントランスポーター(5-HTT)の分布密度が皮質の中で最も高い[112]．抗うつ薬による治療後に前帯状回膝下部の活動が低下する．

② 中帯状回

中帯状回(middle cingulate gyrus)は中帯状回前部(anterior middle cingulate gyrus)と中帯状回後部(posterior middle cingulate gyrus)に分けられる．帯状回は古い区分では前後2つに分けられ，古い区分の前帯状回に現在の中帯状回が含まれていたため，認知と情動

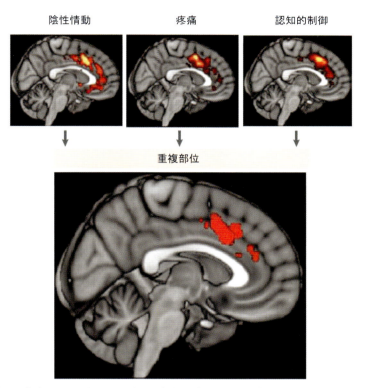

図8-18 陰性情動・疼痛・認知的制御に関する脳機能画像研究メタ解析の結果（192の研究，対象者3000人以上）．陰性情動・疼痛・認知的制御ともに中帯状回前部を中心に活動が認められる．陰性情動・疼痛・認知的制御に共通する活動部位を解析すると，中帯状回前部のBA 32, 24で活動重複を認める（Shackman et al, 2011[12]より許可を得て転載）．Adapted by permssion from Macmillan Publishers Ltd: Nat Rev Neurosci. 2011;12(3):154-167., copyright 2011

の報告について，混乱が見られる．現在の分類では，情動課題で帯状膝前部が活動増加し，認知課題で中帯状回前部が活動増加する．逆に認知課題では前帯状回膝前部は活動低下する（図8-17）[8]．

中帯状回前部は，帯状回膝前部と同様に，扁桃体から情動感覚を受け取るが，自律神経領域ではなく運動領域へと投射し，運動反質と相互連絡している．さらに，中帯状回から運動調節核（赤核・被核・橋灰白質・脊髄）へ線維を投射する．

中帯状回前部と左前頭前野（BA46,44,9）の接続は重要とされる[113]．行動遂行時に活動することから，エラー感知（矛盾モニタリング）に関与し，進行中の情報の矛盾を検知し運動野を発動させる．Botvinickら[114]は矛盾が高レベルになると中帯状回前部の活動が増大すると報告した．中帯状回前部は最も望ましい選択枝を決定する役割を持つという仮説がある[115]．聴覚的注意課題で中帯状回前部の脳血流が増加する．この際，内部貯蔵情報が誘導されるときに血流増加し，内部貯蔵情報が抑制されると血流量は減少する[116]．

古くから中帯状回前部は疼痛システムの主要構成要素とされてきたが，トポグラフィー

はなく対側身体の痛覚で全般的に賦活するという特徴があった[117, 118]．また，中帯状回前部は痛覚の情動反応・運動反応・回避行動にも関与し，疼痛への最適な運動反応を構成すると推測されている[10, 119, 120]．これらの知見は帯状回切除術が難治性疼痛に有効であることと一致し，両側帯状回を切除すると，患者は痛覚を感じても苦痛を感じなくなる[121]．

　最近の脳画像研究では，中部帯状回の疼痛・陰性情動・認知的制御に関する脳領域が，中帯状回前部の重複した部位で行われていることが明らかとなった．このことから，中帯状回前部は，疼痛・陰性情動・認知制御の一連のプロセスの制御を担っていると考えられる（図 8-18）[12]．

　中帯状回後部は基底核や眼窩前頭皮質・補足運動野などと密接に接続しており，情動感覚への運動反応の計画に重要である[122, 123]．例えば，痛みの予期で回避運動を行うときに活動する[124]．ただし，中帯状回後部は運動の必要がない認知活動（運動の予期やイメージ・ミスの発見・新しい運動プログラム確立など）に関与している可能性もある[105]．中帯状回に関連する運動とは，特定刺激へ注意（眼球や頭部の動きの方向など）を向けさせ，関連性の低い刺激の注意抑制を伴っている．

　中帯状回の電気刺激で，こねる・押すなどの運動が誘発さる．これは補足運動野との線維連絡によるもので，この連絡が破壊されると**運動無視(motor neglect)**が生じる．

③　後帯状回

後帯状回(posterior cingulate gyrus)は BA23，31 に相当する．この BA23,24 野を横断する形で，**背側後帯状回（dorsal posterior cingulate gyrus)**と**腹側後帯状回(ventral posterior cingulate gyrus)**に区分される（図 8-19A）．後帯状回と脳梁膨大部皮質を合わせて"posterior cingulate area"と呼ぶこともある[125]．

　後帯状回と脳梁膨大部後部皮質は**デフォルト・ブレイン・ネットワーク(default brain network)**の中心的役割をなすと考えられている．[126, 127]，静止時や瞑想時に他の領域に比べて約 20％多く賦活される．情動記憶が意識に上る際に後帯状回と脳梁膨大部後部皮質が活動する．また，生育体験を想起する課題で後部帯状回が賦活される[128]．一方で，注意の集中や覚醒にも関与するとされ，その機能は一様ではない．Leech ら[129, 130]は，後部帯状回と他の脳領域の機能的結合を解析し，それぞれの区画の連結に違いがあることを報告した（図 8-19B）．

　背側後部帯状回は前頭葉・頭頂葉・側頭葉・後頭葉と連結し，感覚運動ネットワークを形成して運動制御ネットワークに関与するとともに，背側注意システム（注意の項参照）の一部として機能する[130]．さらに，前帯状回・前補足運動野・前部島皮質と連結して顕著な刺激に反応するための**サリエンスネットワーク(salience network)**を形成する[131]．

　後部帯状回と海馬体の連結がアルツハイマー病早期に障害され[128, 132, 133]，認知機能低下を生じる[134, 135]．

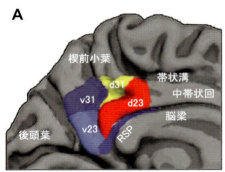
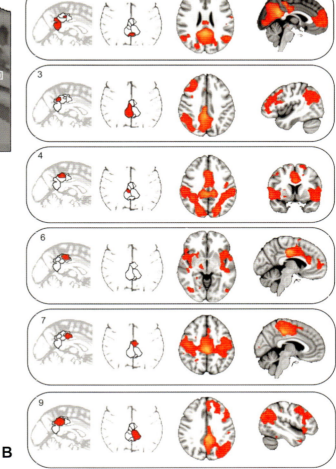

図 8-19 後帯状回の区分と他領域との機能的結合．A 後部帯状回の細区分．数字はブロードマン領域(BA23, 31)を示す．この BA23,24 野を横断する形で，背側後帯状回（d）と腹側後帯状回（v）に区分される．RSP；脳梁膨大後部皮質．B 後部帯状回の各細区分領域と他領域の機能的結合(Leech et al, 2013[6]より許可を得て転載)．Copyright(2013) The Author. Published by Oxford University Press on behalf of the Guarantors of Brain., by permission of Oxford University Press.

④ 脳梁膨大後部皮質

脳梁膨大後部皮質(retrosplenial cortex)は BA29,30 に相当し，帯状回下方の脳梁周囲に位置する．PSS/脳梁膨大後部皮質と後部帯状回の BA23 が近接し相互連絡している．脳梁膨大後部皮質は海馬体から多くの入力を受けるが[136]，扁桃体からはほとんど入力されない．BA29 は特に空間的記憶に関与する[137]．脳梁膨大後部皮質は新しい位置関係のコード化に機能し，上側頭溝と連絡し音源定位に関与する[138]．

　左脳梁膨大後部皮質の損傷で健忘症候群（軽度の逆行性健忘と重度前向性健忘）が生じる．右脳梁膨大後部皮質損傷では地誌的健忘を生じ，風景認知はできてもその位置関係が解らなくなる（**道順障害; rout finding defect**）[137]．

Cf. 脳梁

脳梁(corpus callosum) は左右大脳半球を結合する線維束で，大脳縦裂の床や側脳室の天井を形成している．人の脳梁は哺乳類最大で，前後最大径を 1/2, と 3/1, 後端は 1/5 に分け，合計 7 つに区画される[139, 140]．男女で線維の数は一緒だが，女性の方が splenium の線維が多い．脳梁線維は左右半球の対照的な部位を連結すると同時に，半球内でも多くの側副枝を相同領域に出す．連合野では左右で異なった機能を持つため，異なる機能領域同士が結合することになる（図 8-20）[141]．

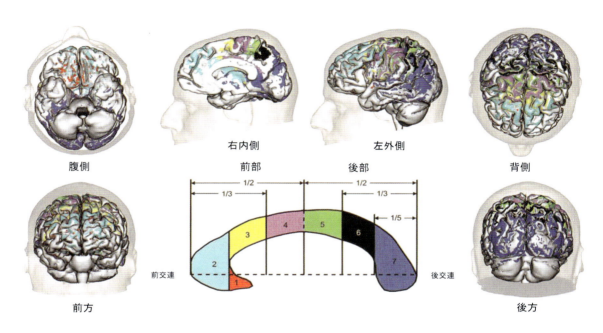

番号	名称	連結脳領域
1	吻部(rostrum)	前頭眼窩野, 前頭極
2	膝部(genu)	前頭前野, 前運動野, 前頭眼窩野, 前頭極
3	吻側体部(rostral body)	一次運動野, 前運動野
4	前方体部幹(anterior midbody)	一次運動野, 前運動野, 一次体性感覚野
5	後方体部幹(posterior midbody)	一次体性感覚野, 頭頂葉連合野, 一次運動野
6	峡部(isthmus)	一次体性感覚野, 頭頂葉連合野
7	膨大部(splenium)	後頭葉皮質, 後部側頭葉皮質, 頭頂葉連合野

図 8-20 脳梁の区分ならびに各部が連結する脳領域（Catani et al, 2016[1]より許可を得て転載）. ATLAS OF HUMAN BRAIN CONNECTIONS by permission of Oxford University Press.

成人の脳梁離断では，日常的行動レベルの障害はほとんど観察されない．その理由は，視覚は視索によって，聴覚は脳幹によって左右に分配するためである（但し，視野闘争課題では患者はときに混乱を起こす[142]）．

　臨床上問題となるのは，左右で機能的に分化した連合野の離断である．脳梁の完全損傷により，左観念運動失行・右あるいは両側構成失行・左失書・左感覚消去・左触覚失認・左他人の手徴候・両手共同運動の障害・左視野の失読・左手に触った物の失語・左視野失語を呈しうるが（**脳梁離断症候群, callosal disconnection syndrome**），通常は明確な兆候は大きな損傷を負ったときのみに出現する[143]．

　主な報告例を表 8-2 にまとめた．

表 8-2　脳梁離断症候群

症候群名	損傷部位	症状
他人の手徴候(alien hand syndrome)	膝部 前方体部幹	健側の手の動きとは別に，片手（通常左）が他人の手のように勝手に動く
Anarchic hand syndrome	体部	自分の手であることは理解できても，片手が勝手に意図的動作をしてしまう[144]
左手の触覚呼称障害または失認	後方体部幹	左手で触った物の呼称障害または認知障害[145]
左手の失行	体部〜膨大部	口頭命令による左手の失行，右視野に提示させた手の形の模倣困難[146]
左手の失書	体部〜膨大部	左手の書字障害[147]
半側空間失認	体部〜膨大部	半側空間（通常左側）の情報知覚の無視[148]
Main entrangere	峡部〜膨大部	左手を反対視野側に持ち上げられて見えなくなると自分の手と認識しなくなる現象
分離音聴取障害	峡部〜膨大部	左右の耳で異なる言語音を聴取すると，右耳からの音を理解し左耳を無視する．非言語音では逆になる．[149]
両側性交差性視覚失調	後方体部幹〜膨大部	両手共に反対視野へのリーチ動作で視覚失調が出現する[150]
両眼立体視と輻輳の障害	膨大部	正中面の注視で立体視と輻輳の障害
視覚性失語	膨大部	提示された物品の呼称障害[151]
色名呼称障害	膨大部	提示された色の呼称障害[152]
純粋失読	膨大部	書字はできるが読字が障害される[153]
左視野半側の呼称障害と失読	膨大部	左視野の知覚は保たれているが呼称と読字が障害[154]

参考文献

1. Kontis, D., et al., *Diffusion tensor MRI of the corpus callosum and cognitive function in adults born preterm.* Neuroreport, 2009. **20**(4): p. 424-8.

2. Roxo, M.R., et al., *The limbic system conception and its historical evolution.* ScientificWorldJournal, 2011. **11**: p. 2428-41.

3. Pizzagalli, D., et al., *Anterior cingulate activity as a predictor of degree of treatment response in major depression: evidence from brain electrical tomography analysis.* Am J Psychiatry, 2001. **158**(3): p. 405-15.

4. Fusar-Poli, P., et al., *Functional atlas of emotional faces processing: a voxel-based meta-analysis of 105 functional magnetic resonance imaging studies.* J Psychiatry Neurosci, 2009. **34**(6): p. 418-32.

5. Petrovic, P., et al., *Oxytocin attenuates affective evaluations of conditioned faces and amygdala activity.* J Neurosci, 2008. **28**(26): p. 6607-15.

6. Leech, R. and D.J. Sharp, *The role of the posterior cingulate cortex in cognition and disease.* Brain, 2014. **137**(Pt 1): p. 12-32.

7. Scoville, W.B. and B. Milner, *Loss of recent memory after bilateral hippocampal lesions.* J Neurol Neurosurg Psychiatry, 1957. **20**(1): p. 11-21.

8. Bush, G., P. Luu, and M.I. Posner, *Cognitive and emotional influences in anterior cingulate cortex.* Trends Cogn Sci, 2000. **4**(6): p. 215-222.

9. Castro, D.C., S.L. Cole, and K.C. Berridge, *Lateral hypothalamus, nucleus accumbens, and ventral pallidum roles in eating and hunger: interactions between homeostatic and reward circuitry.* Front Syst Neurosci, 2015. **9**: p. 90.

10. Vogt, B.A., *Pain and emotion interactions in subregions of the cingulate gyrus.* Nat Rev Neurosci, 2005. **6**(7): p. 533-44.

11. Vytal, K. and S. Hamann, *Neuroimaging support for discrete neural correlates of basic emotions: a voxel-based meta-analysis.* J Cogn Neurosci, 2010. **22**(12): p. 2864-85.

12. Shackman, A.J., et al., *The integration of negative affect, pain and cognitive control in the cingulate cortex.* Nat Rev Neurosci, 2011. **12**(3): p. 154-67.

13. Martin, A. and L.L. Chao, *Semantic memory and the brain: structure and processes.* Curr Opin Neurobiol, 2001. **11**(2): p. 194-201.

14. Maguire, E.A., et al., *Navigation-related structural change in the hippocampi of taxi drivers.* Proc Natl Acad Sci U S A, 2000. **97**(8): p. 4398-403.

15. Medina, J.F., et al., *Parallels between cerebellum- and amygdala-dependent conditioning.* Nat Rev Neurosci, 2002. **3**(2): p. 122-31.

16. Mega, M.S., et al., *The limbic system: an anatomic, phylogenetic, and clinical perspective.* J Neuropsychiatry Clin Neurosci, 1997. **9**(3): p. 315-30.

17. Reynolds, S.M. and K.C. Berridge, *Positive and negative motivation in nucleus accumbens shell: bivalent rostrocaudal gradients for GABA-elicited eating, taste "liking"/"disliking" reactions, place preference/avoidance, and fear.* J Neurosci, 2002. **22**(16): p. 7308-20.

18. Phan, K.L., et al., *Functional neuroanatomy of emotion: a meta-analysis of emotion activation studies in PET and fMRI.* Neuroimage, 2002. **16**(2): p. 331-48.

19. Murphy, F.C., I. Nimmo-Smith, and A.D. Lawrence, *Functional neuroanatomy of emotions: a meta-analysis.* Cogn Affect Behav Neurosci, 2003. **3**(3): p. 207-33.

20. Toga, A.W., *Brain mapping : an encyclopedic reference.* 2015, Amsterdam: Elsevier/AP, Academic Press is an imprint of Elsevier. 3 volumes.

21. Zeki, S., *The neurobiology of love.* FEBS Lett, 2007. **581**(14): p. 2575-9.

22. Debiec, J., *From affiliative behaviors to romantic feelings: a role of nanopeptides.* FEBS Lett, 2007. **581**(14): p. 2580-6.

23. Sofroniew, M.V., *Morphology of vasopressin and oxytocin neurones and their central and vascular projections.* Prog Brain Res, 1983. **60**: p. 101-14.

24. Kinsley, C.H. and K.G. Lambert, *The maternal brain.* Sci Am, 2006. **294**(1): p. 72-9.

25. Uvnas-Moberg, K., *Physiological and endocrine effects of social contact.* Ann N Y Acad Sci, 1997. **807**: p. 146-63.

26. Pedersen, C.A., *Oxytocin control of maternal behavior. Regulation by sex steroids and offspring stimuli.* Ann N Y Acad Sci, 1997. **807**: p. 126-45.

27. Witt, D.M., *Regulatory mechanisms of oxytocin-mediated sociosexual behavior.* Ann N Y Acad Sci, 1997. **807**: p. 287-301.

28. Jacobs, L.F. and F. Schenk, *Unpacking the cognitive map: the parallel map theory of hippocampal function.* Psychol Rev, 2003. **110**(2): p. 285-315.

29. Jarrard, L.E., *On the role of the hippocampus in learning and memory in the rat.* Behav Neural Biol, 1993. **60**(1): p. 9-26.

30. Maguire, E.A., R. Nannery, and H.J. Spiers, *Navigation around London by a taxi driver with bilateral hippocampal lesions.* Brain, 2006. **129**(Pt 11): p. 2894-907.

31. Squire, L.R., D.G. Amaral, and G.A. Press, *Magnetic resonance imaging of the hippocampal formation and mammillary nuclei distinguish medial temporal lobe and diencephalic amnesia.* J Neurosci, 1990. **10**(9): p. 3106-17.

32. Butters, N., D.C. Delis, and J.A. Lucas, *Clinical assessment of memory disorders in amnesia and dementia.* Annu Rev Psychol, 1995. **46**: p. 493-523.

33. von Cramon, D.Y. and U. Schuri, *The septo-hippocampal pathways and their*

relevance to human memory: a case report. Cortex, 1992. **28**(3): p. 411-22.

34. Kopelman, M.D., *The Korsakoff syndrome.* Br J Psychiatry, 1995. **166**(2): p. 154-73.

35. Sheline, Y.I., *Hippocampal atrophy in major depression: a result of depression-induced neurotoxicity?* Mol Psychiatry, 1996. **1**(4): p. 298-9.

36. Gurvits, T.V., et al., *Magnetic resonance imaging study of hippocampal volume in chronic, combat-related posttraumatic stress disorder.* Biol Psychiatry, 1996. **40**(11): p. 1091-9.

37. Hirayasu, Y., et al., *Lower left temporal lobe MRI volumes in patients with first-episode schizophrenia compared with psychotic patients with first-episode affective disorder and normal subjects.* Am J Psychiatry, 1998. **155**(10): p. 1384-91.

38. De Bellis, M.D., et al., *Brain structures in pediatric maltreatment-related posttraumatic stress disorder: a sociodemographically matched study.* Biol Psychiatry, 2002. **52**(11): p. 1066-78.

39. Squire, L.R., A.P. Shimamura, and P. Graf, *Strength and duration of priming effects in normal subjects and amnesic patients.* Neuropsychologia, 1987. **25**(1B): p. 195-210.

40. Vaidya, C.J., et al., *Font-specific priming following global amnesia and occipital lobe damage.* Neuropsychology, 1998. **12**(2): p. 183-92.

41. Davis, M., *The role of the amygdala in fear and anxiety.* Annu Rev Neurosci, 1992. **15**: p. 353-75.

42. Holland, P.C. and M. Gallagher, *Amygdala central nucleus lesions disrupt increments, but not decrements, in conditioned stimulus processing.* Behav Neurosci, 1993. **107**(2): p. 246-53.

43. Gloor, P., *Experiential phenomena of temporal lobe epilepsy. Facts and hypotheses.* Brain, 1990. **113 (Pt 6)**: p. 1673-94.

44. Deakin, J.F. and F.G. Graeff, *5-HT and mechanisms of defence. Author's response.* J Psychopharmacol, 1991. **5**(4): p. 339-41.

45. Chavez, C.M., J.L. McGaugh, and N.M. Weinberger, *The basolateral amygdala modulates specific sensory memory representations in the cerebral cortex.* Neurobiol Learn Mem, 2009. **91**(4): p. 382-92.

46. McGaugh, J.L., *The amygdala modulates the consolidation of memories of emotionally arousing experiences.* Annu Rev Neurosci, 2004. **27**: p. 1-28.

47. Grahn, J.A., J.A. Parkinson, and A.M. Owen, *The role of the basal ganglia in learning and memory: neuropsychological studies.* Behav Brain Res, 2009. **199**(1): p. 53-60.

48. Packard, M.G., L. Cahill, and J.L. McGaugh, *Amygdala modulation of*

hippocampal-dependent and caudate nucleus-dependent memory processes. Proc Natl Acad Sci U S A, 1994. **91**(18): p. 8477-81.

49. Milad, M.R., et al., *Recall of fear extinction in humans activates the ventromedial prefrontal cortex and hippocampus in concert.* Biol Psychiatry, 2007. **62**(5): p. 446-54.

50. Morris, J.S., A. Ohman, and R.J. Dolan, *Conscious and unconscious emotional learning in the human amygdala.* Nature, 1998. **393**(6684): p. 467-70.

51. Phelps, E.A., et al., *Activation of the left amygdala to a cognitive representation of fear.* Nat Neurosci, 2001. **4**(4): p. 437-41.

52. Nomura, M., et al., *Functional association of the amygdala and ventral prefrontal cortex during cognitive evaluation of facial expressions primed by masked angry faces: an event-related fMRI study.* Neuroimage, 2004. **21**(1): p. 352-63.

53. Hariri, A.R., et al., *The amygdala response to emotional stimuli: a comparison of faces and scenes.* Neuroimage, 2002. **17**(1): p. 317-23.

54. Mather, M., et al., *Amygdala responses to emotionally valenced stimuli in older and younger adults.* Psychol Sci, 2004. **15**(4): p. 259-63.

55. Schwartz, C.E., et al., *Inhibited and uninhibited infants "grown up": adult amygdalar response to novelty.* Science, 2003. **300**(5627): p. 1952-3.

56. Fitzgerald, D.A., et al., *Beyond threat: amygdala reactivity across multiple expressions of facial affect.* Neuroimage, 2006. **30**(4): p. 1441-8.

57. Canli, T., et al., *Amygdala response to happy faces as a function of extraversion.* Science, 2002. **296**(5576): p. 2191.

58. de Bruin, J.P., *Social behaviour and the prefrontal cortex.* Prog Brain Res, 1990. **85**: p. 485-96; discussion 497.

59. Morris, J.S., M. deBonis, and R.J. Dolan, *Human amygdala responses to fearful eyes.* Neuroimage, 2002. **17**(1): p. 214-22.

60. Vuilleumier, P., et al., *Effects of attention and emotion on face processing in the human brain: an event-related fMRI study.* Neuron, 2001. **30**(3): p. 829-41.

61. Morris, J.S., A. Ohman, and R.J. Dolan, *A subcortical pathway to the right amygdala mediating "unseen" fear.* Proc Natl Acad Sci U S A, 1999. **96**(4): p. 1680-5.

62. Killgore, W.D. and D.A. Yurgelun-Todd, *Activation of the amygdala and anterior cingulate during nonconscious processing of sad versus happy faces.* Neuroimage, 2004. **21**(4): p. 1215-23.

63. Whalen, P.J., et al., *Masked presentations of emotional facial expressions modulate amygdala activity without explicit knowledge.* J Neurosci, 1998. **18**(1): p. 411-8.

64.   Hamann, S., et al., *Men and women differ in amygdala response to visual sexual stimuli.* Nat Neurosci, 2004. **7**(4): p. 411-6.

65.   Dolan, R.J., *Emotion, cognition, and behavior.* Science, 2002. **298**(5596): p. 1191-4.

66.   Amaral, D.G., *The amygdala, social behavior, and danger detection.* Ann N Y Acad Sci, 2003. **1000**: p. 337-47.

67.   Cahill, L., et al., *Sex-related difference in amygdala activity during emotionally influenced memory storage.* Neurobiol Learn Mem, 2001. **75**(1): p. 1-9.

68.   Brierley, B., et al., *Emotional memory and perception in temporal lobectomy patients with amygdala damage.* J Neurol Neurosurg Psychiatry, 2004. **75**(4): p. 593-9.

69.   Drevets, W.C., et al., *A functional anatomical study of unipolar depression.* J Neurosci, 1992. **12**(9): p. 3628-41.

70.   Strakowski, S.M., et al., *Brain magnetic resonance imaging of structural abnormalities in bipolar disorder.* Arch Gen Psychiatry, 1999. **56**(3): p. 254-60.

71.   Terzian, H. and G.D. Ore, *Syndrome of Kluver and Bucy; reproduced in man by bilateral removal of the temporal lobes.* Neurology, 1955. **5**(6): p. 373-80.

72.   Goscinski, I., et al., *The Kluver-Bucy syndrome.* J Neurosurg Sci, 1997. **41**(3): p. 269-72.

73.   Roozendaal, B., B.S. McEwen, and S. Chattarji, *Stress, memory and the amygdala.* Nat Rev Neurosci, 2009. **10**(6): p. 423-33.

74.   Doetsch, F., et al., *Subventricular zone astrocytes are neural stem cells in the adult mammalian brain.* Cell, 1999. **97**(6): p. 703-16.

75.   Seri, B., et al., *Cell types, lineage, and architecture of the germinal zone in the adult dentate gyrus.* J Comp Neurol, 2004. **478**(4): p. 359-78.

76.   Verwer, R.W., et al., *Mature astrocytes in the adult human neocortex express the early neuronal marker doublecortin.* Brain, 2007. **130**(Pt 12): p. 3321-35.

77.   Jin, K., et al., *Increased hippocampal neurogenesis in Alzheimer's disease.* Proc Natl Acad Sci U S A, 2004. **101**(1): p. 343-7.

78.   Ambrogini, P., et al., *Morpho-functional characterization of neuronal cells at different stages of maturation in granule cell layer of adult rat dentate gyrus.* Brain Res, 2004. **1017**(1-2): p. 21-31.

79.   Mesulam, M.M., *Dissociative states with abnormal temporal lobe EEG. Multiple personality and the illusion of possession.* Arch Neurol, 1981. **38**(3): p. 176-81.

80.   Ito, R., T.W. Robbins, and B.J. Everitt, *Differential control over cocaine-seeking behavior by nucleus accumbens core and shell.* Nat Neurosci, 2004. **7**(4): p.

389-97.

81.   Arendt, T., et al., *Loss of neurons in the nucleus basalis of Meynert in Alzheimer's disease, paralysis agitans and Korsakoff's Disease.* Acta Neuropathol, 1983. **61**(2): p. 101-8.

82.   Coyle, J.T., D.L. Price, and M.R. DeLong, *Alzheimer's disease: a disorder of cortical cholinergic innervation.* Science, 1983. **219**(4589): p. 1184-90.

83.   Nopoulos, P., et al., *Cavum septi pellucidi in normals and patients with schizophrenia as detected by magnetic resonance imaging.* Biol Psychiatry, 1997. **41**(11): p. 1102-8.

84.   Nopoulos, P., V. Swayze, and N.C. Andreasen, *Pattern of brain morphology in patients with schizophrenia and large cavum septi pellucidi.* J Neuropsychiatry Clin Neurosci, 1996. **8**(2): p. 147-52.

85.   Shioiri, T., et al., *Prevalence of cavum septum pellucidum detected by MRI in patients with bipolar disorder, major depression and schizophrenia.* Psychol Med, 1996. **26**(2): p. 431-4.

86.   Kwon, J.S., et al., *MRI study of cavum septi pellucidi in schizophrenia, affective disorder, and schizotypal personality disorder.* Am J Psychiatry, 1998. **155**(4): p. 509-15.

87.   Nopoulos, P.C., et al., *Frequency and severity of enlarged cavum septi pellucidi in childhood-onset schizophrenia.* Am J Psychiatry, 1998. **155**(8): p. 1074-9.

88.   Takahashi, T., et al., *Prevalence of large cavum septi pellucidi in ultra high-risk individuals and patients with psychotic disorders.* Schizophr Res, 2008. **105**(1-3): p. 236-44.

89.   Di Chiara, G., *A motivational learning hypothesis of the role of mesolimbic dopamine in compulsive drug use.* J Psychopharmacol, 1998. **12**(1): p. 54-67.

90.   Peoples, L.L., et al., *Accumbal neural responses during the initiation and maintenance of intravenous cocaine self-administration.* J Neurophysiol, 2004. **91**(1): p. 314-23.

91.   Self, D.W. and E.J. Nestler, *Molecular mechanisms of drug reinforcement and addiction.* Annu Rev Neurosci, 1995. **18**: p. 463-95.

92.   Di Chiara, G. and V. Bassareo, *Reward system and addiction: what dopamine does and doesn't do.* Curr Opin Pharmacol, 2007. **7**(1): p. 69-76.

93.   Bassareo, V., M.A. De Luca, and G. Di Chiara, *Differential Expression of Motivational Stimulus Properties by Dopamine in Nucleus Accumbens Shell versus Core and Prefrontal Cortex.* J Neurosci, 2002. **22**(11): p. 4709-19.

94.   Everitt, B.J. and T.W. Robbins, *Neural systems of reinforcement for drug addiction: from actions to habits to compulsion.* Nat Neurosci, 2005. **8**(11): p. 1481-9.

95. Bassareo, V., et al., *Differential adaptive properties of accumbens shell dopamine responses to ethanol as a drug and as a motivational stimulus.* Eur J Neurosci, 2003. **17**(7): p. 1465-72.

96. Rossetti, Z.L., Y. Hmaidan, and G.L. Gessa, *Marked inhibition of mesolimbic dopamine release: a common feature of ethanol, morphine, cocaine and amphetamine abstinence in rats.* Eur J Pharmacol, 1992. **221**(2-3): p. 227-34.

97. Pilotte, N.S. and L.G. Sharpe, *Cocaine withdrawal alters regulatory elements of dopamine neurons.* NIDA Res Monogr, 1996. **163**: p. 193-202.

98. Blum, K., et al., *The D2 dopamine receptor gene as a determinant of reward deficiency syndrome.* J R Soc Med, 1996. **89**(7): p. 396-400.

99. Zubieta, J.K., et al., *mu-opioid receptor-mediated antinociceptive responses differ in men and women.* J Neurosci, 2002. **22**(12): p. 5100-7.

100. Coghill, R.C., et al., *Pain intensity processing within the human brain: a bilateral, distributed mechanism.* J Neurophysiol, 1999. **82**(4): p. 1934-43.

101. Koepp, M.J., et al., *Evidence for striatal dopamine release during a video game.* Nature, 1998. **393**(6682): p. 266-8.

102. Haznedar, M.M., et al., *Cingulate gyrus volume and metabolism in the schizophrenia spectrum.* Schizophr Res, 2004. **71**(2-3): p. 249-62.

103. Taylor, S.F., et al., *Medial frontal cortex activity and loss-related responses to errors.* J Neurosci, 2006. **26**(15): p. 4063-70.

104. Polli, F.E., et al., *Rostral and dorsal anterior cingulate cortex make dissociable contributions during antisaccade error commission.* Proc Natl Acad Sci U S A, 2005. **102**(43): p. 15700-5.

105. Bush, G., et al., *Dorsal anterior cingulate cortex: a role in reward-based decision making.* Proc Natl Acad Sci U S A, 2002. **99**(1): p. 523-8.

106. Drevets, W.C., et al., *Subgenual prefrontal cortex abnormalities in mood disorders.* Nature, 1997. **386**(6627): p. 824-7.

107. Frankland, P.W., et al., *The involvement of the anterior cingulate cortex in remote contextual fear memory.* Science, 2004. **304**(5672): p. 881-3.

108. Bancaud, J. and J. Talairach, *Clinical semiology of frontal lobe seizures.* Adv Neurol, 1992. **57**: p. 3-58.

109. Rolls, E.T., J.V. Verhagen, and M. Kadohisa, *Representations of the texture of food in the primate orbitofrontal cortex: neurons responding to viscosity, grittiness, and capsaicin.* J Neurophysiol, 2003. **90**(6): p. 3711-24.

110. Vogt, B.A., G.R. Berger, and S.W. Derbyshire, *Structural and functional dichotomy of human midcingulate cortex.* Eur J Neurosci, 2003. **18**(11): p. 3134-44.

111. Bartels, A. and S. Zeki, *The neural basis of romantic love.* Neuroreport, 2000.

11(17): p. 3829-34.

112. Hariri, A.R., E.M. Drabant, and D.R. Weinberger, *Imaging genetics: perspectives from studies of genetically driven variation in serotonin function and corticolimbic affective processing.* Biol Psychiatry, 2006. **59**(10): p. 888-97.

113. Kondo, H., et al., *Functional roles of the cingulo-frontal network in performance on working memory.* Neuroimage, 2004. **21**(1): p. 2-14.

114. Botvinick, M., et al., *Conflict monitoring versus selection-for-action in anterior cingulate cortex.* Nature, 1999. **402**(6758): p. 179-81.

115. Assadi, S.M., M. Yucel, and C. Pantelis, *Dopamine modulates neural networks involved in effort-based decision-making.* Neurosci Biobehav Rev, 2009. **33**(3): p. 383-93.

116. Deary, I.J., et al., *PASAT performance and the pattern of uptake of 99mTc-exametazime in brain estimated with single photon emission tomography.* Biol Psychol, 1994. **38**(1): p. 1-18.

117. Casey, K.L., et al., *Positron emission tomographic analysis of cerebral structures activated specifically by repetitive noxious heat stimuli.* J Neurophysiol, 1994. **71**(2): p. 802-7.

118. Derbyshire, S.W., et al., *Cerebral responses to pain in patients with atypical facial pain measured by positron emission tomography.* J Neurol Neurosurg Psychiatry, 1994. **57**(10): p. 1166-72.

119. Frot, M., et al., *Parallel processing of nociceptive A-delta inputs in SII and midcingulate cortex in humans.* J Neurosci, 2008. **28**(4): p. 944-52.

120. Hein, G. and T. Singer, *I feel how you feel but not always: the empathic brain and its modulation.* Curr Opin Neurobiol, 2008. **18**(2): p. 153-8.

121. Foltz, E.L. and L.E. White, Jr., *Pain "relief" by frontal cingulumotomy.* J Neurosurg, 1962. **19**: p. 89-100.

122. Dum, R.P. and P.L. Strick, *The origin of corticospinal projections from the premotor areas in the frontal lobe.* J Neurosci, 1991. **11**(3): p. 667-89.

123. Morecraft, R.J. and G.W. Van Hoesen, *Cingulate input to the primary and supplementary motor cortices in the rhesus monkey: evidence for somatotopy in areas 24c and 23c.* J Comp Neurol, 1992. **322**(4): p. 471-89.

124. Yaguez, L., et al., *Brain response to visceral aversive conditioning: a functional magnetic resonance imaging study.* Gastroenterology, 2005. **128**(7): p. 1819-29.

125. Sato, Y., et al., *A giant left circumflex coronary artery-right atrium arteriovenous fistula detected by multislice spiral computed tomography.* Heart Vessels, 2004. **19**(1): p. 55-6.

126. Buckner, R.L., J.R. Andrews-Hanna, and D.L. Schacter, *The brain's default network: anatomy, function, and relevance to disease.* Ann N Y Acad Sci, 2008.

1124: p. 1-38.

127. Hayden, B.Y., D.V. Smith, and M.L. Platt, *Electrophysiological correlates of default-mode processing in macaque posterior cingulate cortex.* Proc Natl Acad Sci U S A, 2009. **106**(14): p. 5948-53.

128. Maddock, R.J., A.S. Garrett, and M.H. Buonocore, *Remembering familiar people: the posterior cingulate cortex and autobiographical memory retrieval.* Neuroscience, 2001. **104**(3): p. 667-76.

129. Leech, R., R. Braga, and D.J. Sharp, *Echoes of the brain within the posterior cingulate cortex.* J Neurosci, 2012. **32**(1): p. 215-22.

130. Leech, R., et al., *Fractionating the default mode network: distinct contributions of the ventral and dorsal posterior cingulate cortex to cognitive control.* J Neurosci, 2011. **31**(9): p. 3217-24.

131. Kelly, A.M., et al., *Competition between functional brain networks mediates behavioral variability.* Neuroimage, 2008. **39**(1): p. 527-37.

132. Hirao, K., et al., *Functional interactions between entorhinal cortex and posterior cingulate cortex at the very early stage of Alzheimer's disease using brain perfusion single-photon emission computed tomography.* Nucl Med Commun, 2006. **27**(2): p. 151-6.

133. Huang, C., et al., *Cingulate cortex hypoperfusion predicts Alzheimer's disease in mild cognitive impairment.* BMC Neurol, 2002. **2**: p. 9.

134. Martinez-Bisbal, M.C., et al., *Cognitive impairment: classification by 1H magnetic resonance spectroscopy.* Eur J Neurol, 2004. **11**(3): p. 187-93.

135. Elfgren, C., et al., *Subjective experience of memory deficits related to clinical and neuroimaging findings.* Dement Geriatr Cogn Disord, 2003. **16**(2): p. 84-92.

136. Kobayashi, Y. and D.G. Amaral, *Macaque monkey retrosplenial cortex: II. Cortical afferents.* J Comp Neurol, 2003. **466**(1): p. 48-79.

137. Epstein, R.A., *Parahippocampal and retrosplenial contributions to human spatial navigation.* Trends Cogn Sci, 2008. **12**(10): p. 388-96.

138. Seltzer, B. and D.N. Pandya, *Posterior cingulate and retrosplenial cortex connections of the caudal superior temporal region in the rhesus monkey.* Exp Brain Res, 2009. **195**(2): p. 325-34.

139. Giedd, J.N., et al., *Quantitative morphology of the corpus callosum in attention deficit hyperactivity disorder.* Am J Psychiatry, 1994. **151**(5): p. 665-9.

140. Witelson, S.F., *Hand and sex differences in the isthmus and genu of the human corpus callosum. A postmortem morphological study.* Brain, 1989. **112 (Pt 3)**: p. 799-835.

141. Liederman, J., *The dynamics of interhemispheric collaboration and*

hemispheric control. Brain Cogn, 1998. **36**(2): p. 193-208.

142. Gazzaniga, M.S., *Forty-five years of split-brain research and still going strong.* Nat Rev Neurosci, 2005. **6**(8): p. 653-9.

143. Peru, A., et al., *Temporary and permanent signs of interhemispheric disconnection after traumatic brain injury.* Neuropsychologia, 2003. **41**(5): p. 634-43.

144. Kritikos, A., N. Breen, and J.B. Mattingley, *Anarchic hand syndrome: bimanual coordination and sensitivity to irrelevant information in unimanual reaches.* Brain Res Cogn Brain Res, 2005. **24**(3): p. 634-47.

145. McKeever, W.F., et al., *Unimanual tactile anomia consequent to corpus callosotomy: reduction of anomic deficit under hypnosis.* Neuropsychologia, 1981. **19**(2): p. 179-90.

146. Buxbaum, L.J., et al., *Treatment of limb apraxia: moving forward to improved action.* Am J Phys Med Rehabil, 2008. **87**(2): p. 149-61.

147. Gersh, F. and A.R. Damasio, *Praxis and writing of the left hand may be served by different callosal pathways.* Arch Neurol, 1981. **38**(10): p. 634-6.

148. Tomaiuolo, F., et al., *Selective visual neglect in right brain damaged patients with splenial interhemispheric disconnection.* Exp Brain Res, 2010. **206**(2): p. 209-17.

149. Pollmann, S., et al., *Dichotic listening in patients with splenial and nonsplenial callosal lesions.* Neuropsychology, 2002. **16**(1): p. 56-64.

150. Gaymard, B., et al., *Bilateral crossed optic ataxia in a corpus callosum lesion.* J Neurol Neurosurg Psychiatry, 1993. **56**(3): p. 323-4.

151. Luzzatti, C., et al., *A neurological dissociation between preserved visual and impaired spatial processing in mental imagery.* Cortex, 1998. **34**(3): p. 461-9.

152. Geschwind, N. and M. Fusillo, *Color-naming defects in association with alexia.* Arch Neurol, 1966. **15**(2): p. 137-46.

153. Epelbaum, S., et al., *Pure alexia as a disconnection syndrome: new diffusion imaging evidence for an old concept.* Cortex, 2008. **44**(8): p. 962-74.

154. Gazzaniga, M.S., J.E. Bogen, and R.W. Sperry, *Observations on visual perception after disconnexion of the cerebral hemispheres in man.* Brain, 1965. **88**(2): p. 221-36.

第9章　前頭葉

1　前頭葉の解剖

中心溝より前部が前頭葉である．前頭葉はヒトで特に発達しており，脳皮質全体の3分の1以上を占める．前頭葉は運動制御のみならず，言動の一貫性や行動の系統化に関与し，故意・自己規制・自己認識などを司ることにより，判断を行う．

前頭葉は**運動野(motor area)**と**前頭前野(prefrontal cortex)**に分けられる．運動野は細胞構築学的には BA4,6,8,44,45 に相当する．**ブローカ野(Broca's area**, BA44.45) と**前頭眼野**（**frontal eye field**, BA8）は，研究者によっては運動野の一部分と考えられている．

運動野よりも前方部分が前頭前野である．細胞構築学的は，主に BA8,9,10,46 が前頭前野に相当する．線維連絡から考えると，前頭前野は視床背内側核から線維を受け取る皮質と定義される．

研究者によっては，前頭葉の先端部を**前頭極(frontal pole)**として研究対象にするグループもある[10]．前頭極とは，内側前頭前野(BA8,9,10)の一部をしている論文が多いが，論文によっては上前頭回や中前頭回の先端部など前頭葉先端部全体を含んでいる．

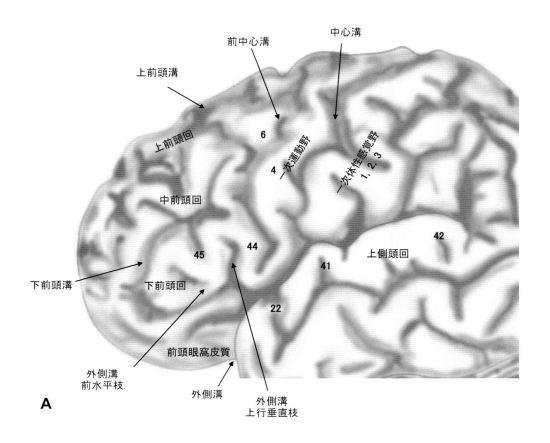

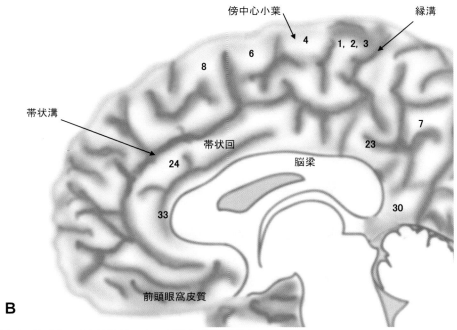

図 9-1　前頭葉の肉眼的解剖．　A　外側面　B　内側面

Cf. 中心溝の同定

MRI，CT 画像から中心溝を同定するために，図 9-2 に示すような 7 つのサインがある．

① **Superior frontal sulcus sign**
　別名 **precental sulcus sign**：上前頭溝の後端が前中心溝に合流する．出現率 85%．合流部が L 字形になるため，**L sign** とも言う．

② **Sigmoidal hook sign**
　別名 **invetred omega sign**：中心溝が鉤状に後方へ突出する脳回が中心前回．出現率 98%．膨らんだ部分が hand に相当する．時にエプシロン（ε）形になるため，**inverted epsilon sign** とも言う．

③ **Parts bracket sign**
　大脳縦裂の marginal sulcus が形成する一対の溝がブラケットに見え，その手前が中心溝．出現率 96%．

④ **Bifid post-central gyrus sign**
　後中心溝が内側で二股に分かれ，marginal sulcus の外側を包む．出現率 85%．

⑤ **Thin postcentral gyrus sign**
　中心後回の厚さが中心前回に比べて薄い．

⑥ **IPS-post central sulcus sign**
　頭頂間溝(IPS)が後中心溝を横切る．出現率 99%．

⑦ **Midline sulcus sign**
　最も正中線上にまで接近した大きな脳溝が中心溝．出現率 70%．

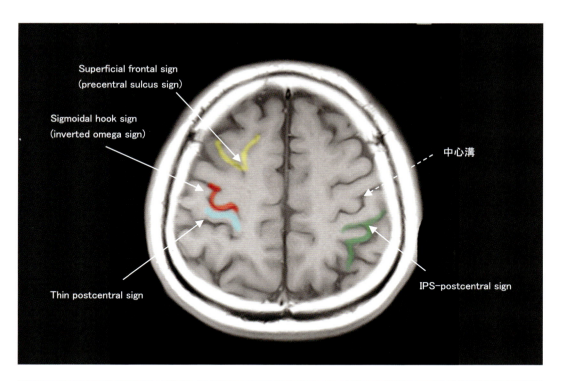
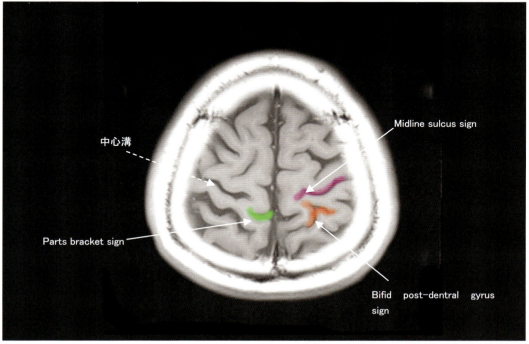

図 9-2 中心溝を同定するための特徴的サイン

2 前頭葉の理解に必要な基礎知識

(1) ミラーニューロン

マカクザルが他者の把握運動を観察している際に活動するニューロンが腹側前運動野の吻側(F5)に存在し，**ミラーニューロン(mirror neuron)**と呼ばれる．サルが模倣をしているときも同じミラーニューロンが活動する．

ミラーニューロンは目的がある動作に対してのみ活動し，無目的運動では活動しない[13]．すなわち，ミラーニューロンは他者の動作を観察し，その意味を理解学習する領域である．これに対して，視覚認知系は動作の外観を観察するのみで，その動作の目的を理解する機能は無い．

狭義のミラーニューロンとは，例えばカップを握るような運動を観察あるいは模倣したときに活動する同じニューロンを言う[14]．より広義のミラーニューロンでは，論理的に類似した運動で活動するニューロンを言う[15]．下頭頂小葉前部でもミラーニューロンが発見され[16, 17]，前頭葉と合わせて**ミラーニューロン・システム(mirror neuron system)**と呼ばれる（図 9-3）．ミラーニューロンシステムは，他者動作を認識するメカニズムで，他者の行為を観察して高次な運動理解へといざなうことができると考えられる（直接対応付け仮説，direct matching hypothesis）[18, 19]．

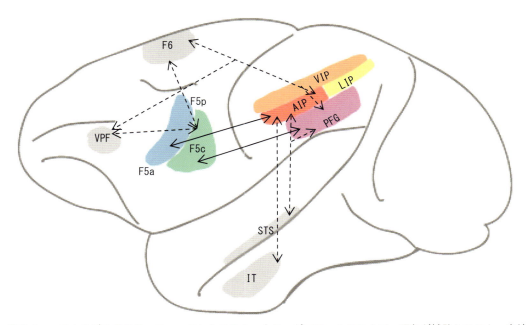

図 9-3　マカクザルのミラーニューロンシステム．カラーがコアーシステムで，灰色が補助システム．実線が主要な回路，破線が補助回路．VIP；腹側頭頂間溝　LIP；外側頭頂間溝，AIP；前側頭頂間溝，PFG；(BA7), STS；上側頭溝，IT；下側頭葉，VPF；腹側前頭前野．

劣位半球のミラーニューロンは原始的コミュニケーション手段の一つであるダンスで賦活される[20]が，ヒト特有の機能として，言語などの技能を学ぶ際にも有用とされるさらに社会的な意義として，ミラーニューロンシステムは他者動作の結果予測や意図理解をサポートすると考えられ，共感・同情などの社会的技能の発達の基礎をなすと考えられる[21].

　ミラーニューロンは，観察した動作を経験に基づいて理解することを可能にしており，他者理解に関するシステムの中で最も基本的なものと考えられる．ミラーニューロンの欠損が自閉症に関与するとの報告もある．

　他者の喜怒哀楽を感じることができるのは，ミラーニューロンの働きによる[22]．例えば他人のあくびにつられてあくびしたり，同じ行動を真似することさえある[23]．ミラーニューロンの多くは，上側頭溝後部と側頭頭頂接合部に集中しており，この部で他者の身体・四肢・眼球運動を評価している．動作や視線を把握すれば他者理解に役立ち[24, 25]，これらの情報が社会的行動の判断に用いられる．

　この領域のニューロンの 20%が 3 次元の物体を見た時にも反応する**カノニカル・ニューロン(canonical neuron)**である．ミラーニューロンが物体を提示しただけで活動しないのに対して，カノニカル・ニューロンは，物体を把持したときのみならず物体を見ただけで活動する．すなわち，カノニカル・ニューロンは物体の形態に反応して運動を誘発あるいは記憶する．

　利用行動(utilization behavior)症候群では，患者は物体を見たとたんにそれを強迫的につかんでしまう．この症候群は，上記システムによって誘発され得る動作を抑制することが出来ない障害によると考えられる．

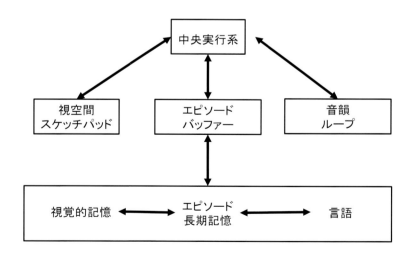

図 9-4　ワーキングメモリに関する Baddeley のモデル．音韻ループと視空間スケッチパッドという 2 つのシステムが情報の一時的な保持と操作を行い，1 つの中央実行系が調整を行う．さらに，エピソード・バッファが統合した表現を保持し長期記憶情報へのアクセスと統合を行う．

（2）ワーキングメモリ

ワーキングメモリ(working memory)という用語は，心をコンピュータにたとえて用いられはじめた．ヒトが何らかの行動を起こすためには，必要な情報を記憶の貯蔵庫から取り出して使用可能な状態にしておく必要がある．この使用可能な状態の記憶をワーキングメモリという．

ワーキングメモリの古典的理論では，**音韻ループ（phonological loop）**と**視空間スケッチパッド（visuo-spatial sketch pad）**という2つのシステムが情報の一時的な保持と操作を行い，1つの**中央実行系(central executive)**が情報に注意を向け調整を行う．

近年，このモデルに第4のコンポーネントである**エピソード・バッファー（episodic buffer）**が追加された[26]．これは，音声/視覚/空間情報を統合した表現を保持し，さらに長期記憶情報（意味情報や音楽情報など）へのアクセスと統合も担当する（図9-4）．

外側前頭前野は**ワーキングメモリ**の最高中枢である．解剖学的には外側前頭前野のみならず頭頂葉・側頭葉などの神経表象部位がワーキングメモリを支えている．さまざまなワーキングメモリ課題でほぼ共通して賦活される部位は，背外側前頭前野，前帯状回／前補足運動野，前部島皮質，前頭葉弁蓋部，背側前運動野，下頭頂小葉である．これらの領域は強いネットワークを形成しており，**認知的制御ネットワーク(cognitive control network; CCN)**と呼ばれる[27]．

Goldman-Rakic[28]はワーキングメモリの2重システムモデルを提唱しており（図9-5），これによると，例えば視覚野からの空間情報は背側視覚経路を通り後部頭頂葉連合野に達した後，背外側前頭前野に情報を伝達する一方で，物体情報は腹側視覚経路を通り下頭頂葉に達した後，腹外側前頭前野に情報が伝達される（頭頂葉の章参照）．

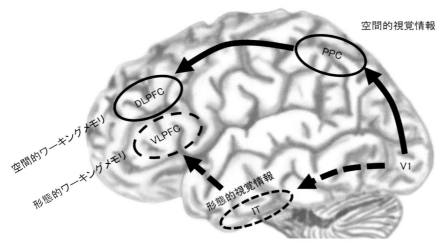

図9-5 ワーキングメモリの2重システムモデル．空間情報は背側視覚経路を通り背外側前頭前野に情報を伝達し，物体情報は腹側視覚経路を通り腹外側前頭前野に情報が伝達する．V1；一次視覚野 PPC；後部頭頂葉皮質，IT；下頭頂皮質，DLPFC；背外側前頭前野，VLPFC；腹外側前頭前野．

最近では，ワーキングメモリの処理過程の差により活動部位は階層的に分れるという説が有力である．短い目的行動（例えば釘打ち）では縁上回・下側頭回などが賦活し，より意図的な行動（指運動や自由発話など）では背外側前頭前野が賦活する．
　fMRIを用いて複雑さを変化させたワーキングメモリ課題を実施すると，複雑になるほど活動部位が尾側から吻側に移動し，最も複雑な課題では**中央外側前頭前野(midlateral prefrontal cortex)**の賦活が確認された（図9-6A）[11, 29, 30]．これはワーキングメモリの階層性を示しており[31]，尾側前頭前野でワーキングメモリを維持し中央外側前頭前野がそれを調整しているものと考えられる[11, 31, 32]．Badreら(2007)の4階層モデル[11]（図9-6B）では，頭頂葉・側頭葉のワーキングメモリは前頭前野からのトップダウン方式で制御される．外側前頭前野ではワーキングメモリの内容によって異なる部位が活動し，さらに全体の制御は中央外側前頭前野（BA9/46, 46）を中心に階層的に制御している．さらに，状況に応じたワーキングメモリの利用のために前頭極が動員される．

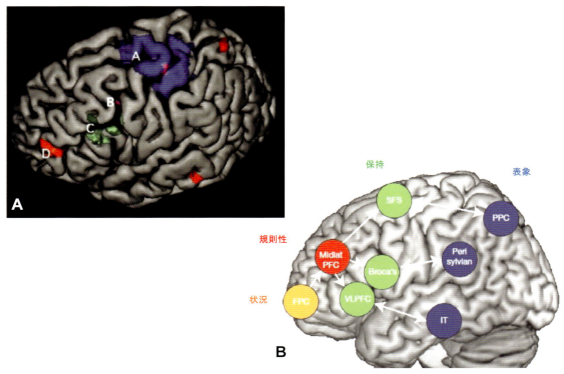

図9-6　A　難易度の異なるワーキングメモリ課題での脳賦活部位．簡単（A　青），やや複雑（B　ピンク），最も複雑（C　緑），複雑になるほど活動部位が尾側から吻側に移動し，最も複雑な課題では中央外側前頭前野が賦活した．複雑な課題では前頭極（D）も同時に賦活している．　B　ワーキングメモリの4階層モデル．ワーキングメモリは頭頂葉・側頭葉では外側前頭前野からのトップダウン方式で制御され，さらに全体の制御は中央外側前頭前野（BA9/46, 46）が行う．状況に応じたワーキングメモリの利用のために前頭極が動員される．PPC；後部頭頂葉連合野，PeriSylvian；シルビウス領域，IT；下側頭葉皮質，SFS；上前頭溝，Broca's；ブローカ野，VLPFC；腹外側前頭前野，PFC；前頭極，MidlatPFC；中央外側前頭前野（Badre, D. and M. D'Esposito, 2007 [11]より許可を得て転載）．Reprinted by permission of MIT Press Journals.

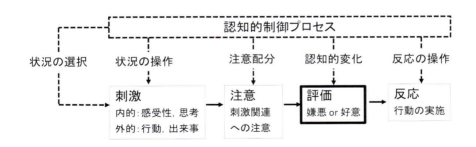

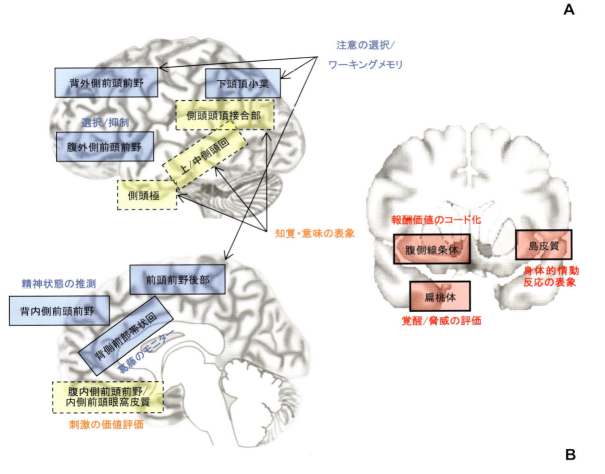

図 9-7 A 情動反応の生起過程（実線）とそれに対する認知的制御過程を示す．太線で示す「評価」過程が情動の認知制御過程に重要である． B 情動の認知的制御モデル（model of the cognitive control of emotion, MCCE．情動発現に関与する部位（腹側線条体，扁桃体，島皮質）を赤，再評価など情動を制御する部位（腹外側前頭前野，背内側前頭前野，背側前部帯状回，前頭前野後部，背外側前頭前野，下頭頂小葉）を青，関連部位（腹内側前頭前野/内側前頭眼窩皮質，側頭極，上・中側頭回，側頭頭頂接合部）を黄で示した．(Val-Laillet et al, 2015 より改変[3])

（3）情動コントロール

図9-7に情動が生まれる過程を示す[33]．このモデルによると，第1段階として刺激（感情，思考，感覚など）が提示され，第2段階で特定の刺激に注意を向ける．第3段階の評価(appraisal)が重要で，評価結果を関連した情動反応に結び付ける．この考え方を，**評価理論（appraisal theory）**と呼ぶ[34]．最後の第4段階が，情動行動の表出である．

第3段階の評価を担当する脳部位は，扁桃体・腹側線条体・腹内側前頭前野・島皮質の4つである[34]．扁桃体は，恐怖表情や覚醒刺激，脅威などで賦活される．腹側線条体は，笑顔や社会的報酬予測で賦活される．腹内側前頭前野は，扁桃体・腹側線条体・内側側頭葉からの情報を統合しており，陽性・陰性刺激の両方で賦活される．島皮質は内臓知覚と関連し陰性刺激を処理する．

評価理論では，刺激を情動反応に結びつけるのが評価であるのに対して，情動を制御する方法を**再評価(reappraisal)**と考える．Ochsnerら[34]が提唱した**情動の認知的制御モデル(model of the cognitive control of emotion, MCCE)**によると，再評価には4つの神経システムが関与する．ひとつは，背外側前頭前野（と頭頂葉）の認知制御による再評価[35]，次に前部帯状回背側部によるモニタリング機能（意図した方向に再評価が進んでいるか）[36]，さらに腹外側前頭前野が再評価に沿った行動選択を行うこと[37]，最後に，再評価時の自他の状況について背内側前頭前野がメンタライジングを行っている[38]．

（4）心の理論

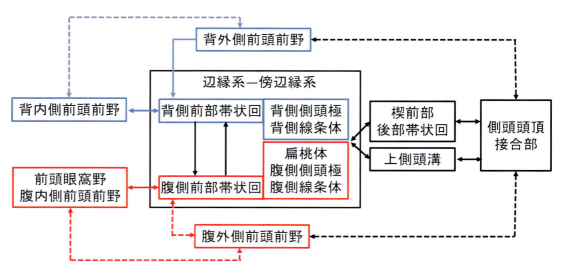

図9-8　心の理論の神経回路[7]．青が認知的ループ，赤が情動的ループ．前部帯状回で相互連絡する．

ヒトの社会的行動は独特の能力を有しており，他者の精神状態・要求・感情・意図を推測できる[39]．他者の思考内容を推測することを**メンタライジング(mentalizing)**と呼ぶ[40]．自閉症やアスペルガー症候群などの発達障害を対象に発展した，他者との関係を考える代表的な理論が**心の理論（theory of mind）**である．

Lewis[41]によると，認知発達には4つの段階がある．

① I know：私は知っています．
　　単に知識がある段階．
② I know I know：私は自分が知っていると知っています．
　　メタ認知の段階．
③ I know you know：私はあなたが知っていると知っています．
　　他者と知識を共有していることが意識できる段階で，嘘をつける．
④ I know you know I know：私が知っていることをあなたが知っていると，私は知っています．
　　相互に相手の視点に立ち，相手との違いを理解できる段階．

近年は心の理論を認知面と情動面に分けて検討するのが一般的である．前頭葉眼窩部／前頭葉腹内側部は，腹側前部帯状回，扁桃体，腹側線条体とともに心の理論の情動面の神経基盤であり，一方で認知面の神経基盤はより背内側前頭前野にあると考えられている[7]．腹外側前頭前野が情動的ループを仲介する一方で，背外側前頭前野など前頭前野のより広い領域が，認知的ループの発達に必要である（図9-8）[42]．

Cf. 社会脳

社会脳(social brain)とは，Brothers[43]が社会的認知能力に重要な部位として，扁桃体・眼窩前頭野・側頭葉を挙げたことを契機に用いられるようになった用語で，その意味する脳部位は時代と共に変遷している．心の理論に関する研究が進み，内側前頭前野や側頭頭

1 扁桃体
2 島皮質
3 側頭頭頂接合部
4 背内側前頭前野
5 帯状回前部
6 上側頭溝（回）
7 帯状回後部
8 脳梁膨大後部皮質
9 紡錘状回
10 側頭極
11 腹内側前頭前／前頭眼窩皮質
12 有線領外身体領域

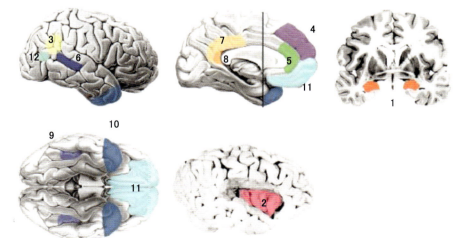

図9-9 社会脳（Kennedy and Adolphs, 2012[8] より許可を得て転載）．Copyright (2012), with permission from Elsevier.

頂接合部も社会脳の重要な一部であることがわかってきた[8]．また，前頭葉から頭頂葉にかけてミラーニューロンシステムが確認され，他者の意図の理解などにかかわると考えられている[5]．最近では，内側前頭前野・前帯状回・扁桃体・上側頭溝・側頭頭頂接合部・側頭極が注目されており（図9-9），これらは，社会的場面において自己あるいは他者の精神状態を推測するときに活性化する[44, 45]．

（5）意思決定

意思決定(decision making)は，価値(value)判断ならびに選択(choice)の2つの段階を経て行われる[46]．あるものの価値（value）そのものを判断する際に，前頭葉腹内側部の活性化が認められる（図9-10）[47]．臨床例で無価値なものの強制収集例がみられるように（症例EVR，前頭眼窩皮質の項参照[48]），既存の物事の価値判断が障害されていると思われる

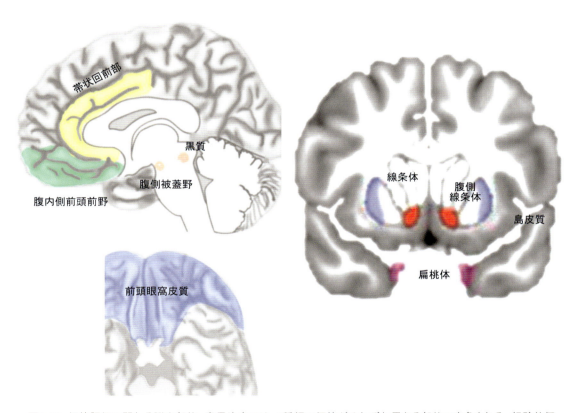

図9-10 価値評価に関わる脳内部位．意思決定では，3種類の価値がそれぞれ異なる部位で表象される．経験的価値：報酬を得ることで主に前頭眼窩皮質，他に扁桃体，島皮質前部，帯状回前部が賦活（島皮質前部と帯状回前部は懲罰でも賦活する）．予測的価値：報酬を期待することで腹側被蓋野・黒質のドパミン神経と投射先である腹側線条体が賦活する．さらに，前頭眼窩皮質や扁桃体とともに予測エラー（予測路実際の報酬の差）の学習回路を形成し，予測的価値をアップデートする．意思決定価値：価値とコストを一つにまとめて判断のための価値を形成するため，腹内側前頭前野が活動する．（Ruff and Fehr, 2014を改変[6]）

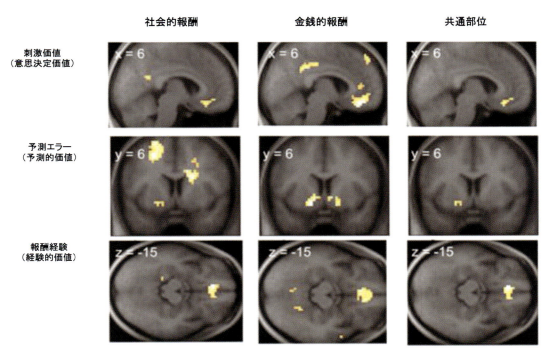

図9-11 刺激価値（意思決定価値, 上段）では帯状回前部が，予測エラー（予測的価値）では腹側線条体が，報酬経験（経験的価値）では内側前頭眼窩皮質（腹内側前頭前野）が賦活される(Lin et al, 2012[9]より許可を得て転載). Copyright(2012) by permission of Oxford University Press.

症例が存在する．価値判断は個人によって大きく異なる主観的なものだが，前頭葉腹内側部・前頭眼窩部が重要な役割をなしており[49]，その損傷で価値判断の一貫性が障害されるのである．

価値判断には，3つの過程を経て情報の価値を信号化すると考えられている（図9-10）．**経験的価値信号(experienced-value signals)** では，報酬(reward)により前頭眼窩皮質の賦活を伴う[50, 51]．他に，扁桃体・島皮質前部・帯状回前部もしばしば賦活されるが[52, 53]，後2者は疼痛などの懲罰でもよく賦活される[54]．**予測的価値信号(anticipated-value signals)** では，報酬予測や価値学習が腹側被蓋野と黒質のドパミンニューロンを介して行われる[55]．ドパミンニューロンの投射部位である腹側線条体（他に前頭眼窩皮質と扁桃体にもドパミン投射あり）が，予測と結果の差を学習することにより新たな報酬予測をアップデートする[56]．**意思的価値信号(decision-value signals)** では，全ての予測を統合して意思決定に寄与する信号に変換するため，腹内側前頭前野（前頭眼窩皮質内側部も含む）が働く[46]．運動選択に関する意思について帯状回前部の関与も指摘されている[57]．腹側線条体・内側前頭前野は，報酬予測やその価値判断など，個人にとって報酬価値が高いものほど活動が増加する[58, 59]．ヒトにおいては社会的報酬についても同様に，内側前頭前野/前頭眼窩部が活動する[9]（図9-11）．

これらの評価に基づいて，行動の選択(choice)が行われる．選択のメカニズムは多様であ

るが，メタ解析の結果，側坐核・島皮質前部・内側前頭前野が重要な役割を果たすと考えられる[5]．ひとつのモデルとして，**affect–integration–motivation(AIM) framework**という，3段階の階層構造が提唱されている[5]．このモデルでは，側坐核のドパミンが報酬を，島皮質前部のノルアドレナリンが懲罰を予測する第1段階，それが内側前頭前野へ送られて他の情報と統合され，背外側前頭前野などと情報交換される第2段階，そして第3段階として，行動を促進させる領域に送られる．

3　運動野の機能とその障害

運動野は，皮質延髄路と皮質脊髄路（錐体路）を形成する軸索の主な起始領域である．運動皮質は以下から構成されている．

- 　一次運動野(primary motor area)
- 　前運動野(premotor area)
- 　補足運動野（supplementary motor area）
- 　前頭眼野(frontal eye field)
- 　ブローカ野（Broca's area）

　一次運動野も含めたほとんどの運動野が相互連絡する．ただし，最前部にある領野（吻側背側前運動野と前補足運動野，後述）は，一次運動野にも脊髄にも投射しておらず，前頭前野と相互連絡する．したがって吻側背側前運動野と前補足運動野はより意図的で計画的な運動制御に関与していると考えられる．

（1）　一次運動野

一次運動野は外側面では**中心前回(precentral gyrus)**，内側面では**中心傍回(paracentral gyrus)**前半部に存在し（図 9-1），細胞構築学的には BA4 に相当する．皮質脊髄路（錐体路）を構成する神経線維の 3 分の 1 が BA4 から起始し，残りは前運動野・補足運動野・体性感覚野などから起始する．BA4 からの軸索は，脳幹脳神経核・基底核・網様体・赤核にも終止し，外側下降運動系（主に赤核脊髄路）によってが形成される．

　一次運動野では運動ホムンクルスと呼ばれる身体地図が構成され，内側面は下半身，外側面は上半身を制御する．その広さが各部の運動制御の精密さに関係しており，指・唇・舌は広く（手指が最大），足指は比較的狭い．足が移動に用いられるのとは対照的に，顔・頭部・手指は感情表現に用いられており，ヒトにとって重要であることを裏付けている．

　一次運動野の損傷で反対側の麻痺が生じる．麻痺した筋肉は始め弛緩しているが，数日後には反射亢進し筋肉は痙性を示す．数週から数ヶ月後に粗大運動制御が出現するが，微細運動（特に手指の動き）は通常永久に失われる．

（2） 前運動野

前運動野（外側面 BA6：図 9-1）は主に，上下頭頂皮質から入力を受け取り[60]，一次運動野に出力する．また，前運動野から皮質脊髄路の約 30％が起始し，近位部の筋肉を制御する．さらに網様体脊髄路に影響して，身体軸や四肢近位筋系の制御による姿勢や歩行運動のサポートをする．その他，前頭前野・視床・線条体とも交通する．

臨床研究によれば，前運動野の損傷により，対側の肩および骨盤筋の筋力が中等度低下する．前腕筋力は影響されないが，手の把握運動では肩の支持が必要な運動で障害をされる．動きが緩慢になり，運動学的カイネティクスが障害される．通常の近位から末梢の連続的筋肉運動が障害されるのである．肩レベルより遠位で腕をまわす（風車のように）運動では，前方回転は正常だが後方回転では異常となる．自転車をこぐときのような下肢運動は影響されない[61]．

また，前運動野は運動リハーサルや運動意図に関係し，運動プログラムの学習，運動予測，学習済み合図などで賦活される．前運動野は感覚情報と一致した運動シーケンスを記憶から導き出しており[62]，その損傷により感覚刺激と学習済み運動を適合させること（視覚誘導運動など）ができなくなる[63]．

前運動野は，**背側前運動野(dorsal premotor area, PMD)**と**腹側前運動野(ventral premotor area, PMV)**に分類される．

さらに背側前運動野は**尾側背側前運動野(dorsl premotor area, caudal, PMDc)**と**吻側背側前運動野(pre-dorsal premotor area, rostral, PMDr)**に分けられ，腹側前運動野は尾側腹

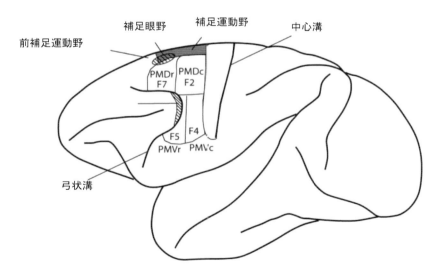

図 9-12　マカクザル前頭葉の機能的名称．前運動野は，背側前運動野と腹側前運動野に分類され，さらに背側前運動野は，尾側背側前運動野(PMDc)と吻側背側前運動野(PMDr)に分けられ，腹側前運動野は尾側腹側前運動野（PMVc）．と吻側腹側前運動野(PMVr)に分けられる．マカクザルによる機能的分類の関係は，F2 = PMDc；F7＝PMDr；F4=PMVc；F5=PMVr；となる．

側前運動野（premotor ventral, caudal, PMVc)と吻側腹側前運動野(premotor ventral, rostral, PMVr)に分けられる．上記領野とマカクザルによる機能的分類の関係は，F2 = PMDc; F7＝PMDr; F4=PMVc；F5=PMVr;となる（図9-12）．

① 背側前運動野

上肢の到達運動（リーチ動作）は上頭頂小葉から前運動野へ向かう2つの経路が関連するが，そのひとつが内側頭頂間溝(MIP,V6A)から尾側背側前運動野を結ぶ経路で，もうひとつは腹側頭頂間溝(VIP,F2)から腹側前運動野(PMV, F4)を結ぶ経路である[64]．これらの領域では，到達運動自体のみならずその準備状態でも賦活が認められる．

吻側背側前運動野は特定の刺激毎への反応様式を学習する領域で，むしろ前頭前野に機能が類似する[65]．また，吻側背側前運動野は眼球運動にも関与する[66]．

② 腹側前運動野

尾側腹側前運動野には身体周囲空間(personal space)の地図がより完全に表象されており，主に顔または頭の触覚刺激ならびに身体付近の視覚刺激・聴覚刺激に反応する[67-69]．尾側腹側前運動野を電気刺激すると，身体表面を防御するような姿勢が誘発されることから[70, 71]，周囲から安全な空間を確保する回路の一部と考えられる[71]．

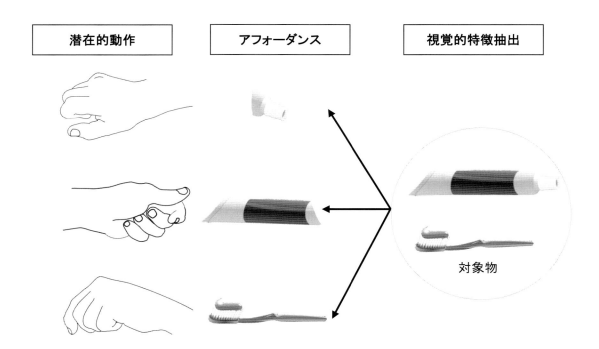

図9-13 視覚像と動作をつなぐ概念をアフォーダンスと呼ぶ．例えば，キャップを捻ろうとしたとき、チューブを搾ろうとしたとき、歯ブラシを掴もうとしたときなど、対象物の視覚像によって特定の動作が生起する

尾側腹側前運動野ニューロンは，食べ物を顔の前に持っていき口を開くといった，顔・頭と身体部位・空間の関係性を自己中心座標的に表象し，運動の企画と遂行に寄与する[67-69]。

顔を見ると右側尾側腹側前運動野が賦活され，真似をすると両側尾側腹側前運動野が賦活されることから，表情運動の鍵となる役割が右側にあることが示唆される[72, 73]。感情移入テストの高得点者は**カメレオン効果(chameleon effect,**表情がパートナーに似る傾向)が強い[74, 75]。

吻側腹側前運動野は，前頭頂間領域・下部頭頂皮質吻側部・S-Ⅱと相互接続し，個々の運動ではなく運動行為の目的に応じて活動する[13]。マカクザルが他者の把握運動を観察している際に活動するニューロンが吻側腹側前運動野に存在し，**ミラーニューロン(mirror neuron)**と呼ばれる。観察だけでなく，模倣するときも同じミラーニューロンが活動するが，活動は目標のある動作に対してのみで無目的運動では活動しない[13]。したがって，ミラーニューロンは，他者動作を観察して高次な運動理解を行うと考えられる[18, 19]。

Cf. アフォーダンス

アフォーダンス (affordance)とは，環境が動物に対して与える「意味」のことで，James Gibson が導入した造語である。「与える，提供する」という意味の英語 afford から造られた。視覚システムが自動的に対象物を操作する運動関連領域を特定する理由としてもこの概念が用いられる（図 9-13）。

（3）補足運動野

補足運動野群 (supplementary motor complex, SMC) は運動に際して一次運動野に先行して活動する領域で，BA6 の内側面とほぼ一致する（正確な境界は論争中[76]）。主要区画である**前補足運動野 (presupplementary motor area, Pre-SMA, F6)**，**固有補足運動野 (supplementary motor area proper, SMA-proper, F3)** [77, 78]と，**補足眼野 (supplementary eye field, SEF,** 眼球運動増設部分)に分けられる。

固有補足運動野は運動系中枢との密な線維連絡を持ち，二次体性感覚野や上頭頂小葉（BA5）からの入力を受ける。固有補足運動野には体部位再現があり，前方より顔，上肢，体幹，下肢の領域が認められる。

前補足運動野は固有補足運動野と入出力の重なりが見られ，機能も一部重複するが，最大の違いは前頭前野との関係である。前頭前野は前補足運動野に投射するのに対して，固有補足運動野には投射しない[79]。また固有補足運動野は一次運動野・脊髄に直接投射しているのに対して，前補足運動野から一次運動野への投射はなく[79, 80]，脊髄への投射は極めて乏しい[81]。前補足運動野には固有補足運動野のような体部位再現は存在しない。

固有補足運動野は随意運動の開始と抑制を行っており，不適切感覚の入力の抑制（感覚ゲート）といった基礎的過程に関与している。外部トリガー運動と自己始動運動の両方に関与する[82]が，ただし前補足運動野は後者により特化している[83, 84]。

固有補足運動野は順序動作の制御や両手の協調運動を行っており，Deiber ら[83, 85]は，反復運動よりも連続的運動で固有補足運動野が活動すると報告した．また，前補足運動野も共に順序動作の制御に関与している．

　前補足運動野は補足運動野よりもより高度な側面に関わっている．前補足運動野は，課題遂行を試みたときなどに活動し[32]，前頭葉・帯状回から情報を固有補足運動野へ伝えていると考えられる[86]．

　前補足運動野は（補足運動野に比べて）運動の準備段階から活動するニューロンを多く含み，運動順序の組み立てと準備に関与する[87]．また，行動の切り替えにも関与し，ルーチン化した運動順序を変更する際，慣れた順序を抑制するために機能する[88]．前補足運動野や吻側帯状皮質運動野から運動を切り替える時に限って活動するニューロンが発見されている．したがって，前補足運動野は，連続運動の時間的制御[89]，動作のタイミングコントロール[90]や自他の行為及びその結果の区別[91]などに関与し，連続動作の新規学習やスポーツの習得といった手続き記憶に関与する[92]．

　補足眼野は衝動性眼球運動（サッケード）の予想・エラー・不一致に関連してが賦活される[93]．

　補足運動野群の損傷（背内側前頭前野・脳梁前部・帯状回が含まれることもある）により，運動の開始と抑制に困難が生じる．損傷反対側の**無動症(akinesia**；筋力・反射・感覚に異常がないにもかかわらず運動が減少する現象)が生じ[94]，重度になると無動／筋力低下と無言／発話減少を呈する（無動無言症）．この場合，患者は適切に促されれば動かせる．この際，初期は重症となるが，理解が正常であるため数ヶ月で急速に回復し，さらに数年で完治したように見えるが，手の複雑な繰り返し動作（回内・回外交互運動）でミスしたり手を裏返すのを躊躇するのが観察される[95, 96]．

　対照的に，抑制すべき場面で抑制困難となる症状もおおい．**強制把握(forced grasping)**は手に触れたものを強制的に握る症状，**強制的探索(groping movement)**は眼前の物体を強制的に探索する症状，**他人の手兆候(alien hand phenomenon)**は自覚もなく周囲の物を掴もうとする衝動的な手の運動を言う[97]．特に興味深いのは，**利用行動症候群(utilization behavior syndrome)**で，患者は物を掴んだ後にそれを（必要もないのに）使用しようとする．例えば必要ないのに眼鏡をかけようとしたりする．この症候群は、誘発され得る動作を抑制することが出来ない障害によると考えられる。

（4）前頭眼野

前頭眼野(frontal eye field)は古くは BA8 に相当すると考えられていたが，実際には中心前溝と上前頭溝の接合部深部に局在することが判明した[98]．前頭眼野は自発的な眼球運動に関与するが，すべての眼球運動の開始に必要なわけではない．

　基本的眼球運動には**衝動性眼球運動（saccade）**と**滑動性追従運動（persuit）**の２種類がある．

　衝動性眼球運動は新しい目標物へ視線をリセットする自発的な速い眼球運動である[99]．

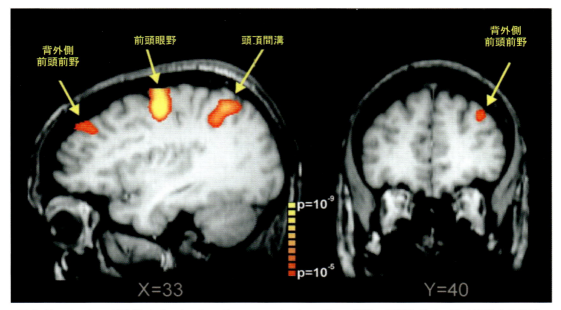

図 9-14 サッケード課題(プロサッケード＋アンチサッケード)で通常の固視と比べて強く活動する領域 (DeSouza et al, 2003[1]より許可を得て転載). Copyright 2003 The American Physiological Society.

常に目標を高解像度である中心窩に置くこと**固視(fixation)**と呼び, 固視するために衝動性眼球運動が用いられる. 衝動性眼球運動には, 前頭眼野の他に, 上丘・脳幹網様体・黒質が関与する. 衝動性眼球運動の間, 網膜から皮質への視覚信号は抑制されているが, 衝動性眼球運動と同じように動いている対象物は見ることが出来る.

衝動性眼球運動には2種類あり, 内的に引き起こされるものと, 突然の視覚刺激よって自動的に引き起こされるものがある. 内的なものは前頭眼野の指令により惹起される. 一方, 周辺視野に突然視覚刺激が出現した際には, 視覚背側路の外側頭頂間溝が反応し(直接あるいは前頭眼野に伝達されて) 衝動性眼球運動が出現する[99](図 9-14).

大脳皮質を損傷しても上丘が保存すれば衝動性眼球運動は回復する. しかし, 前頭眼野と上丘の両方を損傷すると, 永久に衝動性眼球運動が消失する[99].

2つのサッケード課題(プロサッケード課題とアンチサッケード課題)で潜時, 速度, 精度を測定する. **プロサッケード課題**では, 中央のターゲットを消して周辺ターゲットを出現させるもので, 基本的サッケード回路を評価している. **アンチサッケード課題**はターゲットと反対方向に眼球運動する課題で, 前頭葉機能を評価している.

アンチサッケードでは背外側前頭前野が衝動性眼球運動を抑制する[100, 101]. アンチサッケード機能は抑制系ワーキングメモリと関連しており[102], アンチサッケード課題の失敗は背外側前頭前野の機能不全を意味する[103, 104]. 右内側上前頭野(前頭眼野と補足眼野を含む)灰白質量の減少者で, アンチサッケード課題の誤答が多い[105, 106]などの報告がある.

滑動性追従運動は関心のある標的が中心窩に配置されたとき可動物体を追跡する運動

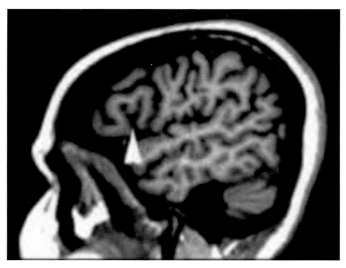

図 9-15　MRI 矢状断における M sign. 下前頭回の弁蓋部・三角部に位置し，ブローカ野に相当する．

で，空間内の目標物と眼球の速度を一致させるために機能する．滑動性眼球運動には，前頭眼野の他に，大脳皮質（MT 野，MST 野，前頭眼野），小脳，脳幹が関与し，のいずれの関連部位が損傷されても，滑動性眼球運動が障害される[99]．

(5) ブローカ野

ブローカ野(Broca's area)は BA44 と BA45 に相当し，下前頭回の弁蓋部・三角部に位置し（図 9-1），神経伝達モードが異なる 2 領域（前頭前野と前運動野）から構成される．この部は MRI 矢状断で「**M sign**」として同定される（図 9-15）．

　優位半球では言葉の生成に特化され，非優位半球では，言葉の感情的/旋律的要素に関与する[107]．この領域への主要な入力はウェルニッケ野からの弓状束で，一次運動野顔領域に直接出力し，言葉の筋肉制御をする[107]．

　ブローカ野は①言語流暢性と②言語想起に関わっている[108]．③非優性半球では，話し言葉のイントネーション（プロソディー）に関わり，単調で無感情な言葉になり，**プロソディー障害**を呈する．

　機能的脳画像研究にて，言語流暢性課題では左 BA44&45 が，意味処理課題では BA45 だけが賦活された[109]．言語流暢性障害が，背外側前頭前野損傷以外にブローカ野損傷でも認められる．優位側ブローカ野損傷で生じる言葉の生成障害（運動性失語）では，回復後も名詞と動詞で話し，形容詞や副詞を使わずに話すようになる[107]．他に，言葉の模倣，健常者の内言語，統合失調症の言語的幻聴などで賦活されるという報告がある[110, 111]．

　ブローカ失語をはじめとする非流暢性失語症では，うつ症状が併発しやすい．その原因は単に心理的喪失感だけではなく，左前頭葉深部損傷に関連する[112]．心的外傷後症候群でストレスを誘発するとブローカ野の血流が減少する[113]．

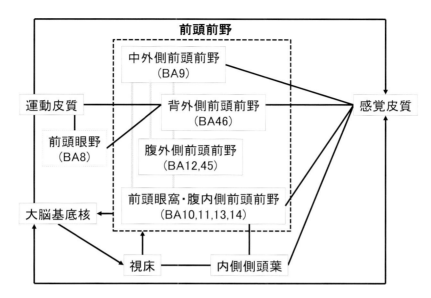

図 9-16 前頭前野の線維連絡図．頭頂葉からの入力と前頭前野内での相互連絡が，情報の統合とそれに伴う複雑な行動様式のための中心的な役割をなす．ほとんどの線維連絡は双方向性である．前頭眼野(BA8)は前頭前野隣接部とされるが，前頭前野に含むこともある．

4 前頭前野の機能とその障害

前頭前野(prefrontal cortex)は，外側部・眼窩部・内側部の3つに分けられる．

外側部はさらに背外側前頭前野と腹外側前頭前野に分けられ，前者は運動計画・ワーキングメモリ・注意を扱い，後者は衝動性制御・反応抑制・攻撃行動に関与する．

眼窩部と腹内側部は広義の辺縁系の一部として社会的・感情的行動の基盤となり，眼窩部は渇望・意欲・依存症，内側部(特に右)は心の理論・情動制御に関与する．前頭前野がモジュール別に個別に統合しているのか，それとも一体となって統合しているのか，今も論争中で両理論ともエビデンスがある．

全ての領域に視床背内側核（MD）を介して情報が伝達され，視床背内側核と連絡を有することが前頭前野の定義となっている（図 9-16）．前頭前野から辺縁系への出力には，直接経路と間接経路が存在する．間接経路とは長い帯状回を介して皮質領域に広く分布する．

前頭前野の機能が取り上げられたのは，19世紀の Phenias Gage に関する報告である[114]．彼は鉄の棒の貫通により広範囲の前頭前野を損傷し（図 9-17），事故以前は「そつがなく，あたまのきれる仕事人であり，非常に精力的で，あらゆる計画を認知強く遂行する人物」であったのに，前頭前野損傷後は「意固地だが，気まぐれで優柔不断であり，将来の事業計画もあれこれ考えるが，すぐに他の計画に変えてしまう」人物に変化した．近年，Damasio ら[114]は症例 EVR を報告した．EVR は会計管理職で，よき父，よき夫で

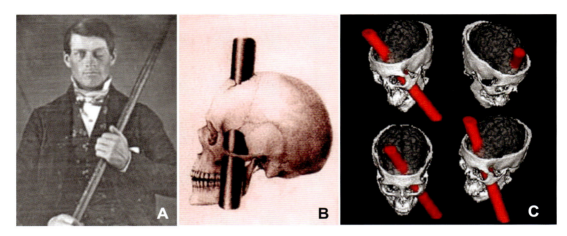

図 9-17 Phenias Gage(A)とその頭蓋骨損傷(B). Gage の損傷を再現した構成画像 I(C).

あったが，35歳時に前頭葉眼窩部の髄膜腫のため，両側（右が若干優位）の眼窩部から内側部および前頭極にわたる前頭前野を切除した．切除後に彼の行動はすっかり変わってしまい，無感情で忠告に耳を傾けず，破産し，妻にも離婚された．実家に戻ることになった．また，ガラクタなど価値のない物の収集行動もみられた．既存の神経心理検査（WAIS，記憶検査，ワーキングメモリ課題，ウィスコンシン・カード分類検査）は正常であった．これらの症例から，既存の神経心理検査では測れない意思決定の障害と情動反応の障害が存在することがわかる．

　Damasio らは，Phenias Gage や症例 EVR の病態を説明するのに，**ソマティック・マーカー仮説(somatic marker hypothesis)**を唱えた[48]．これは，腹内側前頭前野を中心としたネットワークが，過去の情動的長期記憶と自律神経系の連合を行うという仮説である．

　意思決定の際に**ソマティック・マーカー（somatic marker）**が直感的に危険でない適切なシナリオを検出するとされるが，最近では反論も多い．前頭葉腹内側部の損傷では，ソマティック・マーカーが働かないため，衝動的で近視眼的な行動を選択しやすい[48]．アイオワ・ギャンブル課題で自律神経系反応を測定すると，健常群では予測的自律神経反応が生じたが，前頭葉損傷群は自律神経反応を示さなかった[115]．

　別の仮説として，**ルックアップテーブル仮説(look-up table hypothesis)**も存在する．**ルックアップテーブル(look-up table)**とは，コンピュータ処理効率化のためブロック化された単位のことで，前頭眼窩部は刺激と報酬・罰系とブロックごとに連合形成を行うことにより，価値判断の柔軟性を確保する．

Cf. ウィスコンシン・カード分類検査(Wisconsin Card Sort Test; WCST)

背外側前頭前野の損傷に感度が高いテストで[116]，WCST 実施時に背外側前頭前野の血流増加が報告されている．被験者は数・形・色がそれぞれ異なるカードを渡され，一定のルールでカードを置いていく．検査者が途中でルール変更を行ったときに，被験者がルール変更に気づくか見るテストである．背外側前頭前野損傷では，失敗した戦略に固執した

り（保続エラー;perseverative error），勝手にルール変更することが多い．

（1）外側前頭前野

① 背外側前頭前野

BA46 を中心とする**背外側前頭前野(dorsolateral prefrontal cortex, DLPFC)**は実行機能・ワーキングメモリ・注意を扱い，背外側前頭前野は感覚記憶形成と運動計画立案と処理を瞬時に行うため「過去と未来が出会う場所」と呼ばれる[117]．背外側前頭前野は，運動野・感覚野との相互連絡ならびに視床内背側核・網様核との間接連絡から入力を受ける．

背外側前頭前野は**実行機能(executive function)**・ワーキングメモリ・注意に深くかかわっている[118, 119]．例えば，私たちが人ごみで知人を見つけようとするとき，顔を照合するために知人の顔の視覚記憶を保持したままにする必要がある．背外側前頭前野では，進行中の出来事（感覚信号）や長期記憶からの象徴的概念をスケッチアウト(sketched out)し，それを新たな情報や他の概念と関連づけるよう操作して，行動を導いていく．

前頭前野がモジュール別に個別に統合しているのか，それとも一体となって統合しているのか，今も論争中であるが，中央実行処理系の局在は一つでないエビデンスも多く報告されている．顔や物体は前頭前野のより外側で，意味コードや言語的表象はより下方で行われる[119]．また，上部は行動の連続性やタイミングを，下部では空間的手がかりを調節する．左側は言葉的ワーキングメモリに関係している[120]．

Anderson ら(2004)は，不要な非情動記憶を抑制するとき，両側背外側前頭前野が右海馬を抑制することを報告した．さらに，情動記憶においても両側背外側前頭前野が扁桃体を抑制することが認められた[121]．

背外側前頭前野損傷で実行機能障害が生じ，計画・修正・学習・順序・完遂・維持・行動転換に困難をきたす．時間的に順序だてて実行する能力が最も障害され，保続(perseveration)・刺激結合性行動・反響動作が観察される[122]．下頭頂葉損傷で短時間の計画実行が障害されるのに対して，背外側前頭前野損傷では長時間の計画実行が障害されるのが特徴である[123]．

左背外側前頭前野の損傷が顕著ならば発話流暢性が低下する[124]．背外側前頭前野損傷者が行動計画を説明するときに，単語を並べることは出来るが，それを適切な順序では話せない．左背外側前頭前野損傷ではカテゴリー内で探すような意味言語（例えば，果物や車の名前を言う）が障害される[125]．対照的に，繁用語（例えば，曜日）では背外側前頭前野が賦活されず，ブローカ領域が賦活される[126]．

背外側上部あるいは背内側損傷では，ウィスコンシン・カード分類検査の成績低下が大きい[127]．全般的無関心，アパシー，注意持続力低下，感情的反応の低下，関連刺激への注意困難を呈する．患者はしばしば，決められた通りに行動し考えることに満足する[127]．

臨床における応用としては，ワーキングメモリトレーニングは主に ADHD など注意障害の改善に利用されている．Gathercole ら[128]は，9-11 歳の生徒 345 人のうちワーキン

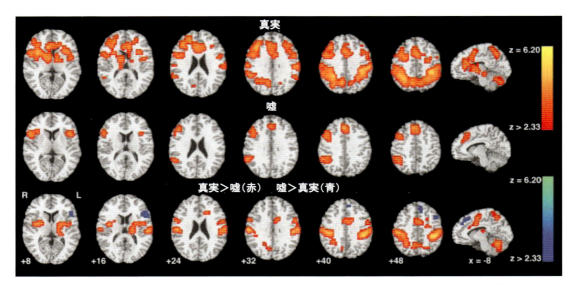

図 9-18 上段：真実を言った時の脳活動（赤），中段：嘘を言ったときの脳活動（赤），下段：嘘を言うときに特異的に活動する部位（青），左腹外側前頭前野と左背内側前頭前野が有意に賦活される．(Langleben et al, 2005 [2]より許可を得て転載)．Copyright(2005) Wiley-Liss, Inc.

グメモリ能力下位15%の42名について，難度適応型のプログラムにより数学能力が有意に改善したことを報告した．

② 腹外側前頭前野

腹外側前頭前野(ventrolateral prefrontal cortex, VLPFC) はBA44,45ならびにBA47の一部に相当し，弁蓋部，三角部，眼窩部，ブローカ言語領域に位置する（図9-1）．

　左腹外側前頭前野は意味処理におけるワーキングメモリに関連する．腹外側前頭前野はボトムアップあるいはトップダウン的に外側・下部側頭葉から意味記憶情報を受け取り[129, 130]，他皮質と並列的に情報を翻訳する[131]．

　右腹外側前頭前野は顔の表情に関与する[132]．腹外側前頭前野と扁桃体は，脅威監視ネットワークの一部である[133]．不安障害では怒り表情に対する逃避反応で右腹外側前頭前野賦活が増大することから，右腹外側前頭前野が扁桃体と連携して不安症状を調整し逃避反応を誘発したと考えられる[134]．

　腹外側前頭前野は衝動性の抑制を行い，この領域が損傷すると保続(perseveration)が出現する．ヒトの情動反応としての衝撃的攻撃性を抑制するのが腹外側前頭前野で，その様式はトップダウン制御である[135]．衝動性抑制にはセロトニンの上行性投射が重要で，その他のモノアミンはむしろ興奮作用が報告されている．興味深い研究として，反応抑制に関与することから，嘘（うそ）をつくときにこの領域が賦活される[2, 136]（図9-18）．この領域のセロトニン欠乏は自殺の遂行と関係するという報告もある[137]．選択的ノルアドレナリン再取り込み阻害薬(SNRI)によりNA神経機能を改善させると，右腹外側前頭前野が賦活された[138]．SNRI投与により逆U字型の機能不全を誘発し自殺を誘発すること

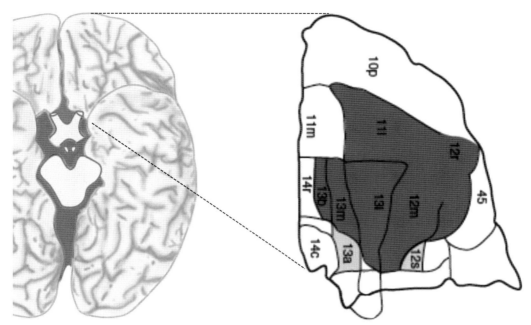

図 9-19　内側前頭前野底面．前頭眼窩皮質（別名，外側前頭眼窩皮質）をグレー，その関連領域を薄いグレーで示す．前頭眼窩皮質の内側が腹内側前頭前野（別名，内側前頭眼窩皮質）となる．番号はブロードマン地図．

があるので、注意を要する 139].

　ADHD では，右腹外側前頭前野衝動性制御や反応抑制の機能不全の関与が指摘されている．境界性人格では，扁桃体過活動以外に，腹外側前頭前野の代謝低下も指摘されている．

（2）内側前頭前野

内側前頭前野（medial prefrontal cortex）は，BA8，BA9，BA10，ならびに前帯状回：BA24 & 32 に相当し[139]，下辺縁系や膝下帯状回（BA25）を含めることもある（図 9-19）．眼窩面における前頭眼窩皮質と腹内側前頭前野の明瞭な境界は研究者間で一致していない．眼窩面全体を前頭眼窩皮質とみなして外側前頭眼窩皮質と内側前頭眼窩皮質に分ける学者もいれば，外側前頭眼窩皮質を眼窩野と呼び内側前頭眼窩皮質を腹内側前頭前野と呼ぶ学者もいる[140]．最近では後者の使い分けが多い．

　内側前頭前野は腹側と背側部に分類され，どちらも前帯状回の一部を含み[141]，外的情報のみならず，自己の決定にトップダウン方式で作動する．社会/感情認知は前頭前野で 3 次元構成されている[38]．その特徴として，X 軸方向では，外側野が外的環境に関与するのに対し，内側前頭前野や帯状回は内的精神状態に関与に関係している．Y 軸では，単純な精神状態は前帯状回から情報処理が始まり，複雑性が増す（アウェアネス・判断・意味付けなど）につれてより前方で処理される．Z 軸では，下方で外的刺激による情動処理が，上方で精神状態の反射的推測が行われる．

内側前頭前野の主な接続は，後部帯状回・脳梁後部領域・上側頭回・海馬体で，島皮質前部・側頭極・内側側頭葉・海馬・下頭頂葉・扁桃体とも密接に接続する．内側前頭前野は，**心の理論(theory of mind)**の神経回路の一部として，他者の思考内容を推測する(メンタライジング)ときに活動する[40]．メンタライジング回路は他に，側頭極・上側頭溝後部・腹側線条体から構成される．内側前頭前野は自己評価の際や[142]，社会的・感情的な他者情報に反応して賦活され，"奇妙な"や"親しい"といった社会的意味を持つ形容詞を聞くと賦活される[143]（心の理論参照）．また，内側前頭前野は**デフォルト・ブレイン・ネットワーク(default brain network)**の一部として機能する（デフォルト・ブレイン・ネットワーク参照）[144, 145]．

① 背内側前頭前野

背内側前頭前野(dorsomedial prefrontal coetex)は，BA9,10,32 に相当し，補足運動皮質(SMC)から眼窩部までの弧状部分に位置する（図 9-1b）．前帯状回を背内側前頭前野の一部とみなすことも多い．背内側前頭前野全領域が前大脳動脈の血流支配下にあるため，前大脳動病変よって背内側前頭前野損傷（と補足運動野損傷）が引き起こされる．

背内側前頭前野は前・後部帯状回と特に強いネットワークを有し[146]，島前部からも信号も受け取る．このネットワークには感覚入力が無く[147]，外部刺激とは独立した高い活動性を有するため[148]，背内側前頭前野は**デフォルト・ブレイン・ネットワーク(default brain network)**として，内省に従事していると考えられている．つまり自己の思惑や他者への寛容[149, 150]，さらに想起・反省・評価などに関与する[151]．

背内側前頭前野は**心の理論(theory of mind)**の認知面を担当する[152, 153]．すなわち，**メンタライジング(mentalizing)**によって，他者に焦点を当て意図や感情を読み取ることで，他者の意図・感情を単純に評価する．そして，自己に第三者的目線から焦点を当て，自己の状況を考える．この背内側前頭前野活動は，外的刺激による扁桃体活動も調整している[38]．したがって，背内側前頭前野は自己や他者の痛みを感じて賦活されたり，視線の感情評価で賦活される[154]．背内側前頭前野は，特に内生的および外生的な社会的刺激に反応する．

背内側前頭前野はより複雑な三つ以上の関係；「あなた，私，これ・・」に反応し，特定状況における自己と他者のモニターを行う[155-158]．さらに，背内側前頭前野は他者の自己認知を知覚する際にも機能する[159]．

自己に関する処理過程は右側の背内側前頭前野が優位に関与する[160]．右内頚動脈に麻酔剤を注入する（**Wada** テスト）と，被験者は自分の顔を一時的に判らなくなるが他人の顔は区別できた[161]．Fink ら[162]は自己の自叙伝的記憶の回想をしているとき右内側前頭前野と帯状回が賦活すると報告した．右大脳半球損傷では病態失認が高率に出現する[163]．

感覚入力を伴わない感情認識の際に，背内側前頭前野と視床が重要な働きをする[164, 165]．感情刺激課題では多くの脳部位が賦活されるが，感情想起課題(最近の出来事)では，感情の種類（幸せ，悲しみ，嫌悪）に関係なく背内側前頭前野と視床が賦活された．同様

な実験で右側の背内側前頭前野・帯状回質が賦活されたとの報告もある[166].

　青年期の内側前頭前野は大人と違った反応を示すことが多く，青年期の多感な状態を反映している．意図に関する課題への反応を大人と青年で比較すると，どちらも内側前頭前野と下頭頂小葉が賦活されるが，内側前頭前野の賦活は青年の方が強く，下頭頂小葉の賦活は大人の方が強かった[167].

　背内側前頭前野損傷ではアパシーとなり，補足運動皮質損傷を伴うと自発的運動欠如を呈する．発症直後はしばしば無動性無言症を呈し，失禁がしばしば見られ，従命反応や問題に対して無関心となる．Brunet ら[168]は，人物画像を見たとき健常者では両側背内側前頭前野が活動するが，統合失調症患者ではどちらの背内側前頭前野も活動しないと報告した．

②　腹内側前頭前野

腹内側前頭前野(ventromedial prefrontal cortex)は背内側前頭前野の腹側に位置し，細胞構築学的には，BA10, 14, 25, 32 と，BA11, 12, 13 の一部が腹内側前頭前野に相当する（図9-1b, 9-19）．後方の下辺縁系・膝下前帯状回（BA25）も含まれることがある．

　眼窩面における前頭眼野との明瞭な境界は研究者間で一致しておらず，上記の内側皮質のみを指す者もいるし，内側前頭眼窩皮質を腹内側前頭前野に含める者もいる[140]．最近では後者の使い分けが多い．

　腹内側前頭前野の機能についての報告を分析すると，解剖学的混乱もあり前頭眼窩皮質との詳細な区別が確立には限界がある[47]．したがって，以下に述べる腹内側前頭前野の機能は，主に内側皮質（BA10,25,32）の機能である．

　背内側前頭前野と決定的な違いは，腹内側前頭前野が全感覚モダリティから入力を受け取っている点で，その情報を多くの脳部位，特に扁桃体に出力している．

　腹内側前頭前野（内側前頭眼窩皮質も含む）は，全ての予測を統合して**意思決定(decision making)**に寄与する[46]．報酬予測やその価値判断など，個人にとって報酬価値が高いものほど内側前頭前野の活動が増加する[9, 58, 59]．腹側線条体・前帯状回・島皮質・扁桃体・側坐核などがさらに，意思決定に関与する（意思決定の項参照）．意思決定には，現在・未来刺激の自己関連性を事前判断するために，過去の経験も使用している[151]．ヒトにおいては社会的報酬判断にも影響を与え，感情的内容を含むシナリオで，前頭眼窩皮質と腹内側前頭前野が賦活した[45].

　前頭葉腹内側部（内側前頭葉眼窩部を含む）は，腹側前部帯状回，扁桃体，腹側線条体とともに**心の理論(theory of mind)**の情動面の神経基盤であり，他者の精神状態を自分の考え・感情・欲求に置き換えて推測する処理過程に機能する[169]．共感を経験した時に賦活され[170]，共感や同情を含む場面で心を推し量る努力を行うときなどに特に活動する[45]．したがって，腹内側前頭前野の損傷では，感情的共感に関する自己評価尺度得点が異常なほど低下するが，認知性共感尺度の特定は低下しない．前頭側頭変性症の亜系のひとつである腹内側前頭前野変性では，共感力が急激に低下する[171].

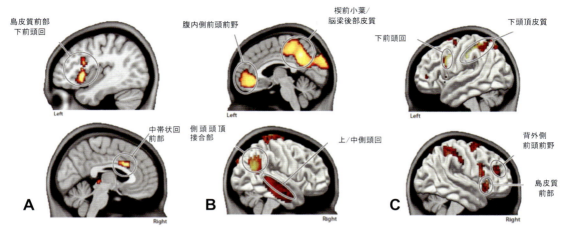

図9-20 痛みに対する共感で共通に賦活される部位(メタ解析). A 全メタ解析の共通賦活部位は,中帯状回前部ならびに島皮質前部&下前頭回. B 合図により痛みの共感を促す課題では,側頭頭頂接合部・上側頭回,楔状部・帯状回後部が賦活される. C 痛みを与えられている写真に共感を促す課題では,ミラーニューロンシステムが賦活される(Bernhardt et al, 2011[4] より許可を得て転載). Modified with permission from the Annual Review of Neuroscience, Volume 35 Copyright by Annual Reviews.

Cf. 共感

Lammら[172]は,痛みに対する**共感(empathy)**に関してfMRI研究のメタ解析を行い,すべての研究で共通に賦活される部位は,中帯状回前部ならびに島皮質前部&下前頭回であった.そのうち,合図により共感を促す課題では,腹内側前頭前野を中心とした心の理論領域(側頭頭頂接合部・上側頭回)とデフォルト・ブレイン・ネットワーク領域(楔状部・帯状回後部)が賦活され,写真により共感を促す課題(c)では,ミラーニューロンシステムが主に賦活された.したがって,共感の神経基盤はメンタライジングに関するシステムとミラーニューロンシステムの両方によって成り立っていると考えられる[4](図9-20).

(3) 眼窩前頭皮質

前頭眼窩皮質(orbitofrontal cortex)は,BA11, BA12, BA13に相当し,左右は直回から腹外側円蓋部まで,前後は前頭極から島皮質境界部までの部分を指す.BA13を島皮質の一部に含める学者もいる.BA24, 25, 32は通常内側前頭前野か前帯状回にみなされるが,前頭眼窩皮質に含めることもある[141, 173].前頭眼窩皮質と腹内側前頭前野の明瞭な境界は研究者間で一致していない.前頭前野の眼窩面全体を前頭眼窩皮質とみなして外側前頭眼窩皮質と内側前頭眼窩皮質に分ける学者もいれば,外側前頭眼窩皮質を眼窩野と呼び内側前頭眼窩皮質を腹内側前頭前野と呼ぶ学者もいる[140].最近では後者の使い分けが多い.前頭眼窩皮質の機能についての報告を分析すると,解剖学的混乱もあり腹内側前頭前野との詳細な区別の確立には限界がある[47].したがって,以下に述べる機能は腹内側前頭前

野と重複する部分もある.

　前頭眼窩皮質は情動の上位中枢として，潜在意識的に情動の符号化を行い，情動的行動や自律神経反応を変化させる．前頭眼窩皮質は頭頂葉＆側頭葉の感覚連合皮質・眼窩皮質後部の嗅覚＆味覚皮質・島皮質[174]・扁桃体・腹側線条体（側坐核）から入力を受け，感覚入力とその情動的側面を統合させて，報酬・嫌悪などの特徴を感覚入力に割り当てる[175]．動物においては，食物評価の基礎をなす（匂い・形などによる情動惹起）．すなわち，嗅覚皮質と味覚皮質が密接に連結してさらに視覚情報と食物の情動的／自律神経的報酬のルール想起を行い，行動の危険／報酬比率を計算することにより，食べるか否かを選択する[176, 177].

　ヒトにおいては，この機能は食物選択場面以外のあらゆる社会的行動に拡大され，刺激の情動的評価と報酬予測によって適切行動の獲得と不適切行動の抑制を行う[178]．前頭眼窩皮質は報酬の変化に応じて行動を切り替えることも出来る[179]．右前帯状回・右頭頂皮質・両側背外側前頭前野が，随意的（トップダウン的）に感覚刺激への情動反応を抑制する[33]．したがって，前頭眼窩皮質の損傷により脱抑制（disinhibition）を生じると考えられる[180]．臨床的にも，Phineas Gage のような前頭眼窩皮質損傷例で脱抑制を呈したことからも支持されてきたが，最近の研究では前頭眼窩皮質は反応抑制に必須ではないという報告も多い[47]．症例 EVR のように，脱抑制の際にも道徳的知識そのものは保持されていることが多い（一方で，側頭葉前部の損傷では社会規範からの逸脱行動とともに道徳的知識の障害が出現する）．広範な眼窩部損傷では情動鈍化により大人しくなるが刺激により情動爆発する[47].

　前頭眼窩皮質内側部は，報酬期待[181-184]や魅力的顔貌[185-187]で賦活され，報酬がないとき[183, 188]，不愉快な臭いや手触り[189]，有害写真[190]で前頭眼窩皮質内側部が賦活される．さらには社会的迷惑行為[191]や，表情の観察で前頭眼窩皮質が賦活される[192-194]．表情は社会的に報酬と懲罰を伝える重大な役割を持つ．前頭眼窩皮質損傷では，恐怖以外の情動を想像して表現をすることが難しくなる[195]．前頭眼窩皮質損傷者が自分の非を認めない理由の一つは，感情的な声や表情を解釈できないからと考えられる[196, 197].

　前頭眼窩皮質外側領域は，新規反応が報酬を生み出すとき古い反応を抑制するように働き[198, 199]，現在の行動のために内外の雑音刺激を抑制する．眼窩部から運動野への投射は覚醒を調節し，さらに不安経験を調節する．情動と社会行動の抑制的制御によって注意散漫を防ぎ選択的感覚注意集中をサポートしていると考えられる[200].

　前頭眼窩皮質内側部が魅力的顔貌で賦活されるが，その正体は微笑み表情に対するものであった[185]．同性愛者は同性の魅力的顔貌に対して，異性愛者は異性に対して前頭眼窩皮質内側部の活動が増加する[186].

　母親が生後 3~5 か月の子供を見たときに，他人の子供よりも自分の子供に両側前頭眼窩皮質の賦活が強い[201]．男女ともに卑猥な映像で，両側前頭眼窩皮質（他に MPFG・腹側線条体（側坐核）・扁桃体も）が賦活された[202, 203].

　眼窩部は骨突起部に近接するため，脳外傷で損傷しやすい[204].

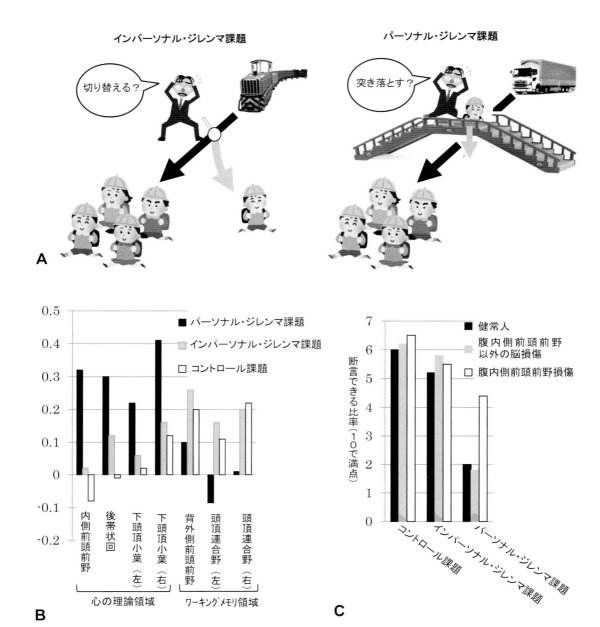

図 9-21 ジレンマ状況での脳活動. A インパーソナル・ジレンマとは, 例えば, トロッコの線路上の子供4人を助けるために, 一人を犠牲にして線路の方向切替機を押せるか？というジレンマ課題. パーソナル・ジレンマは, トラックに轢かれそうな4人の子供を助けるために, 自分の隣にいる子供をトラックの前に突き落とせるか？という課題である.
B インパーソナル・ジレンマでは論理的思考（背外側前頭前野；BA46, 頭頂連合野；BA7,40）が優勢に活動し, パーソナル・ジレンマ課題では強い情動が惹起され, 内側前頭前野(BA 9,10), 後部帯状回(BA 31), 下頭頂小葉(BA 39)が優勢に活動した. C 健常人と腹内側前頭前野以外の脳損傷者ではインパーソナル・ジレンマでは判断できなくなるのに比べ, 腹内側前頭前野損傷者では, 3つの課題の断言できる確率に有意差がない.（Greene et al, 2001[205], Koenigs et al, 2007 [12] を改変）

Cf. モラルジレンマ

モラルジレンマ（**moral dilemma**）課題による研究では，ジレンマ状態のとき，情動面は前頭葉腹内側部が，認知面は前頭葉背外側部が機能するという報告がある．

Greene ら[205]は，インパーソナル・ジレンマ（impersonal dilemma）とパーソナル・ジレンマ(personal dilemma)という 2 つの道徳課題における脳活動を比較した（図9-21a,b）．インパーソナルジレンマとは，例えば，トロッコの線路上で遊んでいる子供が4 人いて線路の方向切替機を押すとトロッコの方向が変わり，4 人は助かるが別の線路にいる一人が轢かれて死亡する．切り替えるか否か？というジレンマ課題である．パーソナル・ジレンマとは，ボタンを押すのではなく，自分の隣にいる子供を道路に突き落とせばトラックが止まり4 人は助かるが放り出された子供は死亡する．突き落とすか否か？という課題である．もちろんパーソナル課題の方がより強い情動が惹起される．図 9-21 に示すように，インパーソナル・ジレンマでは背外側前頭前野(BA46)，頭頂連合野(BA 7,40)が優勢に活動し，論理的思考をしていると考えられた．パーソナル・ジレンマでは，内側前頭前野(BA 9,10)，後部帯状回(BA 31)，下頭頂小葉(BA 39)が優勢に活動し，情動の関与が強く観察された．このように，ジレンマの種類によって論理的側面と情動的側面の両者が混在してヒトは悩み判断する．

さらに Koenigs らは[12]，通常パーソナル・ジレンマ課題では被験者は情動と認知の間で大いに悩むが，腹内側前頭前野損傷患者では情動惹起が少ないため，インパーソナル・ジレンマ課題と同程度しか悩まないと報告した（図 9-21c）．

（4）前頭極

研究者によっては，前頭葉の先端部を**前頭極(frontal pole)**として研究対象にするグループもある[10]．前頭極とは，内側前頭前野(BA8,9,10)の一部をしている論文が多いが，論文によっては上前頭回や中前頭回の先端部など前頭葉先端部全体を含んでいる．

前頭極に関する論文をメタ解析したところ[206]，前頭極はさらに内外側あるいは前後側で機能に違いがあることがわかる．基本的には外側がワーキングメモリで内側がメンタライジングである原則は同じである．一方，さらに内側部分を吻側と尾側で比較すると，尾側はメンタライジングで優位に賦活され，吻側では複数同時処理課題(multi task)，注意の再配分，作業遂行計画と実行時や展望記憶（将来必要な時にそれを思い出そうとする将来への記憶）で活動する．

前頭極が限局的に損傷されても，通常の神経心理学的検査(WCST, Stroop test,言語流暢性検査)は正常なことが多い[10]．すなわち，前頭極は状況に応じたワーキングメモリの利用のために動員されるのである（ワーキングメモリの項参照）．また，右前頭極（BA10）には自己に関する記憶（自分の顔や自叙伝）が貯蔵されている．右前頭極損傷患者で，自分の顔記憶と自叙伝回想が出来なくなった例が報告されている．自叙伝記憶陳述時に右前頭極の賦活が認められている．右前頭極は右島皮質と双方向性の線維連絡があり，右の島皮質前部が自己意識の形成に不可欠である．

参考文献

1. DeSouza, J.F., R.S. Menon, and S. Everling, *Preparatory set associated with pro-saccades and anti-saccades in humans investigated with event-related FMRI.* J Neurophysiol, 2003. **89**(2): p. 1016-23.

2. Langleben, D.D., et al., *Telling truth from lie in individual subjects with fast event-related fMRI.* Hum Brain Mapp, 2005. **26**(4): p. 262-72.

3. Val-Laillet, D., et al., *Neuroimaging and neuromodulation approaches to study eating behavior and prevent and treat eating disorders and obesity.* Neuroimage Clin, 2015. **8**: p. 1-31.

4. Bernhardt, B.C. and T. Singer, *The neural basis of empathy.* Annu Rev Neurosci, 2012. **35**: p. 1-23.

5. Samanez-Larkin, G.R. and B. Knutson, *Decision making in the ageing brain: changes in affective and motivational circuits.* Nat Rev Neurosci, 2015. **16**(5): p. 278-89.

6. Ruff, C.C. and E. Fehr, *The neurobiology of rewards and values in social decision making.* Nat Rev Neurosci, 2014. **15**(8): p. 549-62.

7. Abu-Akel, A. and S. Shamay-Tsoory, *Neuroanatomical and neurochemical bases of theory of mind.* Neuropsychologia, 2011. **49**(11): p. 2971-84.

8. Kennedy, D.P. and R. Adolphs, *The social brain in psychiatric and neurological disorders.* Trends Cogn Sci, 2012. **16**(11): p. 559-72.

9. Lin, A., R. Adolphs, and A. Rangel, *Social and monetary reward learning engage overlapping neural substrates.* Soc Cogn Affect Neurosci, 2012. **7**(3): p. 274-81.

10. Burgess, P.W., et al., *Mesulam's frontal lobe mystery re-examined.* Restor Neurol Neurosci, 2009. **27**(5): p. 493-506.

11. Badre, D. and M. D'Esposito, *Functional magnetic resonance imaging evidence for a hierarchical organization of the prefrontal cortex.* J Cogn Neurosci, 2007. **19**(12): p. 2082-99.

12. Koenigs, M., et al., *Damage to the prefrontal cortex increases utilitarian moral judgements.* Nature, 2007. **446**(7138): p. 908-11.

13. di Pellegrino, G., et al., *Understanding motor events: a neurophysiological study.* Exp Brain Res, 1992. **91**(1): p. 176-80.

14. Turella, L., et al., *Mirror neurons in humans: consisting or confounding evidence?* Brain Lang, 2009. **108**(1): p. 10-21.

15. Iacoboni, M. and J.C. Mazziotta, *Mirror neuron system: basic findings and clinical applications.* Ann Neurol, 2007. **62**(3): p. 213-8.

16. Rizzolatti, G., L. Fogassi, and V. Gallese, *Neurophysiological mechanisms*

underlying the understanding and imitation of action. Nat Rev Neurosci, 2001. **2**(9): p. 661-70.

17. Fogassi, L., et al., *Parietal lobe: from action organization to intention understanding.* Science, 2005. **308**(5722): p. 662-7.

18. Iacoboni, M., et al., *Cortical mechanisms of human imitation.* Science, 1999. **286**(5449): p. 2526-8.

19. Buccino, G., et al., *Neural circuits underlying imitation learning of hand actions: an event-related fMRI study.* Neuron, 2004. **42**(2): p. 323-34.

20. Brown, S., M.J. Martinez, and L.M. Parsons, *The neural basis of human dance.* Cereb Cortex, 2006. **16**(8): p. 1157-67.

21. Fabbri-Destro, M. and G. Rizzolatti, *Mirror neurons and mirror systems in monkeys and humans.* Physiology (Bethesda), 2008. **23**: p. 171-9.

22. Rizzolatti, G. and L. Craighero, *The mirror-neuron system.* Annu Rev Neurosci, 2004. **27**: p. 169-92.

23. Chartrand, T.L. and J.A. Bargh, *The chameleon effect: the perception-behavior link and social interaction.* J Pers Soc Psychol, 1999. **76**(6): p. 893-910.

24. Pelphrey, K.A., J.P. Morris, and G. McCarthy, *Grasping the intentions of others: the perceived intentionality of an action influences activity in the superior temporal sulcus during social perception.* J Cogn Neurosci, 2004. **16**(10): p. 1706-16.

25. Frith, C.D., *The social brain?* Philos Trans R Soc Lond B Biol Sci, 2007. **362**(1480): p. 671-8.

26. Baddeley, A., *The episodic buffer: a new component of working memory?* Trends Cogn Sci, 2000. **4**(11): p. 417-423.

27. Cole, M.W. and W. Schneider, *The cognitive control network: Integrated cortical regions with dissociable functions.* Neuroimage, 2007. **37**(1): p. 343-60.

28. Goldman-Rakic, P.S., *Cellular and circuit basis of working memory in prefrontal cortex of nonhuman primates.* Prog Brain Res, 1990. **85**: p. 325-35; discussion 335-6.

29. Nee, D.E., A. Jahn, and J.W. Brown, *Prefrontal cortex organization: dissociating effects of temporal abstraction, relational abstraction, and integration with FMRI.* Cereb Cortex, 2014. **24**(9): p. 2377-87.

30. Nee, D.E. and J.W. Brown, *Rostral-caudal gradients of abstraction revealed by multi-variate pattern analysis of working memory.* Neuroimage, 2012. **63**(3): p. 1285-94.

31. Azuar, C., et al., *Testing the model of caudo-rostral organization of cognitive control in the human with frontal lesions.* Neuroimage, 2014. **84**: p. 1053-60.

32. Lau, H.C., et al., *Attention to intention.* Science, 2004. **303**(5661): p. 1208-10.

33. Barrett, L.F., et al., *The experience of emotion.* Annu Rev Psychol, 2007. **58**: p. 373-403.

34. Ochsner, K.N., J.A. Silvers, and J.T. Buhle, *Functional imaging studies of emotion regulation: a synthetic review and evolving model of the cognitive control of emotion.* Ann N Y Acad Sci, 2012. **1251**: p. E1-24.

35. Miller, E.K., *The prefrontal cortex and cognitive control.* Nat Rev Neurosci, 2000. **1**(1): p. 59-65.

36. Botvinick, M.M., J.D. Cohen, and C.S. Carter, *Conflict monitoring and anterior cingulate cortex: an update.* Trends Cogn Sci, 2004. **8**(12): p. 539-46.

37. Thompson-Schill, S.L., M. Bedny, and R.F. Goldberg, *The frontal lobes and the regulation of mental activity.* Curr Opin Neurobiol, 2005. **15**(2): p. 219-24.

38. Olsson, A. and K.N. Ochsner, *The role of social cognition in emotion.* Trends Cogn Sci, 2008. **12**(2): p. 65-71.

39. Happaney, K., P.D. Zelazo, and D.T. Stuss, *Development of orbitofrontal function: current themes and future directions.* Brain Cogn, 2004. **55**(1): p. 1-10.

40. Gallagher, H.L. and C.D. Frith, *Functional imaging of 'theory of mind'.* Trends Cogn Sci, 2003. **7**(2): p. 77-83.

41. Lewis, M., *The emergence of consciousness and its role in human development.* Ann N Y Acad Sci, 2003. **1001**: p. 104-33.

42. Shamay-Tsoory, S.G. and J. Aharon-Peretz, *Dissociable prefrontal networks for cognitive and affective theory of mind: a lesion study.* Neuropsychologia, 2007. **45**(13): p. 3054-67.

43. Brothers, L., *Brain mechanisms of social cognition.* J Psychopharmacol, 1996. **10**(1): p. 2-8.

44. McCabe, K., et al., *A functional imaging study of cooperation in two-person reciprocal exchange.* Proc Natl Acad Sci U S A, 2001. **98**(20): p. 11832-5.

45. Hynes, C.A., A.A. Baird, and S.T. Grafton, *Differential role of the orbital frontal lobe in emotional versus cognitive perspective-taking.* Neuropsychologia, 2006. **44**(3): p. 374-83.

46. Kable, J.W. and P.W. Glimcher, *The neurobiology of decision: consensus and controversy.* Neuron, 2009. **63**(6): p. 733-45.

47. Stalnaker, T.A., N.K. Cooch, and G. Schoenbaum, *What the orbitofrontal cortex does not do.* Nat Neurosci, 2015. **18**(5): p. 620-7.

48. Bechara, A., et al., *Insensitivity to future consequences following damage to human prefrontal cortex.* Cognition, 1994. **50**(1-3): p. 7-15.

49. Levy, D.J. and P.W. Glimcher, *The root of all value: a neural common currency for choice.* Curr Opin Neurobiol, 2012. **22**(6): p. 1027-38.

50. Padoa-Schioppa, C. and J.A. Assad, *Neurons in the orbitofrontal cortex encode economic value.* Nature, 2006. **441**(7090): p. 223-6.

51. Berridge, K.C. and M.L. Kringelbach, *Affective neuroscience of pleasure: reward in humans and animals.* Psychopharmacology (Berl), 2008. **199**(3): p. 457-80.

52. Rushworth, M.F. and T.E. Behrens, *Choice, uncertainty and value in prefrontal and cingulate cortex.* Nat Neurosci, 2008. **11**(4): p. 389-97.

53. Morrison, S.E. and C.D. Salzman, *Re-valuing the amygdala.* Curr Opin Neurobiol, 2010. **20**(2): p. 221-30.

54. Leknes, S. and I. Tracey, *A common neurobiology for pain and pleasure.* Nat Rev Neurosci, 2008. **9**(4): p. 314-20.

55. Schultz, W., *Multiple dopamine functions at different time courses.* Annu Rev Neurosci, 2007. **30**: p. 259-88.

56. O'Doherty, J.P., *Reward representations and reward-related learning in the human brain: insights from neuroimaging.* Curr Opin Neurobiol, 2004. **14**(6): p. 769-76.

57. Wallis, J.D. and S.W. Kennerley, *Heterogeneous reward signals in prefrontal cortex.* Curr Opin Neurobiol, 2010. **20**(2): p. 191-8.

58. Tom, S.M., et al., *The neural basis of loss aversion in decision-making under risk.* Science, 2007. **315**(5811): p. 515-8.

59. Kable, J.W. and P.W. Glimcher, *The neural correlates of subjective value during intertemporal choice.* Nat Neurosci, 2007. **10**(12): p. 1625-33.

60. Wise, S.P., et al., *Premotor and parietal cortex: corticocortical connectivity and combinatorial computations.* Annu Rev Neurosci, 1997. **20**: p. 25-42.

61. Freund, H.J. and H. Hummelsheim, *Premotor cortex in man: evidence for innervation of proximal limb muscles.* Exp Brain Res, 1984. **53**(2): p. 479-82.

62. Halsband, U., et al., *The role of premotor cortex and the supplementary motor area in the temporal control of movement in man.* Brain, 1993. **116 (Pt 1)**: p. 243-66.

63. Halsband, U. and H.J. Freund, *Premotor cortex and conditional motor learning in man.* Brain, 1990. **113 (Pt 1)**: p. 207-22.

64. Cisek, P. and J.F. Kalaska, *Neural correlates of reaching decisions in dorsal premotor cortex: specification of multiple direction choices and final selection of action.* Neuron, 2005. **45**(5): p. 801-14.

65. Muhammad, R., J.D. Wallis, and E.K. Miller, *A comparison of abstract rules in the prefrontal cortex, premotor cortex, inferior temporal cortex, and striatum.* J Cogn Neurosci, 2006. **18**(6): p. 974-89.

66. Boussaoud, D., *Primate premotor cortex: modulation of preparatory neuronal*

activity by gaze angle. J Neurophysiol, 1995. **73**(2): p. 886-90.

67. Fogassi, L., et al., *Coding of peripersonal space in inferior premotor cortex (area F4).* J Neurophysiol, 1996. **76**(1): p. 141-57.

68. Graziano, M.S., L.A. Reiss, and C.G. Gross, *A neuronal representation of the location of nearby sounds.* Nature, 1999. **397**(6718): p. 428-30.

69. Graziano, M.S., G.S. Yap, and C.G. Gross, *Coding of visual space by premotor neurons.* Science, 1994. **266**(5187): p. 1054-7.

70. Cooke, D.F. and M.S. Graziano, *Super-flinchers and nerves of steel: defensive movements altered by chemical manipulation of a cortical motor area.* Neuron, 2004. **43**(4): p. 585-93.

71. Graziano, M.S. and D.F. Cooke, *Parieto-frontal interactions, personal space, and defensive behavior.* Neuropsychologia, 2006. **44**(13): p. 2621-35.

72. Dimberg, U. and M. Petterson, *Facial reactions to happy and angry facial expressions: evidence for right hemisphere dominance.* Psychophysiology, 2000. **37**(5): p. 693-6.

73. Leslie, K.R., S.H. Johnson-Frey, and S.T. Grafton, *Functional imaging of face and hand imitation: towards a motor theory of empathy.* Neuroimage, 2004. **21**(2): p. 601-7.

74. Sonnby-Borgstrom, M., *Automatic mimicry reactions as related to differences in emotional empathy.* Scand J Psychol, 2002. **43**(5): p. 433-43.

75. Levenson, R.W., P. Ekman, and W.V. Friesen, *Voluntary facial action generates emotion-specific autonomic nervous system activity.* Psychophysiology, 1990. **27**(4): p. 363-84.

76. Wise, S.P., et al., *Workshop on the anatomic definition and boundaries of the supplementary sensorimotor area.* Adv Neurol, 1996. **70**: p. 489-95.

77. Picard, N. and P.L. Strick, *Motor areas of the medial wall: a review of their location and functional activation.* Cereb Cortex, 1996. **6**(3): p. 342-53.

78. Nachev, P., C. Kennard, and M. Husain, *Functional role of the supplementary and pre-supplementary motor areas.* Nat Rev Neurosci, 2008. **9**(11): p. 856-69.

79. Luppino, G., et al., *Corticocortical connections of area F3 (SMA-proper) and area F6 (pre-SMA) in the macaque monkey.* J Comp Neurol, 1993. **338**(1): p. 114-40.

80. Matsuzaka, Y., H. Aizawa, and J. Tanji, *A motor area rostral to the supplementary motor area (presupplementary motor area) in the monkey: neuronal activity during a learned motor task.* J Neurophysiol, 1992. **68**(3): p. 653-62.

81. Dum, R.P. and P.L. Strick, *The origin of corticospinal projections from the premotor areas in the frontal lobe.* J Neurosci, 1991. **11**(3): p. 667-89.

82. Sahyoun, C., et al., *Towards an understanding of gait control: brain activation during the anticipation, preparation and execution of foot movements.* Neuroimage, 2004. **21**(2): p. 568-75.

83. Deiber, M.P., et al., *Mesial motor areas in self-initiated versus externally triggered movements examined with fMRI: effect of movement type and rate.* J Neurophysiol, 1999. **81**(6): p. 3065-77.

84. Thaler, D., et al., *The functions of the medial premotor cortex. I. Simple learned movements.* Exp Brain Res, 1995. **102**(3): p. 445-60.

85. Deiber, M.P., et al., *Programming effectors and coordination in bimanual in-phase mirror finger movements.* Brain Res Cogn Brain Res, 2005. **23**(2-3): p. 374-86.

86. Rizzolatti, G., G. Luppino, and M. Matelli, *The classic supplementary motor area is formed by two independent areas.* Adv Neurol, 1996. **70**: p. 45-56.

87. Grafton, S.T., et al., *Human functional anatomy of visually guided finger movements.* Brain, 1992. **115 (Pt 2)**: p. 565-87.

88. Parton, A., et al., *Role of the human supplementary eye field in the control of saccadic eye movements.* Neuropsychologia, 2007. **45**(5): p. 997-1008.

89. Tanji, J., K. Kurata, and K. Okano, *The effect of cooling of the supplementary motor cortex and adjacent cortical areas.* Exp Brain Res, 1985. **60**(2): p. 423-6.

90. Mita, A., et al., *Interval time coding by neurons in the presupplementary and supplementary motor areas.* Nat Neurosci, 2009. **12**(4): p. 502-7.

91. Yoshida, K., et al., *Representation of others' action by neurons in monkey medial frontal cortex.* Curr Biol, 2011. **21**(3): p. 249-53.

92. Grafton, S.T., et al., *Functional anatomy of human procedural learning determined with regional cerebral blood flow and PET.* J Neurosci, 1992. **12**(7): p. 2542-8.

93. Schall, J.D. and L. Boucher, *Executive control of gaze by the frontal lobes.* Cogn Affect Behav Neurosci, 2007. **7**(4): p. 396-412.

94. Krainik, A., et al., *Role of the supplementary motor area in motor deficit following medial frontal lobe surgery.* Neurology, 2001. **57**(5): p. 871-8.

95. Bleasel, A., Y. Comair, and H.O. Luders, *Surgical ablations of the mesial frontal lobe in humans.* Adv Neurol, 1996. **70**: p. 217-35.

96. Nagaratnam, N., et al., *Akinetic mutism following stroke.* J Clin Neurosci, 2004. **11**(1): p. 25-30.

97. Feinberg, T.E., et al., *Two alien hand syndromes.* Neurology, 1992. **42**(1): p. 19-24.

98. Rosano, C., et al., *The human precentral sulcus: chemoarchitecture of a region corresponding to the frontal eye fields.* Brain Res, 2003. **972**(1-2): p. 16-30.

99. Buttner-Ennever, J.A. and U. Buttner, *Neuroanatomy of the oculomotor system. The reticular formation.* Rev Oculomot Res, 1988. **2**: p. 119-76.

100. Goldberg, M.E. and C.J. Bruce, *The role of the arcuate frontal eye fields in the generation of saccadic eye movements.* Prog Brain Res, 1986. **64**: p. 143-54.

101. Kaneda, K., et al., *Regulation of burst activity through presynaptic and postsynaptic GABA(B) receptors in mouse superior colliculus.* J Neurosci, 2008. **28**(4): p. 816-27.

102. Hutton, S.B., et al., *The relationship between antisaccades, smooth pursuit, and executive dysfunction in first-episode schizophrenia.* Biol Psychiatry, 2004. **56**(8): p. 553-9.

103. McDowell, J.E. and B.A. Clementz, *Behavioral and brain imaging studies of saccadic performance in schizophrenia.* Biol Psychol, 2001. **57**(1-3): p. 5-22.

104. Gooding, D.C. and M.A. Basso, *The tell-tale tasks: a review of saccadic research in psychiatric patient populations.* Brain Cogn, 2008. **68**(3): p. 371-90.

105. Bagary, M.S., et al., *Structural neural networks subserving oculomotor function in first-episode schizophrenia.* Biol Psychiatry, 2004. **56**(9): p. 620-7.

106. Tsunoda, M., et al., *Relationship between exploratory eye movements and brain morphology in schizophrenia spectrum patients: voxel-based morphometry of three-dimensional magnetic resonance imaging.* Eur Arch Psychiatry Clin Neurosci, 2005. **255**(2): p. 104-10.

107. Cattaneo, L., *Language.* Handb Clin Neurol, 2013. **116**: p. 681-91.

108. Caplan, D., et al., *Activation of Broca's area by syntactic processing under conditions of concurrent articulation.* Hum Brain Mapp, 2000. **9**(2): p. 65-71.

109. Amunts, K., et al., *Analysis of neural mechanisms underlying verbal fluency in cytoarchitectonically defined stereotaxic space--the roles of Brodmann areas 44 and 45.* Neuroimage, 2004. **22**(1): p. 42-56.

110. McGuire, P.K., G.M. Shah, and R.M. Murray, *Increased blood flow in Broca's area during auditory hallucinations in schizophrenia.* Lancet, 1993. **342**(8873): p. 703-6.

111. McGuire, P.K., et al., *Functional anatomy of inner speech and auditory verbal imagery.* Psychol Med, 1996. **26**(1): p. 29-38.

112. Benson, D.F., *Progressive frontal dysfunction.* Dementia, 1993. **4**(3-4): p. 149-53.

113. Rauch, S.L., et al., *A symptom provocation study of posttraumatic stress disorder using positron emission tomography and script-driven imagery.* Arch Gen Psychiatry, 1996. **53**(5): p. 380-7.

114. Damasio, H., et al., *The return of Phineas Gage: clues about the brain from the skull of a famous patient.* Science, 1994. **264**(5162): p. 1102-5.

115. Bechara, A., D. Tranel, and H. Damasio, *Characterization of the decision-making deficit of patients with ventromedial prefrontal cortex lesions.* Brain, 2000. **123 (Pt 11)**: p. 2189-202.

116. Drewe, E.A., *The effect of type and area of brain lesion on Wisconsin card sorting test performance.* Cortex, 1974. **10**(2): p. 159-70.

117. Fuster, J.M., *Memory and planning. Two temporal perspectives of frontal lobe function.* Adv Neurol, 1995. **66**: p. 9-19; discussion 19-20.

118. Baddeley, A., *Working memory.* Science, 1992. **255**(5044): p. 556-9.

119. Goldman-Rakic, P.S. and L.D. Selemon, *Functional and anatomical aspects of prefrontal pathology in schizophrenia.* Schizophr Bull, 1997. **23**(3): p. 437-58.

120. Reynolds, J.R., et al., *Item- and task-level processes in the left inferior prefrontal cortex: positive and negative correlates of encoding.* Neuroimage, 2004. **21**(4): p. 1472-83.

121. Ochsner, K.N., et al., *Rethinking feelings: an FMRI study of the cognitive regulation of emotion.* J Cogn Neurosci, 2002. **14**(8): p. 1215-29.

122. Sandson, J. and M.L. Albert, *Perseveration in behavioral neurology.* Neurology, 1987. **37**(11): p. 1736-41.

123. Sirigu, A., et al., *Distinct frontal regions for processing sentence syntax and story grammar.* Cortex, 1998. **34**(5): p. 771-8.

124. Gurd, J.M. and C.D. Ward, *Retrieval from semantic and letter-initial categories in patients with Parkinson's disease.* Neuropsychologia, 1989. **27**(5): p. 743-6.

125. Gurd, J.M., et al., *Posterior parietal cortex is implicated in continuous switching between verbal fluency tasks: an fMRI study with clinical implications.* Brain, 2002. **125**(Pt 5): p. 1024-38.

126. Bookheimer, S.Y., et al., *Activation of language cortex with automatic speech tasks.* Neurology, 2000. **55**(8): p. 1151-7.

127. Milner, B., *Aspects of human frontal lobe function.* Adv Neurol, 1995. **66**: p. 67-81; discussion 81-4.

128. Holmes, J., S.E. Gathercole, and D.L. Dunning, *Adaptive training leads to sustained enhancement of poor working memory in children.* Dev Sci, 2009. **12**(4): p. F9-15.

129. Zhang, J.X., et al., *Semantic processing of Chinese in left inferior prefrontal cortex studied with reversible words.* Neuroimage, 2004. **23**(3): p. 975-82.

130. Croxson, P.L., et al., *Quantitative investigation of connections of the prefrontal cortex in the human and macaque using probabilistic diffusion tractography.* J Neurosci, 2005. **25**(39): p. 8854-66.

131. Badre, D., et al., *Dissociable controlled retrieval and generalized selection*

mechanisms in ventrolateral prefrontal cortex. Neuron, 2005. **47**(6): p. 907-18.

132. Marumo, K., et al., *Gender difference in right lateral prefrontal hemodynamic response while viewing fearful faces: a multi-channel near-infrared spectroscopy study.* Neurosci Res, 2009. **63**(2): p. 89-94.

133. Hariri, A.R., et al., *Neocortical modulation of the amygdala response to fearful stimuli.* Biol Psychiatry, 2003. **53**(6): p. 494-501.

134. Monk, C.S., et al., *Ventrolateral prefrontal cortex activation and attentional bias in response to angry faces in adolescents with generalized anxiety disorder.* Am J Psychiatry, 2006. **163**(6): p. 1091-7.

135. Siever, L.J., *Neurobiology of aggression and violence.* Am J Psychiatry, 2008. **165**(4): p. 429-42.

136. Spence, S.A., et al., *Behavioural and functional anatomical correlates of deception in humans.* Neuroreport, 2001. **12**(13): p. 2849-53.

137. Arango, V., et al., *Localized alterations in pre- and postsynaptic serotonin binding sites in the ventrolateral prefrontal cortex of suicide victims.* Brain Res, 1995. **688**(1-2): p. 121-33.

138. Chamberlain, S.R., et al., *Atomoxetine modulates right inferior frontal activation during inhibitory control: a pharmacological functional magnetic resonance imaging study.* Biol Psychiatry, 2009. **65**(7): p. 550-5.

139. Buckner, R.L., J.R. Andrews-Hanna, and D.L. Schacter, *The brain's default network: anatomy, function, and relevance to disease.* Ann N Y Acad Sci, 2008. **1124**: p. 1-38.

140. Ongur, D. and J.L. Price, *The organization of networks within the orbital and medial prefrontal cortex of rats, monkeys and humans.* Cereb Cortex, 2000. **10**(3): p. 206-19.

141. Phillips, M.L., et al., *Neurobiology of emotion perception I: The neural basis of normal emotion perception.* Biol Psychiatry, 2003. **54**(5): p. 504-14.

142. Uddin, L.Q., et al., *The self and social cognition: the role of cortical midline structures and mirror neurons.* Trends Cogn Sci, 2007. **11**(4): p. 153-7.

143. Mitchell, J.P., C.N. Macrae, and M.R. Banaji, *Dissociable medial prefrontal contributions to judgments of similar and dissimilar others.* Neuron, 2006. **50**(4): p. 655-63.

144. Cavanna, A.E. and M.R. Trimble, *The precuneus: a review of its functional anatomy and behavioural correlates.* Brain, 2006. **129**(Pt 3): p. 564-83.

145. Mason, M.F., et al., *Wandering minds: the default network and stimulus-independent thought.* Science, 2007. **315**(5810): p. 393-5.

146. Gusnard, D.A., et al., *Medial prefrontal cortex and self-referential mental activity: relation to a default mode of brain function.* Proc Natl Acad Sci U S A,

2001. **98**(7): p. 4259-64.

147. Price, J.L., *Definition of the orbital cortex in relation to specific connections with limbic and visceral structures and other cortical regions.* Ann N Y Acad Sci, 2007. **1121**: p. 54-71.

148. Fransson, P., *Spontaneous low-frequency BOLD signal fluctuations: an fMRI investigation of the resting-state default mode of brain function hypothesis.* Hum Brain Mapp, 2005. **26**(1): p. 15-29.

149. Farrow, T.F., et al., *Investigating the functional anatomy of empathy and forgiveness.* Neuroreport, 2001. **12**(11): p. 2433-8.

150. Gallagher, H.L., et al., *Imaging the intentional stance in a competitive game.* Neuroimage, 2002. **16**(3 Pt 1): p. 814-21.

151. Schmitz, T.W. and S.C. Johnson, *Relevance to self: A brief review and framework of neural systems underlying appraisal.* Neurosci Biobehav Rev, 2007. **31**(4): p. 585-96.

152. Happe, F., et al., *'Theory of mind' in the brain. Evidence from a PET scan study of Asperger syndrome.* Neuroreport, 1996. **8**(1): p. 197-201.

153. Brunet, E., et al., *A PET investigation of the attribution of intentions with a nonverbal task.* Neuroimage, 2000. **11**(2): p. 157-66.

154. Wicker, B., et al., *Both of us disgusted in My insula: the common neural basis of seeing and feeling disgust.* Neuron, 2003. **40**(3): p. 655-64.

155. Winston, J.S., et al., *Automatic and intentional brain responses during evaluation of trustworthiness of faces.* Nat Neurosci, 2002. **5**(3): p. 277-83.

156. Cunningham, W.A., C.L. Raye, and M.K. Johnson, *Implicit and explicit evaluation: FMRI correlates of valence, emotional intensity, and control in the processing of attitudes.* J Cogn Neurosci, 2004. **16**(10): p. 1717-29.

157. Iacoboni, M. and M. Dapretto, *The mirror neuron system and the consequences of its dysfunction.* Nat Rev Neurosci, 2006. **7**(12): p. 942-51.

158. Todorov, A., L.T. Harris, and S.T. Fiske, *Toward socially inspired social neuroscience.* Brain Res, 2006. **1079**(1): p. 76-85.

159. Ochsner, K.N., et al., *The neural correlates of direct and reflected self-knowledge.* Neuroimage, 2005. **28**(4): p. 797-814.

160. Decety, J. and J.A. Sommerville, *Shared representations between self and other: a social cognitive neuroscience view.* Trends Cogn Sci, 2003. **7**(12): p. 527-33.

161. Keenan, J.P., et al., *Self-recognition and the right hemisphere.* Nature, 2001. **409**(6818): p. 305.

162. Fink, G.R., et al., *Cerebral representation of one's own past: neural networks involved in autobiographical memory.* J Neurosci, 1996. **16**(13): p. 4275-82.

163. Prigatano, G.P., *Anosognosia: clinical and ethical considerations.* Curr Opin Neurol, 2009. **22**(6): p. 606-11.

164. Lane, R.D., et al., *Neuroanatomical correlates of happiness, sadness, and disgust.* Am J Psychiatry, 1997. **154**(7): p. 926-33.

165. Reiman, E.M., et al., *Neuroanatomical correlates of externally and internally generated human emotion.* Am J Psychiatry, 1997. **154**(7): p. 918-25.

166. Teasdale, J.D., et al., *Functional MRI study of the cognitive generation of affect.* Am J Psychiatry, 1999. **156**(2): p. 209-15.

167. Blakemore, S.J., *The social brain in adolescence.* Nat Rev Neurosci, 2008. **9**(4): p. 267-77.

168. Brunet, E., et al., *Abnormalities of brain function during a nonverbal theory of mind task in schizophrenia.* Neuropsychologia, 2003. **41**(12): p. 1574-82.

169. Jackson, P.L., et al., *Empathy examined through the neural mechanisms involved in imagining how I feel versus how you feel pain.* Neuropsychologia, 2006. **44**(5): p. 752-61.

170. Saxe, R., *Uniquely human social cognition.* Curr Opin Neurobiol, 2006. **16**(2): p. 235-9.

171. Lough, S., et al., *Social reasoning, emotion and empathy in frontotemporal dementia.* Neuropsychologia, 2006. **44**(6): p. 950-8.

172. Lamm, C., J. Decety, and T. Singer, *Meta-analytic evidence for common and distinct neural networks associated with directly experienced pain and empathy for pain.* Neuroimage, 2011. **54**(3): p. 2492-502.

173. Phillips, M.L., et al., *Neurobiology of emotion perception II: Implications for major psychiatric disorders.* Biol Psychiatry, 2003. **54**(5): p. 515-28.

174. Price, J.L., B.M. Slotnick, and M.F. Revial, *Olfactory projections to the hypothalamus.* J Comp Neurol, 1991. **306**(3): p. 447-61.

175. Drevets, W.C., J. Savitz, and M. Trimble, *The subgenual anterior cingulate cortex in mood disorders.* CNS Spectr, 2008. **13**(8): p. 663-81.

176. Rolls, E.T., *Taste and olfactory processing in the brain and its relation to the control of eating.* Crit Rev Neurobiol, 1997. **11**(4): p. 263-87.

177. Rolls, E.T., *The orbitofrontal cortex and reward.* Cereb Cortex, 2000. **10**(3): p. 284-94.

178. Elliott, R., et al., *Abnormal ventral frontal response during performance of an affective go/no go task in patients with mania.* Biol Psychiatry, 2004. **55**(12): p. 1163-70.

179. Rolls, E.T. and F. Grabenhorst, *The orbitofrontal cortex and beyond: from affect to decision-making.* Prog Neurobiol, 2008. **86**(3): p. 216-44.

180. Clark, L. and F. Manes, *Social and emotional decision-making following frontal*

lobe injury. Neurocase, 2004. **10**(5): p. 398-403.

181. Cox, S.M., A. Andrade, and I.S. Johnsrude, *Learning to like: a role for human orbitofrontal cortex in conditioned reward.* J Neurosci, 2005. **25**(10): p. 2733-40.

182. Galvan, A., et al., *The role of ventral frontostriatal circuitry in reward-based learning in humans.* J Neurosci, 2005. **25**(38): p. 8650-6.

183. Ursu, S. and C.S. Carter, *Outcome representations, counterfactual comparisons and the human orbitofrontal cortex: implications for neuroimaging studies of decision-making.* Brain Res Cogn Brain Res, 2005. **23**(1): p. 51-60.

184. Kim, H., S. Shimojo, and J.P. O'Doherty, *Is avoiding an aversive outcome rewarding? Neural substrates of avoidance learning in the human brain.* PLoS Biol, 2006. **4**(8): p. e233.

185. O'Doherty, J., et al., *Beauty in a smile: the role of medial orbitofrontal cortex in facial attractiveness.* Neuropsychologia, 2003. **41**(2): p. 147-55.

186. Ishai, A., *Sex, beauty and the orbitofrontal cortex.* Int J Psychophysiol, 2007. **63**(2): p. 181-5.

187. Winston, J.S., et al., *Brain systems for assessing facial attractiveness.* Neuropsychologia, 2007. **45**(1): p. 195-206.

188. Markowitsch, H.J., et al., *Engagement of lateral and medial prefrontal areas in the ecphory of sad and happy autobiographical memories.* Cortex, 2003. **39**(4-5): p. 643-65.

189. Rolls, E.T., J.V. Verhagen, and M. Kadohisa, *Representations of the texture of food in the primate orbitofrontal cortex: neurons responding to viscosity, grittiness, and capsaicin.* J Neurophysiol, 2003. **90**(6): p. 3711-24.

190. Nitschke, J.B., et al., *Functional neuroanatomy of aversion and its anticipation.* Neuroimage, 2006. **29**(1): p. 106-16.

191. Berthoz, S., et al., *An fMRI study of intentional and unintentional (embarrassing) violations of social norms.* Brain, 2002. **125**(Pt 8): p. 1696-708.

192. Rolls, E.T., et al., *Novel visual stimuli activate a population of neurons in the primate orbitofrontal cortex.* Neurobiol Learn Mem, 2005. **84**(2): p. 111-23.

193. Kesler-West, M.L., et al., *Neural substrates of facial emotion processing using fMRI.* Brain Res Cogn Brain Res, 2001. **11**(2): p. 213-26.

194. Blair, R.J., et al., *Dissociable neural responses to facial expressions of sadness and anger.* Brain, 1999. **122 (Pt 5)**: p. 883-93.

195. Bechara, A., H. Damasio, and A.R. Damasio, *Emotion, decision making and the orbitofrontal cortex.* Cereb Cortex, 2000. **10**(3): p. 295-307.

196. Shaw, P., et al., *Differential effects of lesions of the amygdala and prefrontal*

cortex on recognizing facial expressions of complex emotions. J Cogn Neurosci, 2005. **17**(9): p. 1410-9.

197. Hornak, J., et al., *Changes in emotion after circumscribed surgical lesions of the orbitofrontal and cingulate cortices.* Brain, 2003. **126**(Pt 7): p. 1691-712.

198. Zald, D.H. and S.W. Kim, *Anatomy and function of the orbital frontal cortex, I: anatomy, neurocircuitry; and obsessive-compulsive disorder.* J Neuropsychiatry Clin Neurosci, 1996. **8**(2): p. 125-38.

199. Zald, D.H. and S.W. Kim, *Anatomy and function of the orbital frontal cortex, II: Function and relevance to obsessive-compulsive disorder.* J Neuropsychiatry Clin Neurosci, 1996. **8**(3): p. 249-61.

200. Fuster, J.M., *Frontal lobe and cognitive development.* J Neurocytol, 2002. **31**(3-5): p. 373-85.

201. Nitschke, J.B., et al., *Orbitofrontal cortex tracks positive mood in mothers viewing pictures of their newborn infants.* Neuroimage, 2004. **21**(2): p. 583-92.

202. Redoute, J., et al., *Brain processing of visual sexual stimuli in human males.* Hum Brain Mapp, 2000. **11**(3): p. 162-77.

203. Kamara, S., I. de Silva, and T. Kuruppuarachchi, *Counting the cost of work-related injuries and diseases in poultry farming in New South Wales.* N S W Public Health Bull, 2002. **13**(5): p. 110-2.

204. Levin, H. and M.F. Kraus, *The frontal lobes and traumatic brain injury.* J Neuropsychiatry Clin Neurosci, 1994. **6**(4): p. 443-54.

205. Greene, J.D., et al., *An fMRI investigation of emotional engagement in moral judgment.* Science, 2001. **293**(5537): p. 2105-8.

206. Gilbert, S.J., et al., *Functional specialization within rostral prefrontal cortex (area 10): a meta-analysis.* J Cogn Neurosci, 2006. **18**(6): p. 932-48.

索引

和文索引

【あ行】

愛情 140

アインシュタイン 69

アクティブ・タッチ 61, 63

アセチルコリン 130, 134, 146

アフォーダンス 186, 187

アミノ酸 131, 132

アンチサッケード課題 189

アントン症候群 45

意思決定 104, 130, 134, 153, 182, 183, 192, 197

意志的価値信号 183

一次運動野 184

一次感覚野 8, 41, 60

一次視覚野 6, 8, 41, 43, 44, 45, 177

一次体性感覚野 6, 7, 8, 54, 60, 61, 86, 105, 118, 119, 160

一次聴覚野 6, 7, 8, 83, 84, 86, 89

意図 74

意味記憶 68, 92, 144, 145, 147, 194

ウィスコンシン・カード分類検査 192

ウェルニッケ失語 90

ウェルニッケ野 83, 84, 87, 90, 190

運動系視床 120

運動系ループ 132, 133

運動無視 158

運動野 172

エピソード記憶 8, 68, 74, 92, 93, 144, 145

エラーの自覚 104, 108

遠隔効果 116

エンケファリン 132

縁上回 1, 3, 10, 54, 68, 70, 83, 93, 95, 178

遠方空間 43

オキシトシン 141

音楽聾 89

音源定位 85

音素 88

音調 87

【か行】

外側核群 114, 115, 118, 120, 122

外側溝 1

外側後頭側頭回 40

後頭前切痕 1

外側膝状体 45, 46, 118, 120, 124, 125

外側髄板 114, 117

外側痛覚システム 120

外側頭頂間領域 66, 67, 175

外側背側核 119, 123

外側腹側核 62, 119, 120, 121

下側頭回 2, 3, 46, 83, 84, 87, 91, 145

海馬 146, 147

海馬傍回 2, 48, 50, 84, 9115, 119, 122, 138, 139, 145, 146, 155

海馬傍回場所領域 49、50

海馬体 86, 119, 122, 138, 140, 145, 146, 147, 158, 159, 196

海馬台 146, 147

回避条件付け実験 149

顔ニューロン 47

下外側動脈 123, 124, 125

角回 1, 3, 11, 40, 54, 64, 68, 69, 70, 90, 93

下前頭回 3

下前頭溝 3

下頭頂小葉 1, 3, 6, 10, 43, 64, 66, 68, 69, 70, 73, 74, 85, 122, 140, 175, 177, 179, 197, 200, 201

価値 182

カノニカル・ニューロン 176

カプグラ症候群 45, 95

カメレオン効果　187

感覚運動ループ　132

感覚性失語　90

眼球運動ループ　132

環境音失認　89

感作　144

感情　138, 140, 141, 154, 155, 156, 181, 187, 195, 196, 197, 199

冠状面　4

間接路　132, 133

観念運動失行　73, 161

観念失行　73

吃音　90, 91

機能的遠隔効果　116

嗅結節　135

嗅内皮質　138, 145, 146

共感　93, 106, 107, 140, 176, 197, 198

強制的探索　188

強制把握　188

棘　151

近空間　43

空間無視　43, 70, 71, 73, 123

楔前部　10, 54, 55, 59, 64, 69, 73, 74, 180

クリューバー・ビューシー症候群　151

グルタミン酸　132, 147

グローバル優先　10

経験的価値信号　183

結合的遠隔効果　117

ゲルストマン症候群　69

言語障害　65, 122, 123

顕在記憶　144

幻視症候群 4　5

鉤　2, 138, 139, 143, 145, 148, 151, 173

後外側核　122

後外側腹側核　62, 119

後下側腹側核　119

後交連　4

後側核群　114, 115

後側頭頂間領域　66

後帯状回　73, 74, 105, 119, 122, 154, 155, 156, 157, 158, 159, 180, 196, 200, 201

後頭顔領域　47, 48, 49

後頭極　1, 2, 10, 41

後内側腹側核　62, 119

後内側腹側核後部　119

広汎性投射核　117, 119

後部上側頭回　86, 88

後脈絡叢動脈　123, 124, 125

黒質　59, 119, 120, 129, 130, 131, 132, 133, 134, 135, 149, 182, 183, 189

黒質複合体　135

心の理論　74, 93, 94, 95, 180, 181, 191, 196, 197, 200

固視　68, 189

コタール症候群　　95

固定　145, 150

固有補足運動野　187, 188

コリン　130, 131, 146, 152

語聾　89

【さ行】

再評価　180

左右失認　69

サリエンス・ネットワーク　59, 104, 108, 158

参照軸　57, 58

視覚（性運動）失調　43, 45, 68, 69, 161

視覚失行　69

視覚失認　44, 45, 46, 151

視覚性運動盲　46

自己像幻視現象　108

自己中心性地図　57, 58, 67, 71, 74, 146

自己認識　74

歯状回　146, 151

視床灰白隆起動脈　123, 124

視床下核　114, 125, 129, 130, 132, 133, 134

視床仮性認知症　122

視床間橋　114

視床痛　120, 125

視床枕　45, 46, 73, 114, 115, 118, 120, 122, 123, 124, 125

視床認知症　122

矢状面　4

失行　72, 161,

実行機能　8, 58, 59, 95, 108, 154, 193

失算　69

失書　69, 70, 90, 161

失読（症）　63, 70, 90, 91, 92, 161

失読失書　70

自動操縦　67

ジャーゴン　90

社会脳　181, 182

シャルル・ボネ症候群　45

重複記憶錯誤　95

馴化　144

消去現象　67, 71

条件付け　144

上前頭回　3

上前頭溝　3

上側頭回　3, 70, 83, 84, 86, 87, 88, 89, 90, 91, 93, 95,
　　141, 147, 172

上側頭溝　1, 3, 40, 46, 47, 48, 83, 84, 87, 88, 89, 93, 159,
　　175, 176, 180, 181

情動　139

衝動性眼球運動　65, 67, 74, 188

情動性中枢性顔面麻痺　123

上頭頂小葉　1, 3, 6, 10, 43, 54, 62, 64, 65, 66, 67, 68, 73,
122, 186, 187

情動的盲視　45

情動能　149

情動の認知制御モデル　179, 180

触覚失認　65

シルビウス裂　1

神経伝達物質　130, 131, 142

神経ペプチド　130, 131, 142

新線条体　132

身体周囲空間　43, 67, 186

身体無視症候群　70

心的外傷後ストレス障害　147

髄板内核　103, 114, 120, 121, 123, 125

水平面　4

正中中心核　114, 115, 121, 133

声量　88

背側前頭頭頂システム　55, 57, 65

舌脳回　40

セロトニン　131, 156, 194

前核群　114, 115, 123,

前核群　123

宣言記憶　144, 145, 146, 147

前交連　4

潜在記憶　144

線条体　1,59, 119, 122, 129, 130, 131, 132, 133, 134, 135,
　　140, 150, 152, 179, 180, 182, 183, 185, 197, 199

前帯状回　49, 63, 64, 105, 106, 140. 141, 154, 155, 156,
　　157, 158, 177, 195, 196, 197, 199

選択　182

選択的注意　70, 8, 121

前中心溝　3

前頭眼窩・内側前頭前野ループ　132

前頭眼窩野　1, 2, 11, 49, 122, 138, 141, 148, 150, 151,
　　155, 160, 172, 173, 179, 180, 181, 182, 183, 191, 192,
　　195, 197, 198, 199

前頭眼野　1, 57, 66, 172, 184, 188, 189, 190, 191

前頭極　1, 2, 10, 160, 172, 178, 192, 201

前頭前野　172

前頭連合野　7, 8

前腹側核　118, 119, 120, 121, 123, 124

前補足運動野　59, 120, 177, 187, 188

想起　145

相貌失認　41, 48

側坐核　107, 119, 122, 130, 135, 138, 140, 142, 150, 152,
　　153, 184, 197

側頭極　1, 2, 6, 83, 92, 93, 94, 138, 179, 180, 181, 182, 196

側頭頭頂接合部　54, 57, 59, 70, 83, 91, 93, 176, 179180,
　　181, 198

側頭平面　85, 86, 87, 90, 91

側頭葉てんかん　151

側頭連合野 7, 8

束傍核　121, 133

ソマテッィック・マーカー（仮説）　192

【た行】

帯状回　1

帯状溝　1

帯状束　155

帯状膝下野 154, 155, 156

帯状膝前野 154, 155, 156

大脳基底核　105, 129, 130, 131, 132, 133, 134, 135,
　　　140, 191

大脳縦列　1

体部位表象　60

多種感覚連合野　8, 143

脱抑制　132, 199

他人中心性地図　57, 58, 146

他人の手兆候　162, 188

単一感覚連合野　8

淡蒼球　129, 130, 131, 132, 133, 134, 135, 140, 150

地誌的失見当識　50

中隔核　138, 146, 152

中継核　8, 117, 119, 120, 122

中心溝　1

中心後回　3

中心傍回　184

中心島溝　103

中心前回　184

中側頭回　3, 46, 83, 84, 179, 198

中帯状回　104, 105, 108, 154, 156, 157, 158, 159, 198

中帯状回後部　105, 154, 156, 158

中帯状回前部　154, 156, 157, 158, 198

中前頭回　3

聴覚失認　89

聴覚地図　86

聴覚ネットワーク　93

聴覚連合野　6, 84, 85, 86, 93

鳥距溝　40

直接対応付け仮設　175

直接路　132, 133

貯蔵　145

陳述記憶　144

痛覚マトリックス　103, 104, 105

手続き記憶　144, 145, 188

デフォルト・ブレイン・ネットワーク　58, 59, 74, 95, 158,
　　　196

手指失認　69

伝導失語　90

統覚型視覚失認　44

同時失認　69

頭頂間溝　1, 3, 42, 54, 57, 64, 65, 66, 67, 68,　73, 173,
　　　175, 186, 189

頭頂後頭溝　1, 40

頭頂衝動性眼球運動領域　67

頭頂ー島前庭皮質　108

頭頂到達運動領域　67

頭頂把握領域　67

頭頂弁蓋　61, 63, 103

頭頂連合野　7, 8, 200, 201

島皮質　83, 103, 107

特殊核　117

トップダウン　44, 48, 55 , 56, 57, 65, 178, 194, 195, 199

ドパミン　130, 131, 134, 135, 140, 146, 153, 182, 183, 184

【な行】

内側核群　114, 115, 122

内側頭頂間領域　66, 67, 186

内側後頭側頭回　40

内側後頭側頭回　145

内側髄板　114

内側前頭前野　195

内側痛覚システム　120

内側膝状体　84, 86, 118, 120, 124, 125

内側腹側核　62, 119, 120

－ 218 －

二次視覚野　　6, 41

二次体性感覚野　　61, 63, 104, 187

ニューロン新生　　151

認知マップ　　146

脳回　　　1

脳溝　　　1

脳梁膨大後部皮質　　49, 50, 154, 159, 181

脳梁離断症候群　　161

ノルアドレナリン　　　131, 184, 194

ノルエピネフリン　　　131, 146

【は行】

背外側前頭前野　　69, 119, 132, 145, 177, 179, 180, 181,
　　　189, 190, 191, 193, 198, 200

背側（視覚経）路　　8, 9, 85, 189

背側後帯状回　　154, 158,159

背側前運動野　　184

背側線条体　　133

背側前頭前野ループ　　132

背側淡蒼球　　133

背側注意システム　　93

背側聴覚経路　　84

背内側核群　　122

背内側前頭前野　　179, 180, 181, 194, 196

ハイパー直接路　　132, 133

背背側視覚経路　　43, 65

発達性相貌失認　　49

パブロフ型恐怖条件付け　　149

バリント症候群　　69

被殻　　129, 130, 133, 134, 135

皮質拡大　　60

皮質盲　　45

皮質聾　　45

尾状核　　70, 114, 115, 129, 130, 133, 134, 135

非宣言記憶　　144

尾側背側前運動野　　184

尾側腹側前運動野　　184

左方向非対称　　10

非陳述記憶　　144

筆跡失認　　65

非特殊核　　117

評価理論　　180

表現無視　　71, 72

表象　　43, 50, 54, 56, 60, 61, 65, 74, 84, 90, 177, 178,
　　　179,182, 186, 187, 193

病態失認　　70, 71, 95, 104, 108, 196

非連合記憶　　144

腹外側前頭前野　　177, 179, 180, 181, 191, 194

腹側（視覚経）路　　8, 9, 42

腹側後帯状回　　154, 158,159

腹側被蓋野　　59, 134, 135, 149, 153, 182, 183

腹側前運動野　　184

腹側線条体　　59, 132, 134, 140, 179, 180, 181, 182, 183,
　　　197, 199

腹側前頭頭頂システム　　55, 57, 70

腹側淡蒼球　　132, 134, 140

腹側注意システム　　93, 95

腹側聴覚経路　　84

腹側頭頂間領域　　43, 66, 67

腹内側前頭前野　　73, 179, 180, 183, 191, 197, 198

腹背側視覚経路　　43

符号化　　145, 199

プライミング　　144, 147

ブローカ野　　1, 6, 172, 178, 184, 190

プロサッケード課題　　189

プロソディー（障害）　　190

吻側背側前運動野　　　184

吻側腹側前運動野　　185

ヘシュル回　　83, 84, 85, 86, 87

辺縁系運動領域　　106

辺縁系感覚領域　　106

辺縁系ループ　　132

辺縁視床　　119, 123, 131, 154

辺縁葉　　1, 6, 138

辺縁連合野　　7,8

弁蓋　　3

扁桃体　11, 44, 45, 46, 48, 49, 59, 93, 103, 105, 106, 119,
135, 138, 140, 141, 142, 143, 145, 146, 148, 149, 150,
151, 153, 155, 156, 157, 159, 179, 180, 181, 182, 183,
193, 144, 145, 146, 147, 149

傍正中動脈　123, 124

紡錘状回　2, 40, 47, 48, 50, 68, 71, 84, 91, 138, 139,
141, 145, 147

紡錘状回顔領域　47, 48

母性脳　141

保続　123, 193, 194

補足運動野　184

補足運動野群　187, 188

補足眼野　187, 188, 189

ボトムアップ　55, 56, 57, 67, 92, 194

ホムンクルス　60, 184

【ま行】

マイネルト基底核　129, 131

前側頭頂間領域　66, 175

マガーク効果　88

街並失認　50

道順障害　50, 159

ミラーニューロン　175, 176, 187

ミラーニューロン・システム　175, 176, 182, 187, 198

無視　43, 67, 70, 71, 72, 73, 118, 121, 122, 123, 158, 161

無視症候群　70

無動症　188

メロディ　87

メンタライジング　181, 196, 201

盲視　45, 46, 122

網膜地図　7, 41, 44

網様体核　114, 117

モノアミン　130, 131, 194

モラルジレンマ　200, 201

モントリオール神経科学研究所　5, 7

【や行】

薬物乱用　153

有線領外身体領域　46, 47, 68, 181

予測－誤差シグナル　153

予測的価値信号　183

【ら行】

立体感覚失認　63, 65

リモデリング　151

利用行動症候群　176, 188

ルックアップテーブル（仮説）　192

連合学習　144

連合型視覚失認　44

連合感覚野　8

連合認知ループ　132

レンズ核　130

ロボット症候群　122

【わ行】

ワーキングメモリ　8, 44, 56, 65, 67, 68, 92, 132, 144, 145,
176, 177, 178, 179, 189, 191, 192, 193, 194, 201

欧文索引

【数字】

5-HT　131

【A】

acalculia　69

acetylcholine　130

AC-PC line　4, 5

affect-integration-motivation framework　184

affective blindsight　45

affordance　187

agraphesthesia　65

agraphia　69, 70

AIM framework　184

AIP　6, 66, 67, 175

akinesia　188

akinetopsia　46

alexia with agraphia　70

alien hand phenomenon　162, 188

allocentric reference frame　57, 146

amygdala　138

AN　123, 124

angular gyrus　3, 68

anosognosia　70

anterior cingulate gyrus　154

anterior commissure　4

anterior group　114

anterior group　123

anterior interparietal　66, 67

anterior middle cinugulate region　154

anticipated-value signals　183

Anton syndrome　45

apperceptive visual agnosia　44

appraisal theory　180

apraxia　72

aprosodia　68

association sensory area　8

associative cognitive loop　133

associative visual agnosia　44

auditory agnosia　89

auditory network　93

automatic pilot　67

autoscopic phenomena　109

axial plane　4

【B】

Balint syndrome　69

basal ganglia　129

basal nucleus of Mynert　130

belt　84

bifid post-central sign　173, 174

blindsight　45, 122

bottom-up　55

Broca's area　172

calcaline sulcus　40

callosal disconnection syndrome　161

canonical neuron　176

Capgras syndrome　45, 95

caudate nucleus　130

central insular sulcus　103

central sulcus　1

centromedian nucleus　114, 121

chameleon effect　187

Charles Bonnet syndrome　45

choice　182

cingulate gyrus　1

cingulate sulcus　1

cingulum　155

cortical magnification　60

cognitive map　146

conduction aphasia　90

connectional diaschisis　117

consolidation　145, 150

core　84

coronal plane　4

cortical blindness　45

Cotard syndrome　95

【D】

DBN　58, 74

decision making　182, 197

decision−values signals　183

declarative memory　144

default brain network　58, 74, 158, 196

dentate gyrus　146

developmental face blindness　49

diaschisis　116

diffuse projecting nucleus　117

direct matching hypothesis　175

direct pathway　133

DLPFC　193

dopamine　130

dorsal (visual) stream　8, 84

dorsal auditory stream　84

dorsal frontotemporal system　55, 65

dorsal pallidum　133

dorsal posterior cingulate gyrus　154

dorsal premoroa area, caudal　184

dorsal premotor area　184

dorsal striatum　133

dorso−dorsal visual stream　43, 65

dorsolatetal prefrotal cortex　193

dosromedial prefrontal cortex　196

drug abuse　153

dysinhibition　133

dyslexia　63

dyslexia　63, 91

dysphasia　65

【E】

EBA　46, 47

efference copy and forward model　108

egocentric reference frame　57

Einstein　69

emotion　139

emotional competence　149

empathy　106, 198

encoding　145

enkephalin　131

entorhinal cortex　138

episodic memory　144

error awareness　106

EVR　191

Execution　58

experienced−value signals　183

explicit memory　144

external medullary lamina　114

extinction　67, 71

extrastriate body area　46

【F】

face blindness　48

face neuron　47

far space　43

feeling　106, 139, 140

fixation　68, 189

forced grasping　188

frontal association area　8

frontal eye field　57, 172, 184, 188

frontal pole　172, 201

functional diaschisis　116

fusiform face area　47

fusiform gyrus　40, 145

【G】

GABA　132

Gerstmann's syndrome　69

global precedence　10

globus pallidus　130

— 222 —

glutamate 131

groping movement 188

gyrus 1

【H】

H.M. 143, 144, 145

hallucination syndrome 45

Heschl's gyrus 86

hippocampal formation 138, 146

hippocampus proper 146, 147

horizontal plane 4

how system 43

hyperdirect pathway 133

ideational apraxia 73

ideomotor apraxia 73

implicit memory 144

indirect pathway 133

inferior frontal gyrus 3

inferior frontal sulsus 3

inferior parietal lobule 3

inferior parietal lobule 3, 54, 64, 68

inferior temporal gyrus 2, 83, 145

inferolateral artery 123, 125

insula 83, 103, 107

interthalamic adhesion 114

intention 74

interlaminal nucleus 114, 121

internal medullary lamina 114

interparietal fissure (or sulcus) 3, 54, 64, 66

inverted epsilon sign 173, 174

inverted omega sign 173, 174

IP 54, 64

IPL 54, 64, 68

【K】

Kanizsa の錯覚 71

Kluver Bucy syndrome 151

【L】

L sign 173, 174

landmark agnosia 50

lateral fissure 1

lateral geniculate body 114, 120

lateral group 114

lateral interparietal region 66, 67

lateral occipitotemporal gyrus 40, 145

lateral pain system 120

lateral posterior nucleus 122

LD 118, 119, 123, 124, 125

leftward asymmetry 10, 68

lenticular nucleus 130

limbic association area 8

limbic lobe 1, 138

limbic loop 132

limbic motor lesion 106

limbic sensory region 106

limbic thalamus 123, 154

lingual gyrus 40

LIP 6, 66, 67

longitudinal fissure 1

look-up table (hypothesis) 192

LP 118, 119, 122, 123, 124, 125

【M】

M sign 190

marginal gyrus 3

maternal brain 141

MCCE 179, 180

McGurk effect 88, 89

MD 118, 119, 122, 123, 124, 191

medial geniculate body 114, 120

medial group 114

medial interparietal region 66, 67

medial occipitotemporal gyrus 40, 145

medial pain system 120

medial prefrontal cortex 195

mediodorsal nuclei   122

mentalizing   181

middle cingulate gyrus   154

middle frontal gyrus   3

middle temporal gyrus   3, 83

midline sulcus sign   173, 174

MIP   6, 66, 67, 186

mirror neuron   175, 187

mirror neuron system   195

MNI   5, 7

model of the cognitive control of emotion   179, 180

Montreal neurological institute   5, 7

moral dilemma   201

motor area   172

motor loop   131

motor neglect   158

motor thalamus   120

MT 野   45, 46, 47, 190

multimodal association area   8

【N】

near space   43

neglect   43, 67, 70, 71, 158

neostriatum   133

neurogenesis   151

nondeclarative memory   144

nonspecific nucleus   117

noradrenaline   130

norepinephrine   130

nucleus accumbens   134

【O】

occipital face area   47

occipital pole   41

oculomotor loop   132

olfactory tubercle   134

operculum   3

optic ataxia   43, 68, 78, 171

orbitofrontal cortex   198

orbitofrontal／medial prefrontal loop   133

oxytocin   141

【P】

personal space   43, 67

pain matrix   104

Papez の回路   123, 148

paracentral gyrus   184

parafascicular nucleus   121

parahippocampal gyrus   138, 145

parahippocampal place area   49

paramedian artery   123

parietal reach region   67

parietal association area   8, 64

parietal grasp region   67

parietal operculum   61

parietal saccade region   67

parietooccipital sulcus   1, 40

parts bracket sign   173, 174

Pavlovian conditioning   149

perseveration   194

personal neglect syndrome   70

PFcm 領域   10, 68

Phenias Gage   192

PIP   66, 67

pitch   87

planum temporale   86

PMD   184

PMDc   185

PMDr   185

PMV   184

PMVc   185

PMVr   185

postcentral gyrus   3

posterior commissure   4

posteiror cingulate gyrus 154

posterior choloidal artery   123, 125

— 224 —

posterior group 114

posterior interparietal region 66, 67

posterior middle cingulate region 154

posterior portion of VPM 119

posterior superior temporal gyrus 86

precentral gyrus 184

precentral sulcus 3

precentral sulcus sign 173, 174

precuneus 54, 64, 73

prediction-error signal 153

pre-dorsal premotor area 184

prefrontal area 172

pregenual anterior cingulate region 154

premotor ventral, caudal area 185

premotor ventral, rostral area 185

preoccipital notch 1

pre-SMA 187

presupplementary motor area 187

primary motor cortex 184

primary sensory area 8

primary somatosensory area 54

primary visual cortex 41

priming 144, 147

procedual memory 144

prosopagnosia 48

PTSD 106, 147

pulvinar 114, 122

putamen 129

【R】

reappraisal 180

reduplicative paramnesia 95

reference frame 57, 146

relay nucleus 117

remodeling 151

remote effect 116

representation 43, 60, 74, 78, 96, 165, 206, 207, 211

representational neglect 71

reticular nucleus 114, 117

retinotopy 7, 41

retrieval 145

retrosplenial cortex 154

right and left agnogia 69

rout finding defect 50, 159

【S】

S-Ⅱ 61, 62, 63, 64, 105, 140, 187

Saccade 67, 188

sagittal plane 4

salience network 59, 108, 158

secondary somatosensory cortex 63

secondary visual cortex 41

SEF 187

selective attention 70

self-awareness 74

semantic memory 92, 144

sensorimotor loop 133

sensory aphasia 90

septal nucleus 152

serotonin 130

sigmoidal hook sign 173, 174

sluttering 91

SMA-proper 187

SMC 187

social brain 181

somatic marker (hypothesis) 192

somatic representation 60

spacial neglect 43

specific nucleus 117

spine 151

SPL 54, 64

Spt 領域 90

stereoagnosia 63, 65

storage 145

striatum 130, 133, 134

subgenual anterior cingulate region 154

subiculum　146

substantia nigra　130, 133, 135

substantia nigra complex　135

subthalamus　114, 129, 134

sulcus　1

superior frontal gyrus　3

superior frontal sulcus sign　173, 174

superior frontal sulsus　3

superior parietal lobule　3, 54, 64

superior temporal gyrus　3, 83

superior temporal sulcus　3, 48

supplementary eye field　187

supplementary motor complex　187

supplementary motor area　184

supplementary motor area proper　187

Sylvian fissure　1

【T】

tactile agnosia　65

temporal association area　8

temporal pole　92

temporo-parietal junction　54, 93

thalamic dementia　122

thalamic pain　120, 125

theory of mind　74, 93, 181, 196, 197

thin postcentral gyrus sign　173, 174

tonotopic map　86

top-down　55

toporgaphical disorientation　50

TPJ　54

tuberothalamic artery　123

【U】

Uncus　138, 145

unimodal association area　8

utilization behavior　176, 188

【V】

V1　41, 51, 177

V2　41

V5　46

VA　118, 119, 120, 123, 124

Value　182

ventral (visual) stream　8, 84

ventral anterior nucleus　120

ventral auditory steam　84

ventral frontotemporal system　55, 70

ventral interparietal region　43, 66, 67

ventral lateral nucleus　120

ventral medial nucleus　120

ventral pallidum　134

ventral posterior cingulate gyrus　154

ventral posterior inferior nucleus　119

ventral posterior lateral nucleus　119

ventral posterior medial nucleus　119

ventral premoror area　184

ventral striatum　134

ventral tegmental area　135

ventro-dorsal visual stream　43

ventrolateral prefrontal cortex　194

ventromedial prefrontal cortex　197

VIP　6, 43, 66, 67, 124, 175, 186

visual agnosia　39, 44

VL　118, 119, 120, 123, 124

VLPFC　194

VM　119, 120

VPI　119, 120, 125

VPL　62, 118, 119, 125

VPM　62, 118, 119, 120, 125

VPPo　120

Wada test　89

WCST　192

Wernich's aphasia　90

what system　42, 43, 45, 92

where system　42, 43, 45

Wisconsin Card Sort Test　192

working memory 177
Yakoblev の回路 148

著者略歴

丸石 正治（まるいし　まさはる）

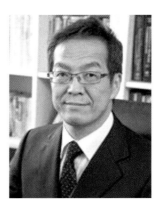

防衛医科大学校卒業
防衛医科大学校付属病院脳神経外科講座
北海道大学医学部リハビリテーション医学講座
広島県高次脳機能センター　センター長
県立広島大学保健福祉学部コミュニケーション障害学科　教授
医療法人健応会　理事長
広島大学　客員教授

役職
日本高次脳機能障害学会評議員
日本脳神経外傷学会学術評議員
日本リハビリテーション医学会中国四国地方会理事

資格
医学博士
日本脳神経外科学会専門医
日本リハビリテーション医学会専門医・指導医

受賞
2000年 Novel Smart Engineering System Design Award
2005年広島臨床脳循環代謝研究会奨励賞
2009年日本リハビリテーション医学会最優秀論文賞
2013年第72回日本脳神経外科学会総会会長賞

機能解剖
高次脳機能障害

平成28年10月1日　初版第1刷　発　行
平成29年10月1日　2版第1刷　発　行

発行者　丸石正治

発行所　ニューロエビデンス社

〒739-2119 広島県東広島市高屋高美が丘8-28-6
Email: neuroevidence@happy.bbexcite.jp

ISBN 978-4-908916-00-7